上帝的跳蚤

人类抗疫启示录

王 哲 ◎ 著

世界知识出版社

图书在版编目（CIP）数据

上帝的跳蚤：人类抗疫启示录 / 王哲著 . — 北京：世界知识
出版社，2020.2（2020.7 重印）
ISBN 978-7-5012-6168-0

Ⅰ . ①上… Ⅱ . ①王… Ⅲ . ①传染病防治 – 医学史 – 世界
Ⅳ . ① R183-091

中国版本图书馆 CIP 数据核字 (2020) 第 025871 号

书　　名　　上帝的跳蚤：人类抗疫启示录
　　　　　　Shangdi de Tiaozao:Renlei Kangyi Qishilu

策　　划　　席亚兵　张兆晋
责任编辑　　苏灵芝
责任校对　　张　琨
责任印制　　王勇刚
封面设计　　李　岩
封面制作　　张　乐

出版发行　　世界知识出版社
网　　址　　http://www.ishizhi.cn
地址邮编　　北京市东城区干面胡同 51 号（100010）
电　　话　　010–65265923（发行）010–85119023（邮购）
经　　销　　新华书店
印　　刷　　文畅阁印刷有限公司
开本印张　　880×1230 毫米 1/32　10 印张
字　　数　　270 千字
版　　次　　2020 年 2 月第 1 版　2020 年 7 月第 3 次印刷
标准书号　　ISBN 978-7-5012-6168-0
定　　价　　66.00 元

本书在2008年第一次出版时，萨斯（SARS）的余波未平，科学界也根据萨斯修正了对下一次大瘟疫的预测。十几年来，根据猪流感的大流行、禽流感和季节性流感的流行情况和数据，科学家们不断地预测着。

这些预测是基于一个共识，即类似1918年大流感那样的瘟疫注定会爆发，争议主要在何时与何种规模上。

一位国际著名的传染病学家很早就预测这场大瘟疫将在21世纪20年代开始，其规模预测的上限已经达到3亿多人死亡。

2019年10月18日，约翰斯·霍普金斯大学健康安全中心、世界经济论坛和盖兹基金会在纽约联合举办了Event 201大流行推演，在这次推演中假设了一场冠状病毒大流行，这场大流行从南美洲的农村开始，病毒变异后进入人口稠密的城镇，在半年内传遍全球，一年6500万人死亡，全球GDP下降超过10%。

三个月后，钟南山在武汉揭开了被遮掩的新型冠状病毒流行的盖子，从武汉到全中国、全世界，新型冠状病毒（COVID-19）华丽登场。

Event 201大流行推演中的冠状病毒大流行与新型冠状病毒纯属巧合，2020年是预测中的21世纪20年代的第一个年头也是巧合，因为流感被认为是最大的威胁，新型冠状病毒也许只是瘟疫的一次试探。

但是，新型冠状病毒也许正是我们一直等待的人类与大瘟疫的百年之约。

在行将告别2019年的时候，有人曾预言，2019年虽然是很糟糕的一年，但会是今后十年最好的一年。突然掀起的新型冠状病毒风暴，让这个预言瞬间变得真实起来。

正如在本书所描述的那样，我们人类并没有走出瘟疫时代。

这本书写的是历史上几场最大的瘟疫及其对人类历史所产生的影响，智者会从中获得理性，让你在面对今天的新型冠状病毒疫情，和今后的疫情的时候保持冷静。

人类曾经多次经历十分恐怖的大瘟疫并艰难地坚持下来，直到有了现代科学这个盾牌与利剑。

每一代人都有他们自己的瘟疫，艾滋病、萨斯到新型冠状病毒，还有魅影随形的流感。用科学战胜瘟疫，用理性战胜恐惧——让我们在瘟疫中变得更坚强吧。

2020年2月10日

原版前言

这本书写的是历史，但不是人们习惯看到的历史。

历史是人写的，但很多人看到的只是字面上的历史，因为历史不仅仅是人类创造的，也不是人类所主宰的，真正主宰人类历史的是微生物，这本书写的就是这样的历史。

鼠疫、天花、流感、艾滋病只是过去和现在改变人类历史的由微生物引起的烈性传染病的代表，它们的共同之处是给人类世界带来了大瘟疫，甚至引发了末日情怀。未来还会有这样的大瘟疫，无论科学昌明到什么程度，很可能依然无法预测，所以人类的未来也是无法预测的。就像本书的书名一样，有一只无形的手在变换着世界。

微生物史除了灾难和瘟疫之外，还有抗争与征服，科学的出现在很大程度上并不是文明发展的必然产物，而是人类面对烈性传染病，被逼出来的唯一抉择。在各种抉择中，只有科学能够给人类信心和胜利，所以人类把生存的希望、现在和未来寄托在科学上，才有了今天的一切。

在这些惊心动魄的故事中，那些真正伟大的英雄们创造出一个又一个奇迹，然后用这些奇迹证明了一个事实：如果你相信奇迹，就请你相信科学。

想了解科学的奇迹吗？

开卷，读吧。

CONTENTS

目录

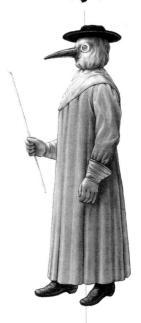

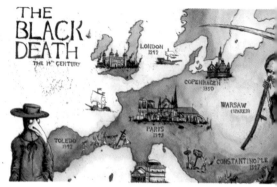

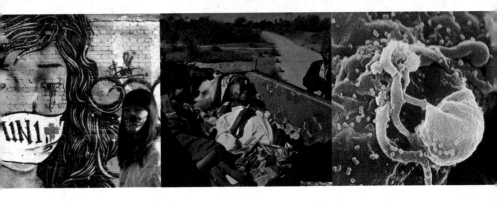

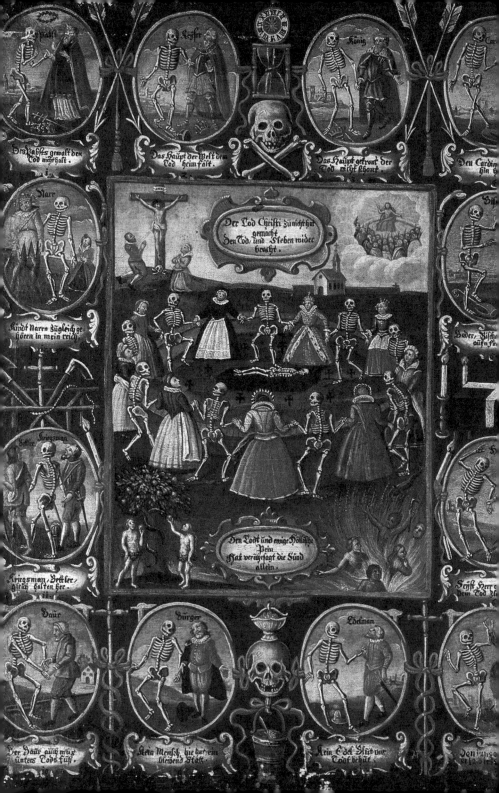

01 世纪瘟疫

鼠疫，也就是曾经改变欧洲格局与面貌的"黑死病"。它葬送了蒙元王朝，让试图重现罗马荣光的查士丁尼大帝壮志难酬，更决定了崇祯、李闯王与吴三桂的个人命运乃至明清两朝的历史性走向。晚清末年，人类与鼠疫的决战发生在东北，以人类的获胜而告终。然而，人类真的获得胜利了吗？鼠疫真的不会卷土重来吗？

一、欧洲上空的黑云

1. 老鼠的迁移

故土难离，人们总会把一生最美好的时光定位为在家乡的岁月，不管身在何处，对故乡总有一份深深的怀念。梁园虽好，不是久留之地，潜意识里人们都有一种归乡情结。可是，如果多追溯几代人，那个我们认定是故乡的地方其实只是迁移路上的一站而已。

如果把历史压缩起来再看一下的话，人类从本质上如同在大草原上逐水草而居的游牧民族，是处于一种从不间断的迁移状态的。自然环境的变化、生存的需要、对美好生活的追求和其他种种不得已的原因，让我们的祖先像水一样地流动着。如果真要找到起点的话，那就是中非丛林。现代人类就是从那里开始，经过几万年的长途跋涉而遍布世界的。

人类的始祖出现在大约100万年前。和某些其他动物的历史比较起来，无论是100万年还是500万年的历史，也不过就是"弹指一挥间"。

就拿老鼠来说吧，十二生肖中老鼠被排在首位，说明自古中国人就认识到老鼠的重要性，是动物之王。这么一说置老虎于何地？可是全世界各种老虎都快被人灭绝了，而老鼠在地球上的数量早就超过了人的数量。老鼠的先祖出现在这个星球的时间是大约6500万年前，那时候统治地球的是恐龙。这个先祖也是所有啮齿类的祖宗。啮齿类和人类都属于哺乳类，今天全球大约有4000种哺乳类动物，其中最大的一类便是啮齿类，有1500多种。这类动物的共性是它们的牙齿永远在长，所以要不停地磨牙。如果不磨的话，不是上牙把嘴封住而饿死，就是下牙穿破了脑袋，一样活不成。

真正的啮齿类其实出现在5700万年前，前面的1000万年是它们演变成型的过程。那时，恐龙已经灭绝了。没有了恐龙，地球上出现权力真空，啮齿类和其他动物就像没人拔的野草一样疯长。那个时代的动物绝大多数都没存活下来，啮齿类的成功之处在于能够适应环境，在地球上几乎任何一个地方，都能见到它们。

美国曾经在太平洋上的一个小岛上进行核试验，结果发现核辐射对老鼠毫发无伤。科学家们断定，无论是发生核战争还是彗星撞地球，一旦人类毁灭之后，地球上的下一个主宰就是现在见不到天日的老鼠。

如今遍及世界的老鼠，归类一下只有两类，其他类的老鼠也都相继灭绝了。一类是挪威鼠，也就是人们常说的褐鼠、灰鼠、屋鼠，它们的老家在西伯利亚。另外一类是黑鼠，或者叫船鼠、屋顶鼠，老家在中国南部。

人类离开非洲向世界各地迁移，定居以后又不断迁移，写下了不少伟大的史诗。老鼠也有自己迁移的历史，比如褐鼠，18世纪初期走出西伯利亚，跨过俄国来到斯堪的纳维亚，从那里向西欧各地分散，不到50年，在美洲就出现了它们的踪迹。第一只褐鼠来到纽约是坐船来的，正好赶上美国刚刚独立。褐鼠所到之处，黑鼠早就存在了，一番争夺之后，大个的褐鼠把小个的黑鼠从城里赶到乡下。

黑鼠离开家乡的年代就很难考证了，但可以肯定的是，它们是随着丝绸之路来到欧洲的。黑鼠来到西欧很有可能是坐船去的。船上的环境对老鼠来说是天堂。远航的人们把食物和水都堆在船舱里，加上乱堆的衣服，让它们得以温饱。时间一长，船员们也能和老鼠和平共处，一旦船出现异常，老鼠往往最先知道。在航行中一看见老鼠惊慌失措，大家就知道该去抢救生艇了。如果发现船上没有老鼠，哪怕还没有启航，水手们也会拒绝登船，因为肯定有什么

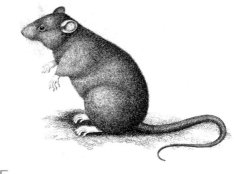

黑鼠原本是一种亚洲热带动物，在古罗马时期，穿过近东地区继续蔓延，在公元6世纪到达欧洲

肉眼看不见的问题。

啮齿类中的老鼠渐渐成为和人类生活紧密相连的一类动物，而其他啮齿类动物大多保持野生状态，它们在高山、草原、森林中生活着，气候不好或者出现灾难就大量死亡，甚至灭种，气候好的时候因为食物充足就大量繁殖。一旦繁殖过多便导致资源紧张，迫使它们迁移，离开故乡到有食物的地方去，没准不小心侵入人类的社会范围。更常见的情况是，人类在迁移或旅行过程中侵入了它们的领地。

人们离开故乡不仅是为了生存，也为了发财致富，更是为了了解外面的世界。人类历史上有一位非常著名的旅行者，他为欧洲人描绘了天方夜谭般的东方世界，吸引其中胆大包天的人们驶向宽阔的海洋，去寻找那个神秘而富裕的天堂。这个人是位威尼斯人，名叫马可·波罗。

1273年，为了去中国而在戈壁滩中艰难跋涉的马可·波罗被眼前突如其来的景色震惊了：眼前的草原上，一眼望不到边的洞穴，钻来钻去的都是Pharaoh鼠。

Pharaoh鼠是一个中世纪的名词，它指的是一种叫Tarabagan的啮齿类动物，这种动物的中文大名叫旱獭，小名叫土拨鼠。旱獭有很多种，Tarabagan指的是生活在中国、俄国和蒙古等地的蒙古旱獭。

数不清的旱獭直立在草原上，看着马可·波罗这位不速之客。

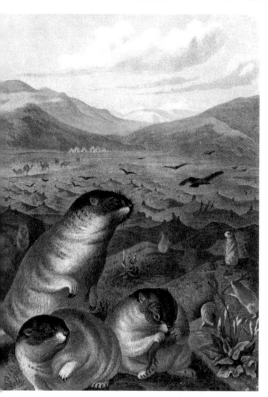

「旱獭又名土拨鼠，草地獭，是陆生和穴居的草食性、冬眠性野生动物

2. 改变历史的口角

70年后，马可·波罗的同乡在黑海之滨的卡法城，面对的是城外黑压压的不速之客，正可谓"黑云压城城欲摧"。

严格说来，卡法城的主人热那亚人不是马可·波罗的同乡，而是他的宿敌。

最早走出中世纪黑暗的欧洲国家是意大利，尤其是意大利半岛北边的两个天然良港城市威尼斯和热那亚。这两个城邦以海盗般的方式崛起，让意大利人取代了阿拉伯人在地中海的地位，成为早期资本主义的典范。

为了争夺地中海的贸易权，两个城邦经常兵戎相见。马可·波罗就是因为参加威尼斯和热那亚之间的战争而被捕，在牢房里百无聊赖才半真半假地写出在东方的经历，也就是那本著名的游记。

卡法现在叫费奥多西亚（Feodosiya），是克里米亚半岛上的主要港口。此处原有一座希腊古城，后毁于匈奴人之手，其后八九百年间只是一个默默无闻的小渔村，直到热那亚人建立了卡法城。

几乎和马可·波罗同时出发，威尼斯人和热那亚人不约而同地来到克里米亚半岛。热那亚人建立了卡法，威尼斯人则占据了亚速海尽端的塔那（Tana）。于是意大利人又同室操戈，热那亚人赶跑了威尼斯人，占据了整个地区。克里米亚并非无主的土地，而是属于统治俄罗斯的钦察汗的，热那亚人恭恭敬敬地从钦察汗那里要来这块土地，建立贸易殖民地，垄断了黑海贸易。他们不仅贩卖丝绸皮毛等货物，还贩卖奴隶，因为大骨架的乌克兰奴隶在欧洲和中东非常受欢迎。没想到因此触怒了钦察汗脱脱，他看到自己的军队质量下降，一怒之下于1307年兵临卡法。次年热那亚人焚烧城市，逃回意大利，直到1312年脱脱去世后，才重新开始克里米亚的热那亚大殖民。

又过了40年，卡法在热那亚人手中已经成为中世纪增长速度最快的城市，大约七八万操着不同语言的人挤在狭窄的道路上，整个城市如同一个大集市，港口停泊的船只通常有200多艘。从卡法进亚述海，来到塔那，然后走陆路，可以直通北京，这条路就是蒙古西征而新开拓的北商路。

从1250年开始的将近100年内，由于蒙古西征打破了位于欧亚之间地区的政治格局，中世纪开始了人类全球化的浪潮，位于欧亚商路最南端的卡法适逢其会，借天时地利之便，开始了无止境的扩张。

但是，1343年一件非常偶然的口角改变了这一切，也改变了世界。

虽然生意归生意，宗教信仰归宗教信仰，但在基督徒和穆斯林长期共存的克里米亚难免有些冲突。1343年在意大利商人和塔那当地的穆斯林之间发生了一次偶然的口角，从相互推搡到大打出手，进而演化成一场大规模的冲突，突然刀光一闪，一位穆斯林倒地身亡。

商人不是豪侠，所带的刀并不是时刻准备和人决斗的。但是商人也有血性，一怒之下也会拔出刀来。热那亚人在人类的历史上屡屡留下巨人的足迹，例如发现新大陆的哥伦布，虽然号称是西班牙海军元帅，其实是位热那亚人。除了他之外，这位在塔那一怒拔刀的热那亚商人也是人类历史上的一位无名巨人，因为整个欧洲都要为他的鲁莽付出无法估量的代价。

塔那是热那亚人的天下，穆斯林只好忍气吞声。就在热那亚人以为这次冲突不过是他们治下的一次小小的意外时，一支蒙古大军兵临塔那，自称是穆斯林保护人的钦察汗札尼别要求惩办凶手，被热那亚拒绝后挥军攻城。以寡敌众的意大利人并没有溃逃，而是且战且退地进入卡法，依仗坚固了40年的城墙和蒙古人死战。

于1206～1368年存在的蒙古帝国是人类历史上的一个怪胎：蒙古高原上的一个小游牧部落在成吉思汗的领导下，统一了蒙古各部，然后横扫欧亚，其版图只有后来的大英帝国可以比拟。蒙古大军战无不胜，欧洲的君主闻风丧胆，这成为"黄祸"说法的根源。

蒙古人征服了世界，世界上各种宗教反过来征服了他们。在精神上原本处于混沌状态的蒙古人骤然接触文明世界，于宗教信仰上采取拿来主义，无论是佛教、天主教还是伊斯兰教，都统统相信。被称为黄金家族的成吉思汗的子孙们为不同的信仰而战，也为了不同的信仰相互为敌。成吉思汗之孙拔都征服了俄罗斯，建立了钦察汗国。他的后代们一直在基督教和伊斯兰教之间摇摆，即便是信仰伊斯兰教的可汗在位，对基督教也很宽容。但是一股狂热的伊斯兰化新浪潮正在各处兴起，钦察汗国也不例外，塔那的冲突给了札尼别一个很好的借口，可以将基督教势力彻底赶出克里米亚，甚至剑指西欧。以钦察汗国之实力，踏平一个小小的热那亚殖民点应该和40年前一样容易。

数不清的穿着黑色战袍的蒙古军队从四面八方如黑云一样涌向卡法，将城市围得水泄不通。热那亚人除了坚固的城墙外，还有靠海的便利，更重要的是，此时的蒙古大军已经不是蒙古西征时那无坚不摧的钢锋了。钦察汗国已经相当的突厥化，西征时那些借用于中原和汉人的攻坚技术已经不复存在。而欧洲人并不是西征路上的那些伊斯兰国家，长期以来他们的战争模式就是围城和守城，根本不习惯野战。40年前的教训让热那亚人把卡法城墙修得异常坚固，而且背靠海湾，不会出现食物供应不足的情况，这一次他们不会再轻易放弃了。

札尼别的大军在卡法城外屯了4年之久，终于在1347年的某一天从卡法人的视野里消失了。就在这一年的10月初，一艘来自卡法的商船来到意大利西西里的墨西拿。

在古罗马的土地上，理论上还没有意大利，只有一个一个的城市小国。松散的政治和处于贸易要道的优势，使意大利享受着繁华，文艺复兴的苗头开始出现，尽管那还只是工匠或者艺术家们从古人遗留下来的艺术品中吸取灵感，如果主教和牧师不反对的话，便用在教堂装饰上。

教会和过去几百年一样，严格地控制着人们的生老病死。从教堂里传出的主的意志就是社会生活的守则。东边，奥斯曼人已经将东罗马帝国赶出小亚细亚，但遥远地区发生的事用不着担心，反正全能的上帝是无所不在的，就如同被异教徒围困了4年之久的卡法一样，正是因为热那亚人按时上教堂祈祷，按时捐献，结果上帝保佑了城市的平安。

这个年代的欧洲人，和过去几百年一样，在上帝的阴影下按部就班地生活，没有太多的欲望和追求，就像在祥和的秋天的傍晚中忙碌的西西里人。地中海秋天的风是那么的凉爽宜人，港口船来船往，人们并没有注意这艘热那亚商船，以及从船上下来的萎靡不振的水手和商人，还有几只黑色的小东西。

用不了多久，不仅是墨西拿人，也不仅是西西里人，意大利人和所有的欧洲人就会知道，末日已经来临了。

3. 来自东方的黑死病

几乎在热那亚人下船的同时，瘟疫便在墨西拿流行起来。这种病是墨西拿人从来没有见过的，人们身上出现肿块，咳血，呕吐，三天后死亡，不仅和他们谈过话的人会跟着死亡，连接触他们的、甚至触摸他们衣物的人都会死亡。

作为罪魁祸首的热那亚人被很快确认出来并被驱除出境，但为时已晚，整个城市陷入死一般的宁静。病人在痛苦地挣扎，没有患病的人丢下患病的亲人，火速逃离这个地狱般的城市。随着避难的墨西拿人，整个西西里都在流行这种瘟疫，这一波流行，夺去了起码1/3西西里人的性命。

那艘离开西西里的瘟疫之船于10月底抵达家乡热那亚，可是瘟疫的消息已经传开，热那亚当局不让船靠岸。于是船来到法国马赛，把瘟疫带到对此一无所知的港口，然后被马赛当局驱逐。这艘在某种程度上改写历史的船只得继续航行。人们最后一次看到它，是沿着西班牙海岸驶向大西洋，永远地消失在历史之中。

果断的措施并没有给热那亚多少时间，1347年的最后一天，瘟疫出现在这个城市。12月底，另外一艘来自卡法的商船回到家乡，水手们病得非常厉害，希望能死在故乡。热那亚人像对待入侵的敌人一样，用点火的弓箭和其他武器将船赶走，但太晚了，和西西里一样，八九万热那亚人中的1/3将死于非命。

接下来是威尼斯、罗马、整个意大利、法国、西班牙、英国、俄国，这场瘟疫在3年期间起码杀死了2500万人，占1347年欧洲人口总数的1/3。其后的二三百年间，它像个幽灵一样一直在欧洲大陆游荡，继续杀死上千万人。这时候如果计算欧洲人平均寿命的话，仅比山顶洞人要高一点：20岁。

这场瘟疫在当时被称为大瘟疫、大死亡，到了1833年，有人根据病程晚期时病人因为内出血造成皮肤发黑的现象，用黑死病来形容这次大瘟疫，从此黑死病这个名词就成为这场瘟疫的统称。

究竟是什么引起黑死病？欧洲人总要找出个答案来。黑死病把人们推进教堂，乞求上帝显灵。发现祷告和圣水都不起作用后，人们开始行动，像往常一样，先把罪恶归之于家畜。猫和狗被打死，扔在大街上。然后很快找到了躲在黑死病之后的"邪恶之手"：黑死病是一个犹太女

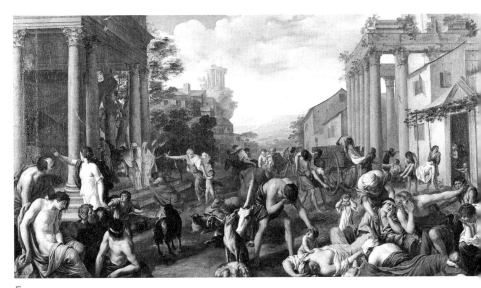

「《旧约》中描述的非利士人遭到报应被瘟疫折磨」

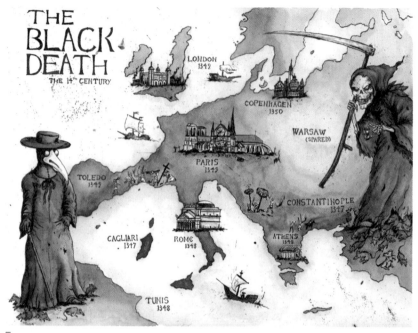

「14世纪，黑死病在欧洲流行」

人从西班牙带到法国的，并且通过一个有组织的犹太青年团在欧洲各地散布。于是整个西欧开始对犹太人的迫害活动，难以计数的犹太人被杀死。

法王菲利普六世一声令下，让巴黎大学的教授们发扬前所未有的团队精神，共同研究出黑死病的病因。当时的巴黎大学收容了全欧洲最出色的科学家，巴黎更是西欧的知识之都。

经过几个月的认真研究，1348年10月教授们向法王提交了欧洲历史上划时代的集体研究成果：经过一系列精密的研究计算，这场瘟疫是因为星球之间的邪恶联系腐蚀了空气的结果，因为出现了这种异乎寻常的邪恶联系，外星的气体得以不断地污染空气。

菲利普六世看完这份报告，连忙闭起气来，在几乎憋死自己之前张开嘴巴，开始心疼起历年来浪费在巴黎大学的金币，不免对黑死病有了一丝好感，因为看起来今后几年都用不着再去填那个知识的大窟窿了，这群研究出有毒的空气比有毒的食物和水还危险的教授们已经让黑死病请走了一半了。

其他的学者们还是有不同的看法的。有人认为黑死病是地震释放的气体随风传播造成的；还有一位的理论更为超前：黑死病是通过眼波传播的，让邪恶之眼看了一下就着魔了。

无论是哪种理论，都没有提供有效的预防方法，各地只能各行其是，有的城市严禁可疑的人进入，有的城市严禁集会，连婚礼都在禁止之列，因为人只要一多，病就传来了。

既然最有知识的教授和占星术士也就是这个水平了，有关当局只好求助于那个年代比补锅的社会地位高不了多少的医生了，好歹医生们天天接触病人，或许能从实践中找出克制黑死病的办法。

治疗方面医生各有各的招数，有的处方是吃最难吃的食物——辛辣的、全是血的东西，有的直接客串神父让病人祈祷，还有的在病人家中或门口放火要把恶气烧光。至于预防措施嘛，就是撒丫子，能跑多远就跑多远。最后医生们连自己也不相信了，争先恐后地逃走了，实在逃不动的也坚决不看黑死病病人了。

本来被教会严禁的尸体解剖也可以进行了，而且是奉旨解剖，看看人的身体里面到底发生了什么事。满地无主的尸体让医生们过了一回屠夫的瘾，也发现了尸体上的淋巴肿大和肺部病灶。

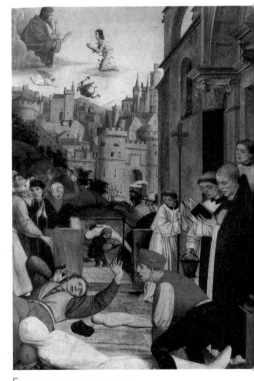

「 面对黑死病，人们只能祈求上帝 」

对于1347年的欧洲人来说，这场瘟疫来的一点道理都没有，他们这些对上帝如此谦恭的人，怎么能够受这样的惩罚？万能的上帝哪里去了？

而被称为驴子脾气的热那亚人，一定要洗脱自己的罪名，他们顺着瘟疫之船的航行，指向卡法，找到了一位历史见证人。此人名叫德·莫西斯，他描述了在卡法围城时发生的事情。根据他的描述，钦察汗国的大汗札尼别下令用抛石机将病死的士兵的尸体抛入城内，于是瘟疫便在卡法流行开了。

正是靠着莫西斯的记载，长相非常具有蒙古人特征的札尼别先生便成为比他的先祖铁木真、拔都还著名的蒙古王公，因为他是生物细菌战的祖师爷。

莫西斯的目击证词给了基督徒一个合理的解释，并非他们不够虔诚，他们的主也没有降罪于他们，是异教徒把瘟疫带给了他们，这场瘟疫是真正的"黄祸"。

从黑死病的年代到近代，莫西斯的话被视为不容改变的铁血历史，直到今天还在种种场合出现，甚至出现在非常严肃的作家的笔下。

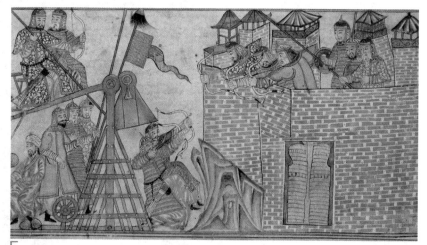

中世纪阿拉伯人手稿中的蒙古人攻城场面，人们认为是蒙古人把瘟疫带到了欧洲，因为他们的攻城方法之一是把携带瘟疫的动物射进被围的城市中

有些历史毕竟是能够澄清的。近代以来，随着黑死病病源的确认，人们开始怀疑起莫西斯那被认为是千真万确的记载。人们首先发现，莫西斯并非像他信誓旦旦说的那样，是卡法城里的幸存者。钦察汗国大军围城时他根本就不在卡法，笔下记载的是从商人和从克里米亚来的逃难人的嘴里道听途说来的故事，而他在这些本来就水分很多的陈述之上又很意大利化地升华了一番。

意大利的夸张是非常出名的，例如著名的《马可·波罗游记》，自问世以来就毁誉参半，到今天还有无数的情节和中国的人文历史景观对不上号，不是因为他是个瞎编的骗子，而是因为他意大利式的夸张。

对莫西斯记载最大的质疑，一是黑死病的传染性非常强，根据全欧洲各处的记载，几乎是一接触就倒地，怎么还能把尸体运到城墙下面，装好了扔到城里去？仅仅是运输一项，钦察汗国的大军就会灰飞烟灭。

更为可疑的是，莫西斯似乎没有考虑到中世纪时是怎么围城的。那时候打仗动不动就围城，次数多得连看热闹的都厌倦了。欧洲到处是大城堡中城堡小城堡，在没有什么有效攻城武器的处境下，进攻的一方只能围城，直到把一个城的人都饿瘪，没办法活下去了自己投降。

因此一旦围起城来就长年累月，大多数结果是被围的和包围的都筋疲力尽，一拍两散下次接着围。卡法围城也是同样的情况，一围就围了4年，非常符合当时欧洲的军事习惯。这种围城方式的一个要点，就是要站得离城墙起码1000米远，否则会被城头的箭和火器伤着。莫西斯大概是参考了一战的大炮来为钦察人设计出了能把尸体抛到1000米以外的投石机。

莫西斯说对了一点，黑死病的确是随着钦察汗国大军来到卡法，然后从这里传到君士坦丁堡和希腊各地，再传到欧洲、非洲和中东的。那一艘被视为邪恶之手的热那亚商船并不是把黑死病带入欧洲的唯一途径，从卡法、君士坦丁堡和其他已经被黑死病光临的地区，黑死病被过往船只不断地带到地中海沿岸的港口，然后向内陆进军。

既然黑死病来自东方，那么它在东方是否留下痕迹？

4. 蒙古的非正常事件

> 秋来纨扇合收藏，何事佳人重感伤。请把世情详细看，大都谁不逐炎凉。

——明·唐寅《秋风纨扇图》题诗

1347年，当札尼别汗很郁闷地从卡法城解围而去之时，北商路的另一端被称为元大都的北京城内，元帝国的第11位皇帝元惠宗孛儿只斤·妥懽帖睦尔的心情还是很舒畅的。虽然此时蒙古帝国早已分裂，各地的蒙古汗多不承认元帝国的共主地位，可是从成吉思汗那里算起，元惠宗是札尼别的叔叔。他是成吉思汗四儿子拖雷的后人，钦察汗是老大术赤的后人。按黄金家族的辈份，元惠宗比札尼别高一辈，虽然家族里面对于术赤的身世一直有所怀疑。

孛儿只斤·妥懽帖睦尔最为人熟知的称呼叫元顺帝，这是朱元璋所封的涉嫌歧视的称号，认为他顺天应人，把江山拱手让给了自己。

至正七年（1347年），孛儿只斤·妥懽帖睦尔怎么看也不是一位亡国之君。身为明宗长子，自幼生母早亡，嫡母被杀，他先被流放到高丽，然后到广西静江（今桂林）。弟弟宁宗去世后奉太皇太后旨意继承大统，因为左丞相燕铁木儿的反对，次年也就是1333年才继位，而燕铁木儿的儿子唐其势的叛乱两年以后才平定。

其后右丞相伯颜把持朝政、排挤汉人。直到在脱脱帮助下废黜伯颜，他才重掌朝政，一改伯颜旧制，重开科举，重用汉人，修辽金宋三史。1347年，身为元帝国皇帝和蒙古帝国的共主，元惠宗看上去颇有中兴之主的威风。

蒙古汗位的传承在汉人的眼里是一笔糊涂账，兄弟叔侄之间转来转去，非得画一张比《红楼梦》人物关系还复杂的图表才能弄明白。比如元惠宗，他继承的是弟弟宁宗的皇位。宁宗前面的皇帝是文宗，是他们兄弟俩的叔叔，也是中国历史上皇帝当了两回的两个皇帝之一。另外一位当了两回皇帝的是明朝的英宗朱祁镇，他是因为率领50多万人去剿蒙古匪徒结果被瓦剌活捉了去，放回来发觉皇位归了弟弟，苦熬了好些年头才复辟的。

这位元文宗就非常有趣了，夺回了自己家的皇位也登基了，突然觉得长兄为父，便把皇位让给大哥，没过多久又后悔了，把大哥毒死后第二回当皇帝。临死的时候良心发现了，把皇位还给大哥的孩子。谁知道皇帝的位子是催命

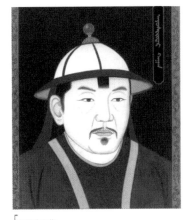

「元顺帝画像」

鬼，7岁的孩子当了50天皇上就死了，于是轮到妥懽帖睦尔。

妥懽帖睦尔在位38年，死的时候中原属于朱元璋了，大元也成为北元，开始分崩离析。可是23年前，这种结局人们连想都不敢想。蒙古的王公们就像是一群好斗的猴子，打完外人后自己内斗，内斗完了再去打外人，无论是在中原的元朝，还是遍及欧亚的各个蒙古人当家作主的国家，几乎没有一个是愿意清闲下来的。

妥懽帖睦尔在有元一代的皇帝里面，算是活得长的，也是在位时间最长的。他的帝位得来的似乎是靠运气，首先是他叔叔文宗临死前又成了好人，其次是他弟弟太没福气。蒙古王公们对汉文化没吸收多少，只有一句话让他们彻底地发扬光大，就是"无毒不丈夫"。因此类似元文宗去世前的行为，让人很难理解，算是蒙古王公中的异类。

这位异类异在哪一年？至顺三年，公元1332年。元文宗孛儿只斤·图帖睦尔死了。如何死的？史书上照例不告诉你，而且才29岁，给你留足了猜测的余地。这么阴险毒辣的人让别人害的可能性不大，应该是病死吧，年纪轻轻得的是什么病呢？

科学家们根据树龄整理出过去2000年全球的天气变化，发现其中有4年是最大的灾年，其中就有1325年，元文宗死之前7年。

图帖睦尔在位期间，《元史》也曾记载虫子把桑叶吃光了。好在当时贸易频繁，可以借鉴欧洲人阿拉伯人和其他人的记载，人们发现这段时间，河北一带死者虽然没有到十之八九那么厉害，但是的确有一场大的瘟疫。伴随着瘟疫的，是天下开始大乱。

历史学家相信，这场瘟疫就是黑死病。1331年被国际上认为是黑死病的起点，黑死病在大都周围流行，第二年29岁的文宗死了，之后7岁的宁宗也死了，等不在大都的妥懽帖睦尔赶回来即位时，瘟疫流行结束了，他因此很"顺"理成章地得到一个皇位。他叔叔死前的举止也很好理解了，在黑死病那种世界末日的气氛中，图帖睦尔联想到这是老天对自己杀兄的惩罚，在病中和惊吓中赶紧把帝位传给了大哥的孩子。

妥懽帖睦尔一鸣惊人登上皇位后，也算是励精图治，经过10年征伐加上招安，大局基本稳定下来。1351年，朝廷开挖河道，疏通黄河，征召各路民工。本来是利国利民的好事，结果"石人一只眼，挑动黄河天下反"。红巾揭竿而起，天下彻底大乱起来。

红巾起义固然有苛政的因素，但元代经济混乱，通货膨胀也是另外一个因素。元军虽然腐化，可是开国不及百年，战斗力还是有的。然而经济一旦垮了，民不聊生，源源不断地产生暴民土匪，元朝便开始瓦解了。

经济是国家的基础，蒙古人入主中原后并没有努力恢复生产、发展农业。他们更重视商业，国家运转几十年一直靠着贸易。中原的货物大量输送到欧洲，支撑着帝国的经济。虽然中原残破，大都里的惠宗君臣倒也不慌

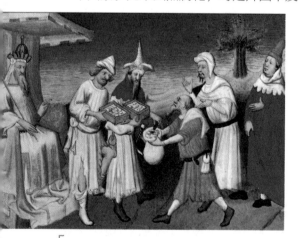

欧洲中世纪的插画，描绘成吉思汗正在监督一笔交易，用银两交换纸币

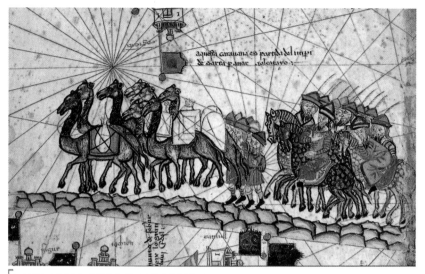

加泰罗尼亚地图局部，描绘的是欧洲商人带着满载货物的骆驼和马匹在丝绸之路上行进

不忙，只要商队不断地到来，帝国便高枕无忧。

当年的商人，如果在欧洲里面转悠，由于到处是关税，挣不了多少钱，有本事的都搞洲际贸易。那年月最热门的货物是来自东方的货物，比如中国的丝绸，可是好几百年来欧洲到东方的路被穆斯林把持着，有钱也都让穆斯林赚去了。

蒙古西征，获益最大的是欧洲商人，穆斯林们多半成了蒙古弯刀下的鬼魂，而且整个欧亚商路全在蒙古人控制下，各蒙古国的君主对商队实行鼓励和保护政策，欧亚之间的交通变得非常地良好。

自汉武帝时开拓的丝绸之路是1000多年来欧亚交通的主要道路，此外还有其他几条通道。而蒙古西征后，从里海经蒙古草原到北京，又出现了一条捷径。处于蒙古人的管辖之内，这条道路的路况非常好，以致意大利商人们说，可以找个情妇，一路逍遥地就到北京了。这又是非常意大利式的夸张，和今天的道路比起来，那条路不过是石头不多的荒野罢了，从里海到北京起码也得花上10个月到1年。马可·波罗就是这样来到北京的。

这条商路的中心是高山湖伊塞克湖，中国古书称之为热海。从这里东去，道路平坦直通中国，西行，或去卡法，或去巴格达，于是伊塞克湖便成了一个非常繁华的贸易中心。考古学家在这里发现了早期黑死病的痕迹，时间是1339年，从这里黑死病花了五六年到了卡法。也就是说，黑死病从草原出发，东入大都，西去里海，虽然一快一慢，但对于历史长河来说，都不过是白驹过隙的一瞬间而已。

5. 查士丁尼瘟疫后的欧洲

1351年，横行了3年的黑死病突然从欧洲消失了，其后200多年虽有断断续续的出现，但毒性再没有达到最开始的水平。100年后，欧洲的总人口估计比100年前少30%～40%，还有人估计减少了60%～75%。黑死病之后的欧洲社会从一个年轻人的社会变成了老年人的社会，整个社会从朝气蓬勃陷入迟缓状态。1400年的欧洲到处残破不堪，桥梁道路年久失修，因为没有足够的青壮劳力。15世纪英国学校的一个作业是，"请把下面的句子翻译成拉丁文：'昨天一个老屋子的房顶掉了下来，几乎砸在我身上。'"

欧洲人在地狱般的黑云笼罩下挣扎，到处空荡荡，人命值钱了，与人本身密切相关的人文主义开始出现。早在黑死病泛滥初期，意大利的乔万尼·薄伽丘便写出了欧洲人文主义文学的第一部代表作《十日谈》。欧洲从黑死病迎来了文艺复兴的曙光。文艺复兴中，欧洲人非常惊讶地发现，黑死病的悲剧并不是第一次发生，他们的惨状和罗马帝国末期一样。

同样是改朝换代，中国和欧洲有一个最大的不同。中国的开国之君们，常常会篡改自家历史，将自己和某位历史名人乃至神仙联系起来，西欧的君主们则显得更加质朴一些，并没有借题发挥去和奥林匹斯山上的哪位神仙扯上关系，而是争先恐后地去抢一顶帽子：神圣罗马帝国皇帝。于是从名义上来说，罗马帝国一直延续到19世纪初。

创建于公元前27年，地跨欧亚，幅员590万平方公里，以地中海为内湖的罗马帝国到了公元476年，在长期的衰落中终于灭亡了。但在帝国的东部，罗马的光荣犹在，因为君士坦丁堡还有一位罗马皇帝，东罗马帝国又存在了近1000年。6世纪初，查士丁尼继位，带来罗马复兴的曙光。

被称为大帝的查士丁尼就是欧洲的柴荣，也是老皇帝的侄子，被收为养子。他在位38年，不仅他本人称得

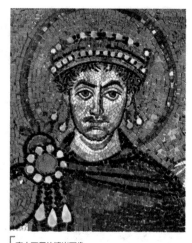

「查士丁尼的镶嵌画像 」

上不世出的君主，手下还有忠心耿耿的名将——贝利萨留和纳尔西斯。这两位名将一阳刚一阴柔，前者惯于以弱胜强，后者精于算计而平生不败。这样的绝代双骄只有汉武帝时的卫青、霍去病才能比拟，又怎么能不创建卫霍之功业？

但是不管贝利萨留和纳尔西斯在战场上创下多少次奇迹，查士丁尼大帝重现罗马辉煌的梦想还是成为泡影。根据树的年轮数据计算出过去2000年四大灾年中的另一年就是540年，这一年，中国黄沙飘飘如雪，欧洲寒冷如冰河期。

第二年，541年，瘟疫出现在埃及，次年出现在君士坦丁堡，543年，意大利和叙利亚成为疫区，然后是波斯。545年，波斯人与拜占廷人因此不得不休战。这场瘟疫的死亡率极高，估计毁灭了帝国1/3的人口。以帝国的首都君士坦丁堡为例，高峰期起码每天死亡5000～10000人，甚至过万人。3个月后瘟疫消退，君士坦丁堡一半人死亡。

590年，瘟疫再次出现在罗马，教皇贝拉吉二世病故。其后10年，瘟疫横行欧洲。直到746年，瘟疫再度蔓延帝国全境，拜占廷人和希腊人的死亡人数甚为巨大，之后这波大瘟疫才消失，前后计200年。

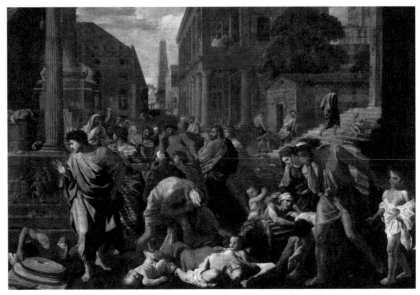

查士丁尼本人也患病，侥幸痊愈后醉心基督教，基督教也因此在欧洲得到发展。根据历史学家的统计，查士丁尼大瘟疫的第一波杀死了地中海东部1/4的人口。保守估计，这200年间欧洲一共有2500万人死于瘟疫，夸张一些的统计达到1亿。在公元541～700年之间，欧洲人口减少50%～60%。这种跨地区的人口减少的一个最显著的效应，就是中东出现了一个巨大的权力真空。

沙漠中的一支力量，开始以《古兰经》为旗帜迅速崛起。伊斯兰教的兴起与其说有强大的军事力量，不如说得益于地区权力真空的机遇。由于没有强权，穆斯林急速扩张，占据了欧亚大陆的要冲。通过欧亚之间贸易的收益，伊斯兰世界迅速地富裕起来，成为世界文明的中心。此时不仅欧洲被隔绝在黑暗的一角，东方的中华帝国的扩张也进入了一个萎缩期。

查士丁尼大瘟疫将二元世界变成三元世界，今日世界之最大的变数，就是伊斯兰极端主义用武力使世界伊斯兰化的宗教狂热，以及基督教世界与伊斯兰世界的持续冲突。从"9·11恐怖袭击事件"开始,这个变数越来越失控,这才是查士丁尼大瘟疫留下的最大遗产。

查士丁尼大瘟疫的一个直接后果,是欧洲人自我封闭在西欧。欧亚商路被伊斯兰教把持,欧洲在那之后的几百年偏安于一角,和外界的接触越来越少,文明发展处于一种与外界毫无交流的缓慢状态。罗马帝国时代的欧洲有5000~7000万人口,到了公元700年,欧洲只有2500万人口,公元800年,欧洲没有人口超过2万的城市,整个大陆陷入一种衰退状态,到了公元900年,所有欧亚商路全被穆斯林控制。

人口的大幅度减少使得欧洲的生态环境得以恢复,公元800年,80%被侵占的林地得到恢复。由于和外界交流减少到了最低限度,欧洲自查士丁尼大瘟疫结束后500年没有大的瘟疫流行。封闭的社会环境造成精神上的空虚,人们的寄托只有万能的上帝,渗透进了社会生活各个方面的教会同样死气沉沉,没有任何变化。

到了公元1000年,欧洲开始从谷底回升。从750~800年,欧洲进入一个相对温暖的时期,温暖的气候使得欧洲的田地变成了良田,到了11、12世纪,欧洲的粮食产量大幅度上升,比罗马帝国末期增加了1倍。农业技术也有了很大的进步,因此欧洲的生活水平得到很大的改善,其结果就是婴儿潮。从1000~1250年,欧洲人口增加了1~3倍,1300年欧洲人口达到7500万~1亿之间。欧洲各国的人口达到了前所未有的顶点。比如法国人口从500万增长到1600~2400万,英国人口从150万增长到500~700万,德国人口从300万增长到1200万。人口的增长造成大城市的出现,巴黎有21万人,超过10万人口的城市还有米兰、伦敦、佛罗伦萨等。农村的人口也快速膨胀着,结果森林面积开始急速下降,欧洲的生态环境又一次恶化起来。

人口的压力使欧洲人不得不开始向外扩张,在西南的伊比利亚半岛,基督徒将入侵的穆斯林挤压在海峡的一角,在东部,西欧的势力也在大力东进中。人口的压力造成贸易的繁荣,地中海的商业活动非常活跃，意大利人扮演了欧洲商人的角色。但是由于东西商路被穆斯林控制着，欧洲人从阿拉伯中间人那里买到的东方货物要多付300％，欧洲的财富持续不断地流入伊斯兰世界，让基督徒们对穆斯林更加恨之入骨，欧洲人口的巨大压力使得基督教世界和伊斯兰世界早晚会有一场空前的对决。

就在两个世界行将剧烈碰撞时，突如其来的变数出现了，东方的蒙古帝国横空出世，在征服了北中国和中亚之后，1235年，以成吉思汗之孙拔都为统帅，蒙古再次西征，这一次兵锋指向欧洲。蒙古军队在征服俄罗斯后，大破波兰及日耳曼联军于利格尼兹。1241年4月9日，蒙古大军再破欧洲联军并擒杀统帅亨利二世，兵临维也纳城下。整个西欧已经无力抵抗蒙古雄师，幸亏大汗窝阔台的死讯传来，拔都回军，西欧才免去了被征服的厄运。

欧洲人的运气确实不坏，蒙古人再度西征时，他们的目标是基督徒的死敌。1258年伊斯兰世界的中心巴格达被蒙古人攻陷，让欧洲人从心底里感激蒙古人为他们报了数百年之仇。蒙古人将东西贸易之路上那些贪婪的穆斯林一一扫清，于是意大利人来到里海，甚至来到北京。

新开拓的北商路侵入了旱獭的领地，早年大草原上三五里才见到一个放牧的，旱獭虽然不少，但接触到人的几率太低了。商路开拓后，草原成年累月人来人往，旱獭见到人都懒得跑了。加上14世纪上半叶异乎寻常的气候变化，造成旱獭数目剧增，草原上全是地洞。食物的短缺，迫使它们开始进入人类居住地。和其他啮齿类动物一样，它们身上也带有一种细菌，而且是最毒的一型。于是，黑死病横空出世，让人类吞下了一剂猛药。

6. 一剂几乎使人类灭绝的猛药

黑死病在欧洲横行3年后，于1351年转向伊斯兰世界，留下欧洲人战战兢兢地在废墟中惆怅。此时，在大都的元顺帝突然精神分裂似的，一下子变得荒淫无比，整天和番僧胡天黑地。

红巾起义后，顺帝就成了天下第一倒霉蛋。1352年后，大疫一场连着一场，社会秩序大乱。这年正月，翼宁、保德州大疫。夏天，龙兴发生大疫。1353年，黄州、饶州大疫。年底，大同路大疫，"死者大半"。1356年春，河南大疫流行。1357年莒州大疫。1358年，汾州大疫。"两河被兵之民携老幼流入京师，重以饥疫，死者枕藉"。宦官朴不花出钱雇人收埋死者尸体，到1360年，京城一共掩埋了20余万人。1359年春夏，郿州、莒州和广东南雄路大疫。1360年夏，南方疫病流行。两年之后的春夏之交，又一次出现大疫。

历时两年的大疫，仅大都就掩埋了20多万具尸体，这个在中国历史上稀有的疾病记载在国际上也是惊人的。虽然因为瘟疫，很多灾民涌进大都，但基本都是附近的灾民，按照这个比例，整个中国死于瘟疫的总人数绝对不低于欧洲的2500万。1200年中国人口1.23亿，到1400年只剩下一半，为6500万人。其中固然有战乱和蒙古统治下的暴虐，但是起最大作用的还是黑死病。据西方学者估计，1333年黑死病在中国的第一波便杀死了1300万人，在整个亚洲估计杀死了2500万人。

最终埋葬蒙元王朝的人也是让黑死病给逼上造反路的。1344年，朱元璋一家人在瘟疫中死得只剩下他一个了，连掩埋亲人的能力都没有，只能把自己卖给寺庙，换来父母下葬。若没有这场大瘟疫，朱元璋不过是淮河边上一位相貌奇突的贫苦农夫罢了。

在欧洲，黑死病造成欧洲人口在其后的100年内处于一种缓慢下降中。人口一下子少得太多了，干活的人自然更少，结果劳动力的价格狂涨。不仅要多给劳工钱，而且劳工稍稍不满拍屁股就走，外面有的是工作机会。这么一来，雇主只能转嫁成本，于是各种货品的价格都上涨很多，唯独食品的价格直线下降，因为地广人稀，生产出来的食品吃不完，结果老百姓不仅不再经常挨饿，而且还能吃得好一点。

黑死病之后，欧洲社会开始出现巨大的变化。这几乎是一场和平的土地改革，因为土地多得没人要。粮食不值钱，雇工的价格还特别贵，老地主们唉声叹气，广大下层百姓吃得越来越好，生活水平也越来越高。最得实惠的是农民，只要能种地，走到哪里都有人雇。不愿意被人雇佣也行，欧洲没主的土地有的是，不仅可以有自己的田地，而且还能挑好的。

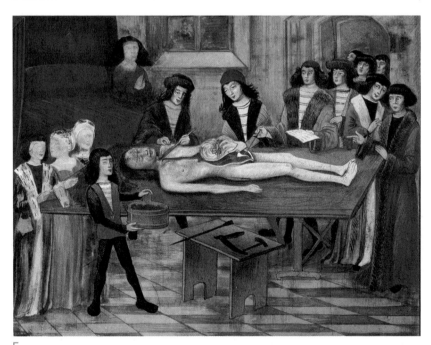

「黑死病促使现代医学的诞生，人体解剖成为常规」

黑死病之后50年，因为农民都挑良田耕种，等于是休耕，欧洲农作物单位产量不断上升。新兴的地主也要求挤进上流社会，新的社会矛盾出现了。为了保护老地主们的利益，英王爱德华三世从1348年开始多次发布法令，冻结工资，不许撕毁劳动合同，不许不接受雇用，企图用官方手段解决劳动力价格上涨的问题。于是欧洲大陆农民开始起义了。

大地主们一看这形式，干脆从劳力密集的种庄稼改成低劳力强度的放牧，很多庄稼地改成牧场，作为工业革命标志之一的纺织业的出现，就是因为放牧的太多，得想办法处理羊毛。劳力的短缺是引发工业革命的一大原因，因为无计可施，用技术取代人成了大势所趋。

黑死病还大大提高了妇女的地位，由于缺少劳力，不得不让妇女顶半边天，妇女的社会地位得到空前的改善。

医学在所有科学中一马当先，发生了巨大的变革，社会对有实践经验的医生的需求越来越高，对大学培养出的只会理论根本不会看病的医生没什么兴趣。医学要求实践，解剖成为常规后，对人体的了解越来越多，医学进入了一个资本的原始积累阶段，现代医学就要诞生了。

医院同时也在向现代化迈进，从仅仅隔离病人到开始尝试治病。公共卫生也是因为黑死病而诞生的。更重要的是，黑死病让欧洲人开始从不同的角度考虑和研究疾病是怎样传播的。这些对知识的渴求造成高等教育的快速发展，各大学里开始设立医学院，医学受到了空前的重视。

黑死病之后的百年残破让欧洲人从心灵上挣脱了上帝的束缚，因为在黑死病泛滥的情况下，教会不能提供任何有效的帮助，教会在人们心中的地位大大降低了。心灵解放之后，人类自身的能量得以充分释放，迸发了巨大的创造力。

黑死病造成欧洲的一片荒芜，对其他地区来说本来是一个千载难逢的发展机会。可是刚刚从蒙古浩劫中恢复过来的伊斯兰世界同样被瘟疫光临，和欧洲一样，也损失了起码1/3的人口。而东方刚刚推翻蒙古人的统治，明帝国还要对付西部和北部的威胁，而且也因为黑死病而人口大幅度下降。因此在这100年里，欧洲得以平和的恢复，休养生息，为日后的复兴打下基础。

1351年几乎绝了人烟的欧洲，在其后的几百年内竟然飞速发展，文艺复兴带动工业革命，这其中的道理何在？1351年，再大胆的预言家也看不出欧洲有什么前途，更不消说执人类文明之牛耳。

疾病对人类社会的影响有两种，一种是长期的病害折磨，人类渐渐麻木了。几十年下来，人们开始习惯和病魔共存，衍生出来的是更多的迷信乃至邪教。而短期的病害则对人类社会产生强大的震动，尤其是精神上的。黑死病突如其来，片刻之间令欧陆沉沦。幸存的人们的精神支柱动摇了，因为万能的上帝在黑死病面前一样无能。人们的眼光或者回首过去，古罗马古希腊的灿烂文明被重新发现；或者注视自身，要靠自

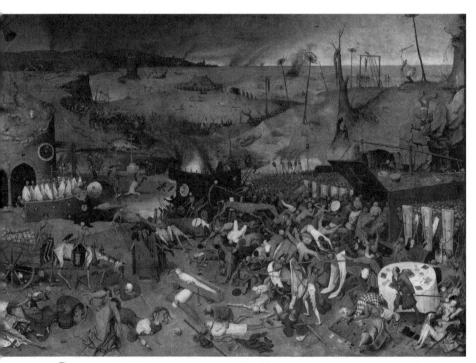

「油画《死神的胜利》描绘了14世纪夺去1/4欧洲人生命的那场瘟疫」

己的力量而不是祈求上帝而改变命运。黑死病使欧洲的社会结构崩溃，教会对人们的控制化为乌有。人们的思想得到解放，"失去的只有锁链"。

工业文明为什么没有在其他地方出现，比如当时领先世界的中国？就是因为其他地方人们的思想还是沿着固有的轨道行驶，依旧畏天命敬鬼神。而在欧洲，很大一部分人因为黑死病而觉醒。我们的先人一样有能力有智慧，他们之所以没有做到，是因为他们心中的锁链。

黑死病对于文明来说是一剂几乎使人类灭绝的猛药。

7. 欧洲最后的鼠疫

黑死病到来之时，欧洲就如同一个上吊的人，脖子上的绳索越来越紧，但他自己偏偏没有办法解开。

经过两个多世纪的快速发展，欧洲在各个方面都进入了死胡同。人口和资源的关系日益紧张，到处是营养不良和饥饿，社会平静得如一潭死水，任何科技上的更新都被视为异端邪说。

黑死病的巨大死亡率解决了人口和资源的死结，幸存下来的人们占有了丰富的资源，特别是解开了土地和土地拥有者对农民的束缚，恢复了广大农民的人身自由。科学技术和人文都得到自由的发展空间，欧洲因为黑死病而走出死结，获得新生。欧洲的自然环境也得到恢复，150年后新大陆的发现，使重新发展起来的欧洲得以进一步扩张，用不着再重复过去的恶性循环，于是他们的文明就成为今天世界的文明。

这种人口和资源的紧张在其他地方也存在着，穆斯林世界靠的是坐吃国际贸易之利，加上以宗教为名的不断扩张。中国历史上解决这个问题的就是战争，一次王朝更迭，民不聊生，人口只剩下三四成。

黑死病在伊斯兰教世界、在东方同样造成巨大伤害，但是在人类的心灵上并没有产生如欧洲般的末日震撼，因为之前已经有了蒙古浩劫。蒙古浩劫和黑死病不一样，一个是血腥的征服，一个是黑色的死亡。人类对于血腥已经司空见惯，对于无法逃避的黑色，则不是在沉默中死亡，就是在沉默中爆发。黑死病所造成的是人口的消亡，社会的财富还在，而蒙古人造成的是社会财富的巨大损耗，后蒙古时代的各国包括中国都不具备黑死病之后欧洲那种复兴的实力。

有一个常见的说法，如果没有蒙古的征服，以南宋的经济发展状况，中国会进入资本主义阶段。这个命题是典型的伪命题，因为靠自身的发展，文明或者缓慢地前进，或者如黑死病之前的欧洲一样进入死胡同，只能靠黑死病这种电击刺激，文明才能起死回生，才能发生质的飞跃。人类几千年的历史长河中，只有后黑死病的欧洲文明在几百年内飞速发展，而且没有任何停顿的迹象。如果没有黑死病，今日的一切都将是不可想象的。

烈性传染病也有历史，也是历史的一部分，但它的历史常常被历史学家忽略。科学家们在寻找预防治疗方法、努力将之消灭的时候，也很少认真考虑其来龙去脉。烈性传染病史的一个关键问题是，该病是自古就存在，由于某种环境的改变而光顾人类社会，还是由于某种变异而出现的新品种？近年来的艾滋病（AIDS）病毒和萨斯（SARS）病毒都存在这个疑问，最早于6世纪出现在史料中的瘟疫，即黑死病也存在这个疑问。

直到19世纪下半叶到20世纪初，黑死病在亚洲大流行期间，科学家才确认了黑死病的病因，它是一种细菌引起的传染病：鼠疫！

"东死鼠，西死鼠，人见死鼠如见虎"（《鼠死行》，清·师道南），鼠疫流行的时候到处是死老鼠，所以中国人很容易把这种疾病和老鼠联系在一起。可是在欧洲，不仅当时没有人想起老鼠的原因，其后500多年间始终没有人联想到老鼠是祸首。甚至到了今天，还有一些希望一鸣惊人的专家隔三岔五地跳出来，高呼黑死病和鼠疫无关。

这些专家反鼠疫说法的证据是反证法，专门挑出鼠疫学说的种种漏洞。但他们没有想到记载黑死病流行的人们不是在写论文，在那种情况下，记录的人都病得快死了，哪里能够准确地描述疾病的症状？以梅毒和麻疹为例，从它们进入欧洲后，其症状已经和最初有了显著的不同，说明疾病在人群中的表现也是"与时俱进"的。

上世纪末，终于有人想起来科学发展到今天，已经有方法可以解决这个历史疑案了，如DNA诊断方法。把古人挖出来用一种叫作PCR的方法，可以把极其微量的DNA大量复制出来，从而进行分析了。专家们在法国南部挖开两个黑死病时期的万人坑，从死人嘴里把牙齿拔下来进行分析。一个墓地是黑死病初发时期，另外一个是其后一次流行时期。随后一大堆论文发表了，结论就是牙齿里面含鼠疫菌的DNA。

鼠疫是不是祸首算是解决了，让我们回过头来看看欧洲大陆遍地的死老鼠，为什么谁也瞧不见？难道7500万欧洲人集体选择性失明？

俗话说见怪不怪，欧洲人看不见老鼠不是因为视而不见，而是见的次数太多已经麻木了。当年欧洲人口越来越密集，资源紧缺，唯有老鼠到处都是。欧洲人早就与老鼠达成友好协议，见到了连喊都懒得喊，更不要说打了。

中世纪的欧洲可以说是卫生条件最肮脏的人类社会，人和各种脏东西和平共处已成习惯。那时候的欧洲人根本就没有卫生概念。洗澡对他们来说是种惩罚，洗脸洗手也是偶尔才为之。有位很著名的神父曾经下了半个月的决心，明天晚上一定脱衣服睡觉。那年月多数人就一身衣服，穿上去以后在死之前是不会脱下来的。

黑死病来到欧洲，在最初三年大流行之后，像一个幽灵一样，定期地在欧洲不同的地方出现。1352年，黑死病离开欧洲去了中东，

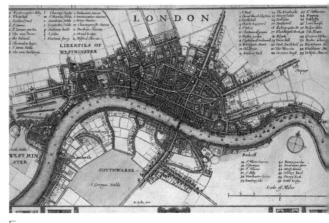

中世纪的欧洲卫生条件极差，城市拥挤不堪。这是伦敦大火前的城市地图

欧洲人觉得日出云开，可是没想到，其后的150年里，每隔6~12年，这个大陆上某个不幸的地方就会流行一次鼠疫，就好像一只看不见的手，非常有效地把欧洲人口控制在很低的水平。

1500年以后，黑死病改成每15~20年出现一次，欧洲的人口终于从谷底回升了。伦敦、巴黎、巴塞罗那、罗马很快成为当时的现代化城市，城市的人口接近黑死病之前的水平。于是较大的鼠疫流行就出现在这些城市里，每一次流行至少能杀死20%的居民。

威尼斯保存了相当完整的居民统计资料，1624年该城有居民142804人，1630~1631年出现鼠疫大流行，只剩下98244人，减少了1/3。1651~1653年发生在巴塞罗那的大鼠疫杀死了45%的居民，甚至还有的城镇死亡率达到80%~85%。这比黑死病初次爆发时的死亡率还要厉害，因为那时只杀死了36%的居民。

最后一次大鼠疫是1665年伦敦大鼠疫，估计死亡10万人。这一次，伦敦人依旧和300年前黑死病刚刚光临一样，大张旗鼓地屠杀猫和狗，一共杀死了4万条狗和20万只猫，很配合地为老鼠去除了天敌。1665年的伦敦已经是世界级的都市了，居民近46万。鼠疫由伦敦向外蔓延，英国王室逃出伦敦，市内的富人也携家带口匆

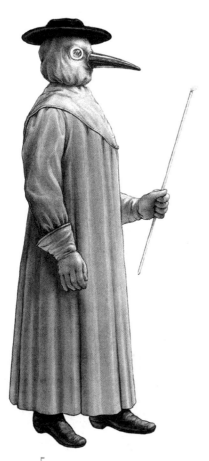

欧洲中世纪瘟疫医生的防护衣——由头到脚都盖着的皮革外袍，面具上有像雀鸟嘴的长形容器里面充满香氛植物用于过滤空气，手杖则用来驱赶靠他太近的人，以免对方身上带有瘟疫病毒

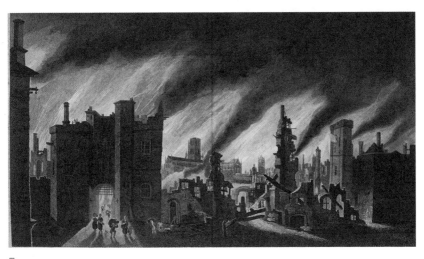

匆出逃，剑桥居民纷纷用马车装载着行李，疏散到了乡间。伦敦城有1万余所房屋被遗弃。1666年9月2日到5日，伦敦发生了英国历史上最严重的火灾，城内大约1/6的建筑被烧毁。这场大火并没有造成太多的人员伤亡，但是却烧死了数量庞大的老鼠，因为地窖中的老鼠根本无处可逃，从而彻底切断了鼠疫的传播途径。重建后的伦敦市以石头房子代替了原有的木屋，个人卫生也得到改善，使得瘟疫不再爆发。

从1347到1665年的300多年间，欧洲被鼠疫这只看不见的手整治得没有一点脾气。虽然欧洲人已经征服了美洲，他们也不再惧怕任何异教徒的进攻，而是去进攻异教徒。同时文艺复兴和科学技术的发展已经让欧洲面貌一新，但他们还是摆脱不了鼠疫的阴影。西欧的最后一次鼠疫流行于1720年的法国马塞，其后终于消失了，只有在俄国还偶尔出现。1771年莫斯科大鼠疫死者超过10万人。鼠疫的离去，解除了欧洲文明的最后一条锁链，1760年开始的工业革命，70年间让欧洲跨入了现代社会。

在欧洲，以黑死病为代表的人类第二次鼠疫大流行在伦敦的一场大火中结束，而在中国，则以另外一种天翻地覆的方式轰轰烈烈地完结。

二、肉眼看不见的历史

1. 隋朝究竟亡于何事

　　家国兴亡自有时，吴人何苦怨西施。西施若解倾吴国，越国亡来又是谁？

——唐·罗隐《西施》

　　在中国这片土地上，自古王朝更替，正是"铁打的营盘流水的兵"，"你方唱罢我登场"，悲欢离合，往往让人在伤感中看得眼花缭乱。虽然说自古没有不灭亡的帝国，可是每次兴亡总会留下一些惆怅，一些疑问和一些假设。

　　对历史的疑问只能从前人留下的史料中去寻找答案。虽然中国的史书洋洋大观，几千年来不曾间断，但这一部又一部的史书都惜墨如金，特别是遇上传染病大流行，往往一句"大疫死者十之八九"，便把当时天翻地覆的情形全概括了。

　　至于对疾病的记载尤其不重视，往往只用"时疫"或者"大疫"两个字。因此我们对中国历史上的疾病，尤其是烈性传染病情况的了解始终在云山雾罩之中。

　　"辽东海北翦长鲸，风云万里清。方当销锋散马牛，旋师宴镐京。前歌后舞振军威，饮至解戎衣。判不徒行万里去，空道五原归。"

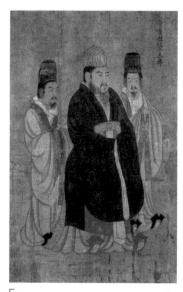

「隋炀帝杨广」

"秉旄仗节定辽东，俘馘变夷风。清歌凯捷九都水，归宴洛阳宫。策功行赏不淹留，全军藉智谋。讵似南宫复道上，先封雍齿侯。"

上面这两首诗的作者叫杨广，这个名字在中国历史上很响亮，因为他堪称历代亡国之君之最。杨广是隋王朝的第二个皇帝，隋朝是中国历史上经过一段分裂之后"分久必合"蓬勃兴起的一个大一统朝代，传到二世便骤然灭亡了，其历史和并吞六国、建立中国历史上第一个封建王朝的秦帝国十分相似。

无独有偶的是，杨广比秦二世胡亥还遗臭万年，因为他的谥号是炀帝。炀是个恶谥，意思是骄奢淫逸，昏庸无道，无视礼法，滥用暴行。即便是对亡国之君，在以温良恭俭让为文化传统的中国历史上，给予这个谥号也是一件相当出格的事情。谥号是后继者给前代君王的盖棺论定，隋朝在杨广手中灭亡了，他的谥号是唐人所定。说来李唐王室和隋杨王室还是表亲，却定下这么一个千古无双的恶谥，看来杨广确是货真价实的无道昏君。

可是如果把杨广和胡亥相比，无论才能还是在历史上的影响，两个人可以说一个天上一个地下。胡亥完全是赵高的傀儡，在历史上留下的只有指鹿为马的笑谈。可是杨广在历史上留下的最显著的痕迹是开通了大运河。

200多年后，有一位叫皮日休的唐朝诗人是这样评价杨广开大运河的功绩的："尽道隋亡为此河，至今千里赖通波。若无水殿龙舟事，共禹论功不较多。"将杨广和大禹相提并论，不仅公然和皇室唱反调，而且把杨广这个亡国之君拔高到圣贤的程度，认为他如果不是过于贪图享受，其历史功绩估计还在大禹之上。从这件事，可以说明杨广在唐人心中的印象。

除了开通大运河外，杨广还有其他历史功绩，其能力比中国历史上的大多数帝王都强得多，甚至不在李世民之下。文能开创科举制度、武能开拓疆土幅员万里的君主，古今能有几人？只不过因为是亡国之君，加上有关史料是唐人所撰，所谓胜者王侯败者贼寇，杨广的遗臭万年实在有些名不符实。

让我们拨开历史的迷雾，看看杨广背负的罪名之中究竟哪些是亡国之罪，或者说隋朝究竟是怎么灭亡的。

荒淫自不必说了，不要说中外的君主，即便是当今有点权钱的，许多人的事迹都能让杨广望尘莫及。至于大兴土木的罪状，历代开国之后也皆是如此，每个朝代打完了仗都得破土动工。连年征战也是历代的规律，草创之时，他人容不得你休养生息，没有几代人的征战是树立不了霸权的。历朝历代开国之后都没少打过仗，白骨累累、劳民伤财的事情不见得比隋朝少，可是却没有因此而亡国，那么隋朝究竟是亡于何事？

"尽道隋亡为此河"，从唐朝开始，人们便把隋朝灭亡的原因归结于大运河。杨广修大运河虽然有个人骄奢淫逸的原因，但不失为兴民之举，后人已经为他平反了。这个原因也被史学家所否认，他们一致认为隋朝的衰亡起于征高句丽，也就是杨广诗中提到的辽东。

从611年开始，隋炀帝四年之内三征高句丽，耗尽了国力。其初有因为耕稼失和、官府相逼造成的群盗蜂起不可胜数，中间有杨玄感造反，最后是天下大乱。可以说，如果不征辽东，隋就不至于二世而亡。

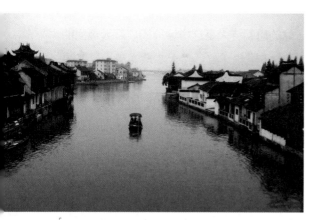

「隋炀帝下令开挖的大运河」

征辽并非杨广可以掌握的，既不是自他开始的，也没有在他这里结束。征辽是从他父亲隋文帝开始的。598年隋文帝反击高句丽的战役因为疾病流行，死者十有八九而作罢。隋亡后，唐太宗也一样征辽不下。唐太宗晚年还因为筹备征辽造成四川山民暴乱，险些走隋朝的老路，一直到唐高宗时才彻底消灭了高句丽。

征辽之艰巨不亚于汉击匈奴，70年间中华帝国前赴后继，前后四代君主倾国之力，用千百万人的生命和一个王朝颠覆的代价，才彻底消除了中国的心腹大患。可以说，征辽是不得不为之的关系国运的百年大计，也是几代雄主们肩负社稷兴亡的壮志和责任。

高句丽和当年的匈奴相比，实力相差很远，和中华帝国不是一个数量级的，中华帝国之所以征辽，是看到潜在的巨大威胁。历次征高句丽，中华帝国都竭尽全力，以狮子搏兔之势，力图毕其功于一役，而历次的失败也都是非战之罪。

唐太宗君臣一代名将，征高句丽之前之后纵横天下，所向披靡，但偏偏折戟辽东。隋唐两代崇尚武功，军事实力很强，但是从隋皇到唐宗，征高句丽时部队的战斗力始终不能和其在中原时相比，仔细研究其中原因，主要因为疾病的流行，造成士卒大量死亡。

杨广征辽东的时候，正是隋朝军力最强大的时候，刚刚连破吐蕃、吐谷浑、高昌、薛延陀、南诏，这样天下无敌的不败雄师，以摧枯拉朽之势直取高句丽，竟然再三失利，最后导致本来应该被称为太宗的杨广，成了亡国之君。

辽东究竟有什么疾病，让中华帝国的大军次次因此而功败垂成？

如果对照一下时间表的话，隋唐之际正是人类第一次鼠疫大流行、查士丁尼大鼠疫200年流行的中点。第二、三次鼠疫大流行在东西方都会出现，因此第一次鼠疫大流行也不例外，在辽东如此反复大规模流行的瘟疫最大的可能就是鼠疫，也只有鼠疫才有可能造成这样的杀伤力。除去征辽的军队大量死亡外，612年山东发生大疫，很可能也是由于征高句丽招致的鼠疫。

再伟大的君王面对这种大瘟疫也只能软弱得像风中的一片残叶。和元顺帝的情况相同，征辽失败之后，杨广为人面貌与之前截然不同，所有的雄心壮志都不见了，变成一个及时行乐的花花大少，任由帝国走向灭亡。这种令人不可思议的转变正是大鼠疫对他的震撼，在天降的瘟疫——大鼠疫面前，盖世的勋业又有什么用？倒不如今朝有酒今朝醉。

隋唐征辽究竟是否与鼠疫的大流行有关，也许永远没有准确的答案。因为隋史由唐人修订，为了表明江山夺得名正言顺，自然尽可能地把杨广描述成荒淫之君，也尽可能地夸大了事实，比如把造船工匠死了1/3归结于长期站在水中生蛆，30万军队只有数千生还归结于战败，让这一段本来就十分不详细的记载变得更加无法辨认。

虽然没有直接的证据，但是科学家给出了间接的证据。科学研究发现几乎世界各地的野生啮齿类动物都携带鼠疫菌，用分子生物学技术分析鼠疫菌的基因相关性，发现其中最原始的有三处，即喜马拉雅山麓、中非大湖区和从西伯利亚到辽东的草原。喜马拉雅山麓很可能是其中最古老的，但是青藏高原人烟稀少，引起大流行很难；中非大湖区也如此；唯有西伯利亚到辽东，才是人类鼠疫流行的一大源头，黑死病就是从这里传出的。人类第一次鼠疫大流行的源头可以追溯到埃及，很有可能是从喜马拉雅山或中非大湖区传出的，但也不排除西伯利亚到辽东的可能，因为通过商队，很有可能将这里的鼠疫菌带到中东，东罗马帝国正是在叙利亚首先接触鼠疫的。

公元540年，也就是第一次鼠疫大流行开始之前，地球的气候十分异常，中国和欧洲都记载了数百年不遇的异常现象，专家认为，就是因为这种2000年只出现4次的异常气候，让野生啮齿类动物身上的鼠疫菌发生了某种变异，使其得以在人类中引起大流行。各大鼠疫古源头的鼠疫菌可能都出现了同样的变异，辽东的鼠疫菌也不例外。但是由于那里相对的人类活动不密集，也比较封闭，加上本地人具有一定的免疫能力，没有流传开来。等到历次征辽，数十万大军加上征用的民夫骤然出现在辽东，造成无数的人和野生动物接触的机会，加上对鼠疫菌没有免疫能力，于是就出现灾难性的结果，从此百姓把去辽东看作是死路一条，宁愿冒着砍头的危险起而造反，也不肯再去辽东。欧洲这次鼠疫的流行同样是东罗马帝国用兵中东而引起的，从这一点上看，隋亡于鼠疫不仅不是空穴来风，而且可能性极大。

辽东这片土地上的鼠疫菌就这样改变了中国历史的行程，而且还要一而再再而三地拨动历史的巨轮。

2. 1644年的北京之春

中国历史上，1644年是一个非常特殊的年份。按传统的说法，这一年有三个年号：崇祯十七年、永昌元年和顺治元年。正所谓"城头变幻大王旗"，北京这座千年古都，一年之内，紫禁城的龙椅上坐过三个皇帝，而且是不同王朝的。

你方唱罢我登场，大明、大顺、满清这三个王朝在一年内走马灯似的在北京进进出出，让人目不暇接。300多年来，人们也对那一年发生在北京的历史，及其对中国的影响乐此不疲地进行探讨。

1944年，有位叫郭沫若的大文豪写了一本小册子——《甲申三百年祭》。这本小册子祭的是李自成的大顺军，因为这支造反成功的起义军进了北京城以后快速地腐化变质了，把已经到手的江山让给了满清。郭老的这篇文章是给志向非凡的毛泽东出的安邦之计。几年后毛泽东的大军也进了北京，毛泽东也真的根据这个小册子告诫就要夺取天下的共产党人，一定要吸取李自成的教训，一定要防止腐败。

历史真的是这样吗？真的是腐化堕落毁了大顺王朝？还有没有其他原因，使1644年春天的北京发生戏剧性的变化？

半由鼠疫半由人。明朝取代元朝，恢复汉人衣冠，此后几度远征沙漠，彻底消灭了北元残余，再加上郑和下西洋的壮举，明帝国可谓兴盛之极。但是随着王朝享年日久，各种弊端就出现了，王公贵族加上豪绅拥有的土地越来越多。没有战乱了，人口激增，有限的耕地还在不断的兼并之中，结果无数平民成了无地的流民，成为社会不安定因素。

除了流民造反之外，有明一代，边患一直不绝。一开始是北元，然后是瓦剌等蒙古部落相继崛起，对中原造成巨大的威胁。好不容易消停了，又出了海患，以日本浪人和海盗为首的倭寇让富裕的东南沿海几乎成为废墟，也成为中日之争的导火索。中日最终在朝鲜对决，险胜的明朝还没喘口气，辽东的后金也就是满清开始兴起，内忧外患之间，明王朝便走到了穷途末路的1644年。

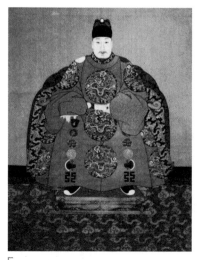

「明思宗崇祯」

1644年的春天，好像是被一只无形的手牵动着。相比之下，在这个春天里决定历史走向的三个人，崇祯、李自成和吴三桂好似被这只手牵着的木偶。幕后的多尔衮也好不到哪里去，身不由己地陷在历史的漩涡之中。

让我们先看看这几位的履历。

崇祯，明思宗朱由检，从生到死一直在北京，职业是皇帝。

李自成，明朝百姓，绰号闯王，以造反为职业，这一年春天率领大顺军往北京进发，一心想转行当皇帝。

吴三桂，明朝大将，职业军人，也领军往北京进发。他不想转行，只想去救自己的老板，同时得到提升。

多尔衮，满清的实际领导人，和李自成算同行，以造反为职业。1644年初，他连做梦都没有梦到过北京。

对一个大一统的王朝来说，250岁算不上高寿，应该正当壮年。可是明王朝正是从他250岁的时候也就是1619年的萨尔浒之战后开始衰败的。明朝的灭亡是不可避免的，后面那20多年不过是苟延残喘罢了。然而，是不是真的就熬不过崇祯十七年？为什么偏偏是崇祯十七年？

　　崇祯皇帝虽然为人猜疑多变，可是在明朝的历代皇帝里面算是个勤政的好皇帝。辽东的满清是个劲敌，可是皇太极新丧，多尔衮刚上台，内部不稳，暂时不会大举入寇。虽然各地造反的人数不胜数，可是富饶的江南完好无损。唯一的燃眉之急就是李自成，一对一，为什么偏偏躲不过去？

　　李闯军虽然一路过关斩将，也不过占了山西。因为北部边疆的威胁一直很严重，明朝不得不重视京师的防卫，历来在北京集结重兵。北京的守卫部队三大营号称47万，虽然虚额很多，但半数应该还是有的。三大营的战斗力固然不强，可是满清曾多次兵临城下，三大营算得上久经战阵。因为地处前线，北京的城防甚为坚固，多次外敌兵临城下都无法攻破。崇祯年间满清也多次打到北京，三大营守城的话起码能坚持数月，此外还有当时最先进的武器红衣大炮的帮助。闯军攻坚能力很差，一个宁武关就损失上万精锐，为什么这个春天攻入北京如同探囊取物？

　　崇祯迟迟不南迁和命太子南下也不好解释，君王与国家共存亡的确壮烈，可是有谁愿意当亡国之君？和其他朝代不同，明朝迁都北京后，以南京为陪都，维持了一套完整的办事机构，太子驻南京，前朝也曾有过，不会有什么反对意见。崇祯不至于昏庸到这种程度，以致后来因为几个儿子都失陷在北京，弘光朝灭亡后，南明几个政权内斗，成为快速灭亡的一大原因。

　　从这一点上看，崇祯在闯军逼近时是不相信城陷的，而且满朝文武也有这个信心，否则早就树倒猢狲散、四散逃亡了。还有一种说法，认为崇祯痛恨百官有逃命的企图，故意不让太子南下，大家一棵树上吊死。这种推测未免离谱，属于与仇人同归于尽的冲动，而不是皇帝所为。只能说崇祯乃至满朝文武在闯军逼近时是不相信城陷的，因为吴三桂不日即到，一旦闯军顿于坚城之下，功高不过救驾，各地的勤王兵马也会陆续开到。崇祯不需要长期守城，只要能坚持个把月就会转危为安。

　　最令人不可思议的是，李自成兵临城下之际，派出在宣府投降的太监杜勋为使与崇祯议和，开出的条件是："议割西北一带分因而王，并犒劳军银百万，退守河南"，"愿为朝廷内遏群寇，尤能以招兵助制辽藩，但不奉诏与觐耳"。眼看就要进城了，李自成竟然会开出割据西北，而且还义务帮助朝廷攘外安内的条件，而崇祯在社稷即将颠覆的时刻居然不应允。李自成已经占据了陕西河南，割不割都一样。而且他也已经自立为王了，现在就是掏出100万银子的事，还可以借助他去剿灭张献忠等寇，甚至抵抗满清。即便将来尾大不掉，也比马上就城破国亡强多了。但是假设崇祯接受这个城下之盟，李自成真的就会解围而去，丢掉到手的胜利？如果不想那样的话，攻城就是了，又不是唱戏，多这一出有什么意思？

1644年农历三月十七日，李自成攻城的前一天，城里城外双方都认定北京牢不可破，这个错误判断是从何而来？

3. 李闯王功败垂成

崇祯十七年，李自成率大顺军东进，其目的并不是要夺取天下，而是掠夺。后人因事而论，认为当时李自成看到时机已经成熟，所以来取北京。实际上东征路上他几次想后撤或者转向，尤其是宁武关损兵折将以后。如果不是大同守军来降，他也许就返回或者改道下江淮。甚至到了北京城下，大顺的君臣依旧没有想到有可能轻易破城而入。

然而从进入北京城到出城仅40天，经山海关一战，之前攻无不克的大顺军溃不成军，从此没有打过一场像样的战役。如果说是因为腐化变质的话，40天内就这么截然不同实在很难令人信服。自古入京的叛军不少，比闯部更贪婪的比比皆是，但从来没有一支部队在这么短的时间内失去战斗力。比如黄巢部，在长安待了那么久，撤出长安后还能够南征北战。相比之下，闯部是进入京城时间最短的，可是战斗力却是下降最厉害的。

如果说李自成的部队本来战斗力如此，则很难解释在此之前的赫赫

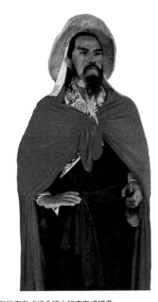

「米脂县李自成纪念馆中的李自成蜡像」

战绩。李自成造反后也曾经历过东山再起，部队经过多年的磨炼，不是临时组成或者骤然壮大的乌合之众。有一种看法认为他带入北京的没有那么多人，山海关之战使其精锐丧尽。如果是这样的话，留守陕西的部队哪里去了？还有一种观点认为因为李自成是流寇，没有根据地，因此兵败如山倒，相比之下死守南京的太平天国才能坚持得长久些。但李自成此时已经在西安扎下基业，算不上流寇了。东进时在后方和沿线肯定留下不少人马，以保证和根据地的联系，这批没有受到损失的人马怎么也没有战斗力了？

如果说崇祯守不住北京是因为众叛亲离，李自成为什么称帝后马上撤走？山海关一战，吴军和清军是惨胜，连乘胜追击的能力都没有。李自成虽然伤亡惨重，可是没有全军覆没，为什么不依托北京完整的城防死守一下？

还有一种观点，认为在山海关损失的是李自成的全部精锐。即便这样，其他二流部队应该也有一点战斗力。李自成不会把所有精锐都带到山海关去，因为京城三大营的降卒那么多，需要留下亲信和精兵看守。

李自成纵横几十年屡败屡起，所部是各股流寇中战斗力最强的。即便受损失，也不至于没有还手之力。当年他率十七骑败走商洛，依然能东山再起，现在帐下猛将云集，以往的顽强哪里去了？还有其部下将领，为什么这些久经战场的将领撤出北京以后就再没有出色表现？这种全军判若两人的情况究竟是为什么？

李自成进京之前也进过城，洛阳、西安都是大城市，他不是没见过世面的土包子，为什么偏偏进北京以后就彻底腐化了，从北京撤出来，最后连西安都守不住？

李自成带到北京的不是乌合之众，留在各地的也不是摆设。在山海关，闯军和关宁铁骑交锋时表现不俗，如果不是八旗军以逸待劳，然后突然出击的话，肯定会击败吴三桂。吴军是明军的精锐，战力和八旗军不相上下，因此闯军的战力也达到八旗的水平，说明腐化之说不正确，起码在山海关前，闯军是很能战的。可是为什么只有一战之力？

再看看在此时举足轻重的吴三桂。三月七日接旨，三月十日放弃宁远，三月十六日到达山海关。对于一支军民掺杂的20万人的部队来说，这个速度是很快的。三月十八日，尚未安置完毕官兵家眷和辽东百姓的吴三桂出兵救援北京，然而这一天京城已经沦陷了。仓促行动，能于11日之内率领全军来到京郊，吴三桂表现得相当不错，说明他是全心全意救驾的。只是因为北京的沦陷速度太快了，太出乎他的意料了。

三月二十三日，接到崇祯死讯，吴三桂归降大顺。三月二十七日，吴三桂到达距离北京约260余里的玉田，获悉大顺军在北京奸淫掳掠，拷打文武贵戚，索要金银，吴家亦牵连蒙难。是夜"恸哭六军俱缟素，冲冠一怒为红颜"，掉头奔袭山海关。这4天中到底发生了什么？

吴三桂归而复叛后，李自成亲征，说明这时在他眼里吴三桂是个劲敌，否则派刘宗敏等就可以应付了。这么重要的一个人物，为什么连几天都等不了，非要上吴家索要金银和陈圆圆？如果真的看上了陈姑娘，可以等吴军完全投降归顺之后再缓而图之。明朝官员投降的很多，对拥兵的武将，李自成从来是优待的，为什么偏偏对吴三桂这么严厉？也说明拷打吴襄甚至索要陈圆圆之事恐怕是子虚乌有，即便是真有此事，吴三桂冲冠一怒为红颜，手下的军士也未必肯依。

吴三桂是辽东军人集团的代表，不是个鲁莽的武夫，所作所为要从辽东军人集团的利益出发，否则部下不会绝对服从的。背关和李自成决战，

风险极大，即便有满清相助，以此前
李自成驰骋中原的实力和战绩，胜负
也很难预料，甚至是凶多吉少。在人
心不稳、望风而降的崇祯十七年，为
什么吴三桂部队就那么齐心？

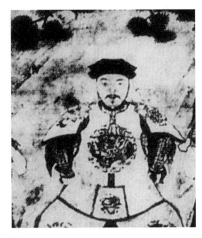

山海关一战，吴部伤亡惨重，其
后居然能对李自成穷追不舍，连战连
胜，和在山海关前势均力敌的情况截
然不同。可是他们为什么又突然不追
了，就因为李自成放归陈圆圆？如果
吴三桂真是这么重色而轻家仇国恨的

「吴三桂画像」

话，怎么可能有人为他卖力？满清也不会那么看重他，让他割据云南。

最后是满清，山海关一战只动用了两个旗，可以说和其他北方游牧
民族相比，满清夺取华北是最容易的。主力完好，加上春夏之际正好用
兵。可是为什么这一年除了西追李自成外，他们并没有下江南，而听凭
南明小朝廷建立？雄才大略的多尔衮纵然想不到，范文程、洪承畴这些
人哪个是吃干饭的？难道他们不知道时机的重要性？他们都应该知道最
危险的不是流寇，而是南明。其后果然有李定国、郑成功高举复明的大
旗，只不过功亏一篑。还有那些以抢劫为目的的满清亲贵，也都应该知
道西北连年战乱，已经残破不堪，江南才是富饶之地。为什么他们白白
地耽误了这一年的时间，给明朝以喘息之机？如果没有南明内斗党争，
清兵或许很难渡江，宋金割江而治的故事又要重演了。

那么，究竟是哪一只手在牵动1644年的春天？

4. 改变历史的看不见的手

历史在后人眼里是规律是必然，因为它已经发生了，甚至可以进行
一下统计，就像电视广播里面的天气预报似的：今天晚上下雨的概率是

70％。可是在处于历史之中的人们的眼里，他们所面对的世界是无序的，已经发生的、正在发生的和将要发生的事件都是偶然，不是零就是百分之百。从历史事件的本身来说确实都是偶然的，一件偶然发生的小事会演化成大事甚至世界大战。史学家会说世界大战早晚会打，但是它终归会落实到某一个偶然事件上。如果讲历史的必然性的话，那就是由大大小小的偶然汇总起来，将显示出历史的所谓的自然规律。但起码局部的历史变幻莫测，难以用自然规律解释。这些偶然往往被史家忽视，因为在他们眼里，既成事实是十足的理性。历史不可能假设，但历史中的偶然性或者被当时人，甚至现代人忽视的东西往往是历史发展的真正动力。

在这些形形色色的偶然中，似乎总有一只看不见的手在翻云覆雨地折腾着历史，于是便有了命运的说法。个人的命运是人在社会这个大江湖中的种种无奈，而人类的命运则是因为不仅仅只有我们生存在这个星球上，我们要和别的生物分享。人类自认为是地球主宰，可是除了人类之外，还有动物、植物和自然环境，这些非人为的东西一样能改变历史，因此历史不仅仅属于人类，历史是这个星球的日记，这个日记有时候是由人来谱写的，但更多的时候却不是由人来谱写的。

1644年，北京的春天，谱写历史的不是哪一个人或者哪一群人，而是一个肉眼看不见却无所不在的东西，它的名字叫：细菌。

1644年，全世界的人们还不知道细菌为何物，尽管它们比人类的历史长得多。在中国的历史记载中，大疫往往代表着细菌造成的传染病流行。风雨飘摇的大明王朝后期，大疫在北方多次流行。从万历年间开始，山西开始出现瘟疫。崇祯六年，山西出现疫情，十年山西全境大疫，十六、十七两年为高峰。河南、江苏在崇祯十三年到十七年间也多次出现大疫。北京附近，崇祯十三年，顺德府、河间府有大疫。崇祯十六年，通州、昌平州、保定府均有大疫，并且传入北京。明史云："京师大疫，自二月至九月。"和山西的情况一样，在初次流行的第二年，也就是崇祯十七年，北京大疫进入高峰，高峰期正是春季的三四月间。

当李自成兵临城下的时候，北京城里的瘟疫正好是突然爆发的关键时刻。联想一下萨斯在北京爆发时那种恐慌的情况，如果有敌人来攻，根本守不住。据说城墙上三个城垛才能分到一个兵去守。守

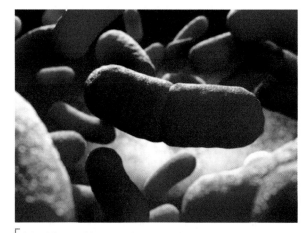

「改变历史的看不见的手——显微镜下的鼠疫杆菌」

城的士兵"鞭一人起，一人复卧如故"，死活不愿意站起来，这显然不是人心涣散造成的，而是真的没法站起来了。原因就是当时瘟疫流行，感染以后身体虚弱，心有余而力不足。

北京城里的人本来就多，闯军逼近，大批逃难的百姓涌进北京，城中人满为患，更推动了瘟疫流行。不过瘟疫主要在卫生环境差的百姓和士兵中间流行，官僚家庭受波及很小，所以在深宫里的崇祯不知道，在城外的李自成自然也不知道，这才有议和的事。

北京不是第一次被兵临城下，崇祯有充足的信心，北京城是不可能被攻破的。等到议和失败，李自成想惩罚性地攻一下城，没等开始，守城的便纷纷献城。这是因为大家都知道守不了，再守下去就是一个死城，献了城至少还可以出去找条活路。如果没有瘟疫，再不济事，靠着大炮和坚固的城防，怎么说也能坚持几天。

大明朝虽然千疮百孔，但是半壁河山还是有的。北京失陷后南明继起，表明人们对明朝还是忠心耿耿，视其为正统，北京城中不会人心思变到这种程度。即便是李自成这一次横扫了北方，可是他不一定能一统天下，大局还有变数。

　　这一切都说明，北京城里在闯军到来之时，对能否守住城和崇祯一样乐观。就在和谈的那几天，城里发生了突变。历史上并无相关记载，说明这个变故不是人为的，唯一的解释就是瘟疫。就在这几天，瘟疫在积累了一定的患病基数后，加上北京城被围，瘟疫便能够以最快最大能力进行传播，于是就在这一刻，瘟疫如冲击波一样爆发了。

　　于这个人心慌慌的时刻，突然出现了死亡率极高的瘟疫，对于迷信的古人来说，在这个非常敏感的时刻出现数百年不遇的瘟疫，传达的只有一个信息，就是上天已经抛弃明朝了。于是众人的抵抗意志彻底消失，不约而同地献城投降。崇祯在城破之日召集群臣，居然没有一个人前来，明朝再不得人心，也不会没有一个忠臣。这也是因为人们从瘟疫中看到天意，在人们眼中被上天抛弃的崇祯真正成了孤家寡人，最终只得在一个太监的陪同下在景山上吊身亡。

　　李自成就这样连自己都不敢相信地轻易地进了北京，同时连自己都不敢相信地发现他梦里繁华的京城现在如同鬼域。

　　进了北京就等于继承了明朝的正统，他当然不肯退出去。城破之后，瘟疫传染的环境得以透透风，随着城里的人逃出去，疫情自然缓和下来。大顺在西安已经立国了，这么轻易地进北京，自然要登基立国，把这里作为京城。一路跋涉，也不可能马上派人四处征讨。有人指责李闯部进北京后不先安定天下，而是忙着登基，失去了稳定的良机。实际上此时尽快登基才是稳定的最好方式，崇祯已经死了，李自成在紫禁城登基，就表明他继承了明朝的正统地位，各地的明朝官员和造反的人才会归顺。

　　于是大顺的精兵良将就在北京住下了，不是住兵营就是住民居，降卒也要收编，因此和瘟疫的感染者有了无数密切接触的机会。本来缓和下来的瘟疫便开始在这些外地人中间流行了。让李自成部在短短的41日内迅速丧失战斗力的，不是北京的花花世界，而是满城看不见的细菌。

　　拿下京城后，李自成手下马上向官员们追缴财物，这类行为作为一

个新王朝来说非常怪异。江山
已经是自己的了，没有必要这
么着急，因为他们跑不了。李
自成已经不是流寇了，在西安
建立了大顺，正经八百地要坐
江山了，手下读书人有的是，

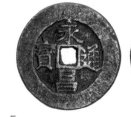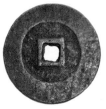

「昙花一现的李自成永昌通宝钱」

不会连这点政治头脑都没有。这只能说明李自成当时是实在没有办法，才
会出此下策。

宫里空荡荡，老百姓贫病交迫，只有官员有油水，况且万一疫情恶
化，也得给自己留退路。其实这也不是李自成所部一家所为，古来叛军
入城，都是烧杀奸淫掠夺，李自成算是文明的。很多次的政权更替中，
前朝的王公贵族被屠杀得几乎干干净净，也没像李自成那么快就丢掉已
经到手的京城的。

历史上瘟疫造成大军死亡几成的记载比比皆是。行军打仗，最怕瘟
疫，李鸿章便深有体会。他当年考察西洋军事时，最大的感慨就是西方
部队以医官为重，于是向西方学习，开设北洋医学堂，培养军医。在古
代那种卫生条件和医疗水平之下，一旦军营出现瘟疫，整个部队就有可
能不战而溃，许多到手的胜利就是让瘟疫夺去的。李自成也一样，只不
过他是在江山已经在手的时候丢了，而且丢给了异族，让人万分感慨。
不过让后人在为历史的变幻无常而感慨震撼的时候，往往忽略了其中的
必然因果，也就是瘟疫的作用。

出西安的时候，摆在李自成面前的有两条路，一是经营河南湖北，
夺取江淮，二是直接进逼北京。最后他采取了顾君恩的中路直进策略。
从夺取北京的结局来说，这是个好计谋。可是冥冥之中看不见的瘟疫之
手，让还没有把皇位坐暖的李自成急速地走向败亡。如果当初采取稳扎
稳打的策略，先把占领的地盘稳固了，然后再夺取北京，结局也许会截
然不同。就当时而言，明朝的灭亡是迟早的事，而北方除了满清以外，

再没有别人与他争夺天下，更何况满清那会根本没有入关的念头，多等一年有何不可？这就是所谓死催，催着催着便走上末路。

5. 宿命的结局

李自成坚持讨伐吴三桂，在后人眼里也是一着臭棋。吴三桂不会主动进攻北京，也不会投降满清。大军压境的结果，却只能把吴三桂推向满清。李自成狡黠如狐，手下不少智谋之士，如果我们把瘟疫的影响结合进来的话，他的作法就很好解释了。

李自成进北京，人心思向，吴三桂也快速投降，以李自成的军事实力来说，吴三桂的那点人马不足为惧，没有必要大张旗鼓。可没想到瘟疫又开始厉害起来，自己的部队战斗力飞快下降，如果不讨伐降而复叛的吴三桂，过不了几天，部队就完全丧失战斗力了。因此他趁着还有一部分未被瘟疫影响的部队，赶紧去讨伐吴三桂。同时李自成对军中的情况是了解的，知道部队战斗力已经不是刚刚进城时可比的了，因此他才亲征，试图在气势上压倒敌人，也让手下的将士更加齐心协力。没想到就在要胜利的时刻，因为满清突然出兵而全线崩溃，从此一败涂地。

古人迷信，往往将大疫归于天意，这场大疫，断送了崇祯性命，也使李自成尽失人心，无人效力。后人分析李闯王败亡，奇谈怪论层出不穷，偏偏就忽略了一个问题，就是时机。李闯王之成败，是时不予我。

明清之交，人类第二次鼠疫大流行即黑死病已经接近尾声，但是在欧洲依然有伦敦大鼠疫那样响亮的绝响。在黑死病最先流行的华北，也一定会有所反应。种种迹象表明，1644年春天，在华北流行的正是鼠疫，而且这场鼠疫和黑死病不同，是来自蒙古草原的另外一型鼠疫。

19世纪末，黑死病的病因被确定，就是鼠疫菌。它的传播方式也被确认，是通过跳蚤的叮咬在老鼠之间、老鼠和人之间传播的。但这种鼠疫的初发地往往高温潮湿，像地中海边的意大利。同时卫生条件要很差，跳蚤老鼠到处都是。华北在明代虽然卫生环境不怎么样，可是气候干燥，有冬季存在，不适合跳蚤大规模繁殖，为什么也流行鼠疫？和黑死病不同，在华北流行的鼠疫潜伏期长，死亡率没那么高，身上没有黑斑，往往有出血现象，加上中国历史记载中说到疾病的时候往往语焉不详，一大笔糊涂账就留到20世纪初。

1910～1911年东北鼠疫大流行期间，一代名医伍连德不仅成功地控制了鼠疫流行，而且也为我们解释了1644年春天的疑问。他首次证明鼠疫的传播途径有两种：通过跳蚤传播的腺鼠疫和通过呼吸道传播的肺鼠疫。对于后者，最有效预防的方式是戴口罩。1644年时人们哪里知道何为口罩？直到359个春天以后，北京才做到全城口罩：这一次是萨斯，也是经呼吸道传播的烈性传染病，高发期也是春天。很久以来人们都知道，北京春天干燥的气候很适合呼吸道传播的病源生存，使它们在离开人体后能存活一段时间。流感如此，萨斯如此，鼠疫也如此。这么一来，很多疑问就豁然开朗了。

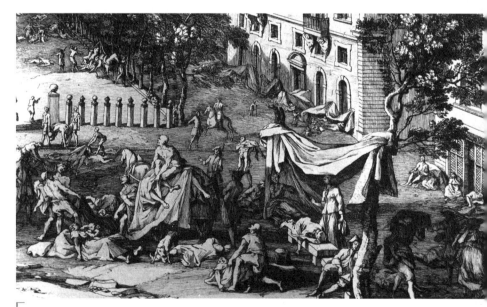

720年法国马塞发生了西欧历史上最后一次鼠疫流行，造成10万人死亡，其后消失

李自成讨伐吴三桂，所率领的人数争议很大，正是因为鼠疫流行，减员严重。可是在山海关前李自成几乎获胜，这便是因为肺鼠疫的特点：这类鼠疫的潜伏期可以长达20多天，也就是感染后20多天才发病。这种长潜伏期的烈性传染病流行面广，未发病时和正常人一样，因此可以继续感染别人。

李自成带到山海关前的部队，虽然没有人发病，但是有已经感染了鼠疫的人，这些人表面上看起来很正常，但体力渐渐虚弱，他们战斗力虽在，可是不能连续作战。这批人在山海关战死了一部分，逃回来的也陆续发病，于是李自成手下全是鼠疫病人，即便是侥幸痊愈的人也非常虚弱，毫无战斗力可言。

加上鼠疫的流行让李自成军心不稳，北京城里人心向背也发生了变化。这就是为什么李自成从山海关败退下来，不能守北京，离开北京也连战连败的原因。李自成的部队一路退一路把鼠疫传播开来，"凡贼所经地方皆大疫，不经者不疫"。各地留守的部队就这样染上鼠疫，于是弃山西、弃西安，最后败死九宫山。

那支无敌的雄师就这样被鼠疫消灭了。

所谓疾病，就是人体对外界的反应。正如毛泽东所说，有内因也有外因。内因是机体内部的不协调，外因就是病源的入侵。理论上讲，病源其实就是异物，动物、植物对人类来说均为异物。人生在世，时时刻刻接触异物，与之相安无事则健康，与之发生矛盾则生病。

传染病的意思就是你传我，我再传给他，一个人伤风感冒哪怕是病入膏肓，如果不能传染别人就不算传染病。烈性传染病除了传播快之外，最重要的是死亡率高。从古到今，烈性传染病多是从动物传给人。同样的病源体，动物就算染上了也不算是大病，否则这种病不可能传下来。

这个过程从古到今一直发生着，比如上个世纪，在西非猩猩身上沉睡了不知多少年的艾滋病毒进入人类，还有，不知是不是来自果子狸的萨斯病毒的流行，之后MERS、新型冠状病毒等相继从动物传入人类，在全球范围流行。因为人在不停地侵入动物的领地，在不停地改变动物的生活环境。

在中国人的世界观里，对待疾病的看法就是中医的黑匣子的整体观，因此不重视对于病因的研究，史书上对各种大疫的记录也一笔带过。这就给后人研究当时的情况带来了困难。

在很短时间造成人群大比例死亡的疾病，只有因为病毒或者细菌引起的烈性传染病。能够被称为烈性传染病的本来就不是很多，在人类历史上，能够达到死者十之八九或者1/3以上的只有两种：由病毒引起的天花和由细菌引起的鼠疫。被称为19世纪世界病、让人闻声色变的霍乱，其人群死亡率在没有任何治疗方法、民众也毫无卫生观念的年代，也不过5%～8%。其他传染病就更不值得一提了。

那么为什么不可能是天花？因为麻子。我们在下一章要说的天花和鼠疫不同，它会在人们脸上身上留下最明显的症状。而且天花传入中国不久就被记录下来，而鼠疫的记录则相当晚。

1644年春天，对崇祯和李自成来说，鼠疫就是他们的宿命。

6. 吴三桂的如意算盘

1644年春天，对于吴三桂来说，有些茫然不知所措，有些惶惶不可终日，更有些激动。他骤然面对的，是一个天翻地覆的大变局，也是一个千古难逢的大机会。

吴三桂并不是一介武夫，特别是当他的部队成了朝廷在北方最有实力的劲旅，而且是解除京城危机的唯一希望时，他的想法开始不那么简单了。

在得知京城陷落、皇上自杀后，吴三桂识时务者为俊杰，为了自己，也为了辽东军事集团的利益向李自成投诚。然而才过了4天，从三月二十三日到三月二十七日，吴三桂降而复叛，返回山海关和李自成决战，进而引清兵入关。这个举动颇为让后人不解，身为明朝的臣子，在国破之后把宿敌引进中原，还把汉人的江山送给了异族，这究竟是什么原因呢？

吴三桂在4天之内来个180度大转变，当然不是因为陈圆圆，"妻子岂能关大计"。孰轻孰重，他还是懂得掂量的。他的转变是因为探明了京城的虚实，知道大顺军中瘟疫流行，他才敢毅然回头，手下那批辽东军人和他一样在瘟疫中看到了称雄的希望，所以才义无反顾地追随他返回山海关。

吴三桂的如意算盘是，李自成在大疫中不会与他交战，几个月后让瘟疫折磨得差不多了，北京就是他的了。到时候或者扶植新君，挟天子以令诸侯，或者据华北而割据。

没想到李自成御驾亲征，吴三桂不得不背关一战，眼看坚持不住了，只好引清兵入关。吴三桂当然想过这样做的后果，在他这个表面是穷途末路的举动之下，有另外一个小算盘，就是把满清也引进疫区，借助这场瘟疫之力帮他消灭两个大敌。

到达北京之后，吴三桂没有在疫区停留，而是率军猛追李自成，他知道现在是最好的时机，尽管他的手下伤亡也很大，可是李自成已经毫无还手之力了，而且他不能留在北京让手下失去战斗力。追了一半不追了，是因为部下也开始发病，追不动了。

山海关前"暴骨盈野，三年收之未尽也"，满清入关后安葬崇祯，却不下令地方官员收尸，而任之暴露荒野。其原因还是鼠疫，病尸没人敢收。

清军入关后，一部分随吴三桂追击李自成，此外还有很大一部分人马，就驻扎在北京无所事事。这一年，顺治登基，同时并没有一丝南下的打算，就看着南京那里建立小朝廷，渐渐成了气候。等清兵打算南下时，南明已经颇具规模，军事实力也很可观，如果不是因为自身内讧的话，满清只能和他们的祖先金朝一样望南兴叹。

满清没有乘乱夺取江南的原因正是入京以后八旗兵也染上瘟疫了，

吴三桂的绝户计几乎成功了。可惜，还是天时。满清入关是因为天时，坐稳了江山还是因为天时。

历史记载，鼠疫在北京和华北的确流行到1644农历九月。可是满人入关后，满汉分治，满人和汉人没有杂居，接触的机会少，加上满人入京时天气已经开始热了，离开人体的细菌不容易存活，鼠疫便没有像在大顺军中那样大规模地在满人中传播。即便这样，还是有一定程度的流行，使得当年满清无力南下。

北京的鼠疫正和山西的情况一样，连续流行两年后，第三年不流行了。烈性传染病流行过程中有一些迄今也无法解释的自然规律，甚至在今天，科学家们也只能说是天意。不仅1645年不流行，其后几年也只是小规模流行，因为顺治二年开始风调雨顺，天气不再干燥了，于是大规模的鼠疫就没有了。

吴三桂的妙计终归敌不过天时。再往后，第二次鼠疫大流行在流行了300多年后结束了，伦敦鼠疫和北京鼠疫就是它的尾声，其后200年鼠疫又进入了潜伏期。

天时，一切只能说是天时。

还有一个原因，从隋唐之际开始，辽东便是鼠疫流行区。与闯军相比，满人和辽东人对鼠疫可能有一定的抵抗力。即便有鼠疫流行，在清军和吴军中的流行规模和发病情况也相对轻微，而李自成的手下来自中原各地，接触了鼠疫后便纷纷发病。

因为鼠疫这只黑暗之手对历史的拨弄，当时乃至后世都对满清战力有了过高的估计，连纵横中原的李自成都一战而溃。实际上从后来郑成功、李定国的战绩上来看，满清部队的战力并没有那么厉害，何况入关时没有多少人，全是后来投降加入进去的。

满清以十万之众夺取天下，鼠疫实在帮了太大的忙。今人赞许多尔衮的才能，可是历次北方民族侵入中原时，其领袖人物能力在多尔衮之上的比比皆是，那些民族除了蒙古外，都没能够如愿，就是因为没有天时之便。

明朝之所以祸不单行，有流寇加上北虏还有鼠疫，可以说天欲亡明。但是仔细探讨一下明朝灭亡的原因，满清只是乘虚而入，没有流寇和鼠疫，满清是没有希望染指中原的。而流寇和鼠疫看似截然不同，其实是同源的，都是因为土地兼并。

有明一代，土地兼并越来越严重。老百姓丢掉了土地，出路有两条：一是成为流民饥民，最后走投无路加入流寇；二是去开荒，大批失去土地的农民经山西去草原垦荒。草原本是啮齿类的地盘，人类逐步侵入它们的领地，也就接触了一直存在于野生啮齿类中的鼠疫。从万历年间开始，山西经常性地流行鼠疫，正是草原被逐渐蚕食的结果。蒙古草原的鼠疫又是最毒的一型，这才有了1644年北京城的"城头变幻大王旗"。

从这点上说，明朝不是亡于鼠疫，而是民不聊生。亡于鼠疫的是李闯，天下归清也要归功于老鼠和它身上的小小细菌。

历史有时候是肉眼看得见的，有时候是看不见的，1644年春天北京的历史，就不是肉眼可以看见的。

1644年春天，北京城里许多人咳嗽。在一声声的咳嗽中，肉眼看不见的东西改变了历史。中国最后一个王朝——清朝因此登上历史舞台，开始了它267年的统治。

鼠疫完成了它的历史使命之后，骤然消失，离开人群，回到了草原高山，等待着历史的下一次召唤。

人类也在努力争取掌握自己的命运，于是200年后，当鼠疫卷土重来之时，人和鼠疫之间有了一场巅锋对决。

三、最后的征服

1. 瘟疫再现

黑死病之后，每一个百年都不再是如过去般简单地重复，尤其从19世纪也就是1801年开始的100年，人类进入了高速发展的时代。

1801年的世界，欧洲远远地领先其他地区，伊斯兰教世界陷入衰退之中，印度已经沦为大英帝国的殖民地，中国在清朝的统治下万马齐喑，处于一种不自知的可哀状态。同时，清廷在外部世界的强大冲击下，闭关锁国的围墙越来越薄，眼看就要倒塌了。

自从征服新大陆以来，各地区人群之间的交流日益频繁，整个人类社会开始走向全球化。贸易成为首要大事，五大洲的商船不远万里来到中国，在这种大趋势下，中国已经不可能保持一片自给自足的净土了。

其实，中国从来就不是一片净土。这片土地不仅孕育了古老的文明，也孕育着古老的疾病。从1801年开始的中西剧烈碰撞，注定要打破150多年来旧大陆上烈性传染病的沉默状态。果然，印度的霍乱被商人带了出来，很快成为19世纪的世界病，一场新的大瘟疫，欧洲重新陷入恐慌之中。

但是此时的欧洲已经不是1347年的欧洲了，因为一个人，欧洲人有了掌握自己命运的信心和勇气。

这个人叫爱德华·琴纳（Edward Jenner），是英国的一位乡村医生。琴纳发现牛痘疫苗这件事，在今天看来，是靠运气而成功的传统医学的方法，和科学研究没有太多关系，但是它却克服了在人类历史上和鼠疫地位不相上下的天花。虽然其后170多年里，还有数亿人死于天花，但人类终于第一次在传染病面前挺起胸膛，勇敢地反击回去。琴纳的牛痘是人类科学史上最超前的成就，因为在他成功之后70年，有关微生物学的理论和技术才得以建立，这个算不上科学家的医生比近代医学史上任何一位大师都伟大。

19世纪初的中国，在表面的平静之下暗潮汹涌，19世纪20年代开始，霍乱在中国流行起来，富饶的江南首当其冲，每次流行，人群死亡率在8%左右，以江苏、浙江的人口密集程度，总死亡人数相当惊人。朝廷上下对这种天灾早就习惯了，历史记载里面零零碎碎的，几笔带过。如果不是因为当地已经有了西洋的医生，连流行的是否是霍乱，现在的我们都未必能确定。从那时到抗战前，霍乱在中国一共流行46次，其中大流行10次，成为让人谈虎色变的仅次于鼠疫的二号病。

霍乱有个乱字，它出现在中国的十几年后，中国真的进入了一个乱世。18世纪末出使中国的英国使节马戛尔尼通过对满清"盛世"的访问，得出了清朝"不过是一个泥足巨人，只要轻轻一抵就可以把他打倒在地"的结论。鸦片战争的爆发，果然证实了他的预言。五口通商的后果是两广脚夫没了活路，于是汇聚成了太平天国，大半个中国陷入战乱的水深火热之中。

接着就到了1860年，这一年的世界历史值得好好看一看。林肯先生当选为美国总统，可是等不到他就任，国家一分为二，一时间战云密布，接下来四年间血流成河。中国的事情就更多了，太平天国夺取天下的可能十分渺茫，可是还盘踞在东南。第二次鸦片战争终于结束了，英法联军火烧圆明园，清廷痛定思痛，下决心走洋务路线。本来已经焦头烂额的清王朝，还得回头顾及东北老家。

东北是满族起源的地方，满清入关以后，也想繁荣老家，于是鼓励关内民众到东北垦荒种地。但没过多久，王公们又担心汉人的大量迁入，会破坏老家旧有的习俗。于是康熙帝下令废止招垦令，实行封禁政策。从验关封海到驱逐流民，最后全部封禁，东北不许外人去。

万里长城并不能彻底阻断关外和关内的联系，关内人越来越多，生活环境越来越差，加上连年不断的自然灾荒，老百姓没有饭吃，也顾不得禁令了，山东和直隶的农民或者划条船飘过渤海湾，或者找个长城的缺口走过去，这就是俗称"闯关东"的。东北的"非法"移民越来越多。

由于精力有限，朝廷对此一直采取睁一只眼闭一只眼的策略。到了1860年，由于沙俄对东北不断蚕食，朝廷转而采取鼓励移民的政策，于这一年开放了哈尔滨以北的呼兰河平原，次年又开放吉林西部平原。政府对移民还有补助，移民关外就成了浪潮，以平均每年30万人的速度，50年内一共有1400万人移民东北，是人类历史上最大的一次移民潮。

1860年，在欧洲人眼里，黑死病已经消失了100多年了，似乎永远地摆脱掉了。但是在世界其他地方，鼠疫还偶尔出现。1834～1835年，鼠疫在埃及的亚历山大和开罗流行起来，死亡36000人，开罗的法国医生死亡过半，于是欧洲的注意力都集中在埃及，因为那里也曾是鼠疫的起源地之一，第一次鼠疫大流行就是从那里开始的。

他们没有想到，在战乱的中国，瘟疫已经遍地流行，除了霍乱之外，安徽等地已经出现了鼠疫。人类历史上第三次鼠疫大流行就从1860年正式开始了，19世纪70年代，远离战乱的云南也爆发鼠疫流行，据估计死亡200万人。

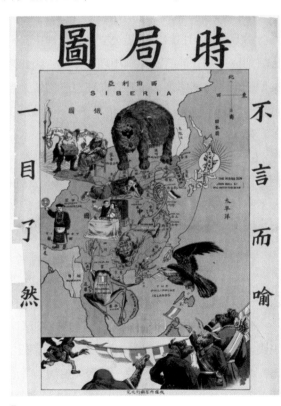

「 1903年的时事漫画《时局图》 」

1860年，全球的气候变化又进入了一个让鼠疫空前活跃的时期，从这一年到越战的100年间，鼠疫和人类进行了一场巅峰对决，其主战场就在亚洲。正是在19世纪下半叶，微生物学尤其是细菌学得以建立并高速发展。高倍显微镜、细菌分离培养鉴定方法的不断成熟，使这个时代成为细菌学的黄金时代，各种致病菌被相继发现，多数微生物学家坚信所有的流行病都是由细菌引起的，因此也十分渴望能第一个发现引起黑死病的细菌。

科学家们展开了一场发现鼠疫细菌的竞赛。鼠疫在世界各地飘忽不定地出现，科学家们上天入地地追寻着，到了19世纪末，这场竞赛集中在一个弹丸之地——大英帝国在东方的殖民地：香港。

1894年5月4日晚，香港公立医院代理主管——28岁的詹姆斯·劳森上船前往广州，他听说广东出现了鼠疫，因此亲自前去了解一下。因为类似的传言时常出现，劳森并没有过于匆忙，到了广州后先兴高采烈地打了一场网球，然后在一位也是医生的朋友的陪同下来到广州市立医院，在那里果然见到鼠疫病人。

5月8日，劳森返回香港，依旧很悠然自在，在俱乐部待到很晚，回到家里刚刚躺下不久，便被叫到医院。公立医院的一位病人身上已经出现了和他在广州医院所见相同的明显的鼠疫症状，劳森看了一下表，此时是5月9日凌晨一点。

劳森浑身发冷，该来的终于来了。

2. 一夜空城

不管劳森怎样发誓，殖民地当局根本不承认香港有鼠疫。可是报上很快出现了相关报道，5月10日，香港的一家报纸《土蔑新闻》在头版报道，太平山华人居住区出现一种致死疾病。香港《孖剌沙西报》不甘示弱，第二天也报道，在过去两天内，华人区已经死了40多人了。

劳森看完报纸，算了一下，过去两天正是他发现病人之后的两天。

才两天就死了40多人，必须赶紧想办法。他从报社那里得到消息来源，赶到太平山，当地又脏又乱的卫生状况让他大吃一惊。当年的报纸上是这样形容的："马车丛杂，常有数十辆之多，矢溺薰蒸，行人皆掩鼻而过，是处店铺密比，铺中人日受秽气，能不疾病丛生？""盖太平山等处之民居中多不洁，曾有一屋经洁净人员搜出污秽之物四车，似非一朝一夕所能积者。秽气薰蒸，则疠疾丛生。"

他找到了东华医院，院方说里面住满了发高烧的病人，劳森不由分说冲进去一看，里面20多个病人全是鼠疫。劳森对此大发雷霆，指责院方没有上报公立医院，但这是一家中医医院，根本就不认为这是鼠疫或者其他能够传染的疾病。

劳森只得找到香港政府公共卫生委员会，从鼠疫的问题谈到太平山脏乱，把责任全部推给政府。委员会的职员辩解说港府对这种情况早有所闻，12年前就从伦敦专门请来公共卫生专家到太平山进行实地调查。

劳森拿过来调查报告一看，12年前专家就建议彻底改善太平山的卫生设施，至少把房子拆去一半，最后专家的结论是："我相信，如果采取我的建议，大众健康会立即得到改善，用不着瘟疫强迫我们承认其中的道理。"

劳森顿足长叹，"让人家说中了吧，现在真的是瘟疫逼着我们改善。我建议强迫隔离，强行在华人区消毒。"

政府有关人员不同意强行隔离消毒，因为可能引起民众暴动。劳森继续建议，动用军队，必要时医生带枪值勤。

香港公共卫生委员会的主席对此摇头不止，香港是亚洲发展

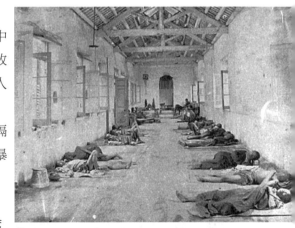

香港殖民地政府将患鼠疫的华人送到充当临时医院的坚尼地玻璃厂隔离

最快的城市，如果宣布这里有黑死病，贸易损失会数不胜数。劳森要求见总督，可是总督去日本休假去了，15日才回来。劳森可等不起了，他于13日已经下令把海格号船改成隔离病房，开到海上去，把发现的病人都送上船，结果当天就有一位中国籍医生和24名病人死亡，14日又从船上运下22具尸体。

5月15日总督从日本回来时，香港鼠疫每天死亡的人已经超过100例了。公共卫生委员会的主席只能站出来了，不过他玩了一把文字游戏，用尽了英文中表示传染病、流行病的字眼，就是不肯使用plague，因为这样一来就表明是黑死病了，会在香港15万居民中产生巨大的恐慌。

劳森不管他是否隐瞒疫情，通过自己的关系向欧洲求援，请求专家来香港参与防疫。此时香港社会已经开始整体恐慌了，闻讯的各国船只也不敢在香港停留，港督一看情况严重，赶紧找各国领事，请求国际医学界援助。

劳森一边等着来人救援，一边琢磨鼠疫是怎么来的。零星的鼠疫自1860年后在广州及珠江口时常出现，可是这种大流行肯定不是本地土生的。广州的鼠疫出现在两个月前，看来是广州传来的，那么又是哪里传给广州的呢？

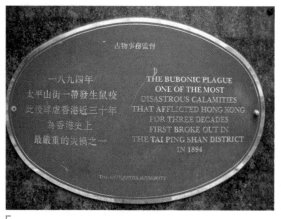

「香港卜公花园内记述鼠疫的纪念牌」

十几年后，伍连德应袁世凯之聘出任陆军军医学堂帮办，从南洋北上，途经香港，顺道了解这场鼠疫大流行的前因后果。他发现是由于清朝派兵进入云南平叛，才把鼠疫带到内地，结果整个中国南部鼠疫大流行，并传入香

港、孟买、日本、土
耳其等地，甚至远至
美国旧金山，导致了
第三次鼠疫大流行的第
一次全球范围的流行。

就在港督请求国
际援助整整一个月
后，31岁的亚历山
大·耶尔森（Alex-
andre Yersin）于6月

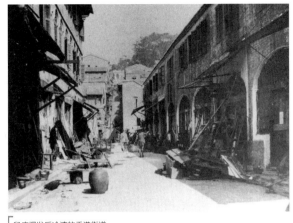

「鼠疫爆发后冷清的香港街道」

15日从河内乘船来到香港。短短一个月，繁荣的香港已经成为一座死城，
15万居民起码有10万人逃得不知去向，剩下的人也闭门不出，港口和街道
冷冷清清。6月16日，耶尔森前去拜访劳森，没想到对方十分冷淡，好像
看穿了自己这个法国细菌学专家的底细。

耶尔森并不是骗子，他出生在瑞士的法语区，后来为了在法国读医
学院加入了法国籍。他在医学院期间，有一次解剖一具狂犬病人尸体，
不小心把手割破了，眼看就要死于狂犬病，有一位叫艾米尔·罗克斯的
人用新研制出来的抗狂犬病疫苗救了他。罗克斯在巴斯德研究所工作，
于是毕业以后耶尔森就跟着救命恩人在巴斯德研究所做研究，共同发现了
白喉菌的外毒素。当年细菌学研究是大热门，大家都削尖了脑袋往里钻，
可是前程无限远大的耶尔森突然宣布不干了，他觉得每天在实验室里养细
菌太虚度光阴，于是在1890年离开巴黎，跑到东南亚当了船上医生。

耶尔森来到东南亚是因为仰慕东方文化，他在船上干了一年以后跑
到法属越南当医生，很快就适应了，看病之余还学会了越南话，到处探
险，绘制地图，生活得很充实。家里人一直催他回来继续做研究，可是
他决定一辈子在越南自由自在地待下去了，直到罗克斯打来一封电报。

原来巴斯德研究所收到了香港总督的求援信，想到他离得最近，正

好可以替巴斯德研究所帮英国人一个忙。耶尔森找到越南总督，要求去香港，越南总督不同意。耶尔森只好再找罗克斯，最后巴斯德研究所任命他为官方研究员，好一番周折之后，这才来到香港。

面对劳森的冷淡，耶尔森赶紧把自己在巴斯德研究所从事微生物学研究并发表论文的经历说了出来，表示全东亚只有他最有研究鼠疫的资格。

劳森告诉他，不是仅有你一个人，还有别人，而且人家比你早来3天。6个日本人于6月12日来到香港，他们带来了最先进的科研仪器，比你只带来一个显微镜和一个消毒柜要专业得多，而且带队的是北里博士。

北里？北里柴三郎？

就是他。

耶尔森从头凉到脚，劳森的下一句话几乎让他背过气去：北里在6月14日已经发现了鼠疫细菌。昨天也就是耶尔森到达的那天，劳森已经把这个消息通知了当时世界最著名的医学杂志《柳叶刀》。

耶尔森脑子里想的就是怎样尽快把那个误事的白痴越南总督掐死。

3. 世纪较量

这件事也不能全怪越南总督。5月15日，没等港督求援，非常尽职的日本驻香港领事主动给外务省发电报：香港已发生一种叫bubonic plague的病，国内对于来自香港的船只，应实施隔离检疫。

日本驻香港的领事并没有国际主义的热情，他是为自己国家担心。自从日本打开门户后，传染病不断进入日本。日本外务省接到电报，转而向内务省通报，因为管防疫的卫生局属于内务省。卫生局长根本不知道bubonic plague是什么，便赶到传染病研究所。

两年前成立的传染病研究所是私立的，局长来的不巧，所长北里柴三郎不在，出来接待的是北里的助手高木友枝。高木友枝这个名字在中国大陆没什么名气，可是在台湾地区，这个名字很响亮，被称为台湾医学卫生之父。因为8年后他去台湾出任总督府医学校校长，培养出台湾第一代医学人才。

　　高木拿起电报一样不明白什么是bubonic plague，让局长等着，进去把研究所里面的资料文献都翻了一遍，这才发现，原来plague不应该翻译成瘟疫，应该翻译成鼠疫，腺瘟疫就是腺鼠疫，就是黑死病！高木赶紧向局长汇报，这事非同小可，政府要好好研究一下对策。

　　日本外务省研究了好几天，一派人认为应该管好港口防疫，香港

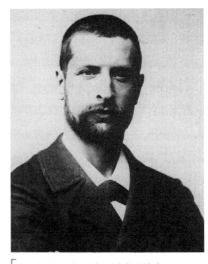

「法籍瑞士细菌学家、医生亚历山大·耶尔森」

来的船一律消毒就是了。另外一派人认为应该派人去香港调查，看看是不是黑死病，这叫决战境外。这时港督的请求也到了，政府认为虽说现在正和中国交战，可是香港是英国的地盘，还是得给英国人面子。于是日本政府组织了香港调查团，一共6个人，北里为团长，配备上当时最好的科研仪器设备。因为黑死病死亡率为93%，政府还专门开了送别会。日本官方调查组6月5日终于启程，12日抵达香港。第二天到医院看了看，第三天开始解剖病人尸体，北里当即就从病人血液中发现一种新的细菌，认为是鼠疫的病源。

　　耶尔森知道了前因后果以后，也没什么可说的，因为北里比他的名气大多了，自己是个曾经在细菌学这行混过几年的普通医生，而北里称得上是世界级别的细菌学家，如果当时全世界数前10名细菌学家的话，北里没准能挤进去，而数到100时有没有自己都难说。

　　时年42岁的北里柴三郎出身德国科赫研究所，在那里他建立了厌氧菌培养方法，和贝林一起发现了破伤风菌抗毒素，开拓了血清学。耶尔森曾经在科赫研究所待了2个月，虽然当时北里也在那里，可是两个人并

不认识。这次在香港遇见了，耶尔森自然前去拜访，一进日本人的实验室吓了一跳："劳森医生，日本人在干什么呢？"

"他们正在解剖鼠疫病人的尸体，来了以后天天这么干。"

解剖尸体，把内脏拿出来，这是为什么呢？耶尔森想起在巴黎学的病理解剖，老师说要先从有病变的地方下手。鼠疫病人尸体的特点是肿大的淋巴结，日本人怎么连碰都不碰？

耶尔森一瞧日本人在苦练尸体解剖，觉得自己还有希望，赶紧问劳森："我的实验室在哪儿？"劳森回答，日本人装备精良，领队的又是大科学家，我们相信他们。耶尔森只好要来病人的血液，在显微镜下看了两天也没看见北里说的鼠疫菌。正打算去问一下日本人，6月20日香港《德臣西报》刊登了对北里等人的采访，把北里吹上天了。耶尔森当即决定为法国的名誉一战。

当时日本虽说已经算亚洲强国，可是和法国相比，还得低三下四，耶尔森之所以和日本过不去，是因为19世纪的医学公案。

江山代有才人出，各领风骚数百年。19世纪前50年，医学是法国人的天下。法国医学以观察为主，提倡观察疾病的自然进程，从而产生控制和治疗的方法。这种理论是源自琴纳发现牛痘苗的历史，不要考虑究竟是什么原因引起疾病，只要能治就成。法国医学在19世纪上半叶风行一时，巴黎成为世界医学之都，是各国医生的镀金进修之地。比如美国的医学生毕业后经济条件容许的话，都会到法国再读上几年，美国国内好一点的医院的医生都是在法国接受教育的。法国学派在科学不太发达的年代对疾病的控制和治疗很有用处，但它的缺点也十分明显，因为长此以往，对病因永远不会了解，也不可能真正地控制和消灭疾病。

19世纪下半叶，德国医学开始兴起，它和法国流派走相反的道路，强调实验，先找到致病的原因，再去寻找治疗的方法。这种追根究底的思路虽然路途漫长，但一旦找到原因，治疗上的问题就能迎刃而解，比法国流派那种黑匣子的办法更为一劳永逸。于是德国医学很快取代法国医学，成为世界医学的老大，各国的医生转而去德国进修学习，法国医学在19世纪下半叶持续衰弱下去。

促使德国医学兴盛的是一名法国人。今天，你在美国买牛奶或者酸奶，会看到包装外面都印着Pasteurized的字样，中文的意思就是经过消毒灭菌处理。最先发明的消毒灭菌方法是加热法，是在1862年4月20日发明的，叫巴氏杀菌法。在那之前，人们从母牛那里挤的奶直接喝，拉肚子只是小事。Pasteurized这个词是为了纪念它的发明者，用发明者的姓Pasteur来命名而形成的一个英文单词。这位Pasteur是指法国人路易·巴斯德（Louis Pasteur）。

巴斯德属于不世出的天才，人们评价他是进入科学世界的完美无缺人物，他就是为了科学而出生的。他在历史上是什么位置呢？1978年有本书叫作《影响世界的100个人》把几千年来的著名人物排了一下，巴斯

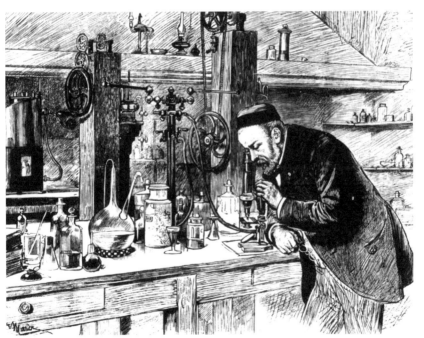

「法国微生物学家、化学家路易·巴斯德」

德名列第12。1992年再版时前10名照旧，巴斯德升了一位，取代了卡尔·马克思。排在巴斯德前面的十个人是穆罕默德、牛顿、耶稣、释迦牟尼、孔子、圣·保罗、蔡伦、谷腾堡、哥伦布、爱因斯坦。

巴斯德的主要成就是在1850年之后开始的，他的最大功绩是建立了微生物学。从琴纳开始，陆续有人提出病菌的理论，到了巴斯德集诸家大成，用实验证明了细菌的存在并建立了灭菌的方法。巴斯德并不是医生出身，而是个化学家，他是很偶然地进入医学领域并取得巨大成就的。他的细菌学研究也不是为了治病而开始的，最初只是为了解决啤酒变酸的问题。巴氏杀菌法问世后，不仅啤酒不变酸了，各种食品也能长期保存了。正因为认识到细菌的存在，他相信每一种传染病都是因为一种微生物在生物体内的发展。他因此发现并根除了一种侵害蚕卵的细菌，拯救了法国的丝绸工业。对于人来说，也可以把微生物减毒或者灭活，制成疫苗，起到预防作用，巴斯德把琴纳的办法从一种微生物应用到多种微生物。

晚年的巴斯德集中研究炭疽和狂犬病。当时狂犬病的死亡率是100%。这也是一种病毒病，当年病毒的概念还未形成，巴斯德团队从1881年开始研究狂犬疫苗，1885年在人体上试验成功，正好救了耶尔森的命。可是巴斯德在法国医学界连医学院的教授都不是，因为当时在医学界的眼里，搞细菌研究是不登大雅之堂的。

可是德国人把搞微生物的当回事。1876年德国东普鲁士一个小镇上的医生，发表文章表示发现了炭疽菌，并发明了从血液中提取细菌的方法。和琴纳的情况相似，这也是非专业研究人员做出的重大发明。

这位叫罗伯特·科赫（Robert Koch）的人1880年调到柏林皇军卫生局，在那里大力呼吁加热消毒外科手术器械，也就是广泛推广巴氏灭菌法，并继续健全微生物学方法，于1882年发现结核菌。

结核在19世纪是个大病，死亡的人中1/7是死于结核的。1883年德法联合在埃及的亚历山大研究霍乱，又是科赫首先发现霍乱菌。尽管后来发现1854年意大利科学家帕西尼已经发现霍乱菌，但是无人重视。科赫确实是独立发现霍乱菌的。短短几年取得这么大的成就，科赫成为除巴斯德之外的微生物学第二人。

1894年，巴斯德已经垂垂老矣，72岁了。科赫则正当年，51岁。两家世界级微生物学研究所的竞争中，德国人已经占据了明显的上风，重要传染病的病源几乎全让德国人发现了，现在就剩下鼠疫了。

巴斯德、科赫，这两位科学巨人的世纪较量现在集中在香港，落在了北里柴三郎和耶尔森肩头。

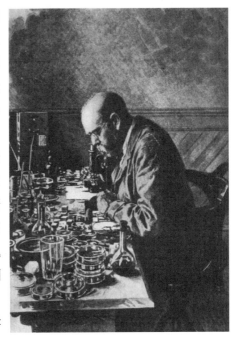

「德国细菌学家、医学家罗伯特·科赫」

法国的荣誉和巴斯德最后的辉煌，系于一位31岁的、久已厌倦了微生物学研究的年轻人身上。

被河内暖风熏软了身段的耶尔森有没有这个勇气和胆量？

4. 真相只有一个

劳森不提供方便没有关系，耶尔森找到了看守太平间的英军士兵，白花花的银子递过去，换来了病人尸体上的淋巴。耶尔森切开淋巴结，也看到了细菌，这种细菌和北里发现的截然不同。

有了这个结果，耶尔森胆子大了起来，他找到法国驻香港领事，要求官方出面交涉。6月23日，他拿到公文，每两具尸体他一具北里一具。

北里7月7日寄出他的正式报告，8月25日由伦敦《柳叶刀》杂志发表。耶尔森的报告，则由罗克斯抢先于7月30日在巴黎的法国国家科学院宣读。从时间上当然是北里领先，可是因为两人发现的根本就是不同的东西，两个人根本无需争辩是谁先谁后，而是坚持说自己发现的是鼠疫细菌，对方发现的不是。

北里把自己发现的细菌称为"鼠疫杆菌"，劳森称这个细菌为"北里杆菌"，耶尔森把自己发现的细菌命名为"巴斯德鼠疫菌"，以表示对于次年去世的巴斯德的尊敬。

不管谁对谁错，对香港的鼠疫防疫一点用都没有，只能等鼠疫自然消失。当年8月份鼠疫消失，香港政府的统计是死亡2552人，民间的说法是6000人。后者有些许夸大之嫌。香港鼠疫在第三次鼠疫大流行中算是一场不大不小的流行，之所以有名就是因为发现了鼠疫细菌。

鼠疫细菌双包案当时并没有结论，以致后来不少人说是耶尔森和北里共同发现的。

北里是科赫的得意门生，1890年科赫发表了结核病治疗方法的论文之后，亲自给日本内务省写信，要求北里在柏林多帮他一年，能让在科学界威风不可一世的科赫这么屈尊的，环球仅北里一人。北里帮科赫研究了一年结核后，回国前奉命顺道考察各国公共卫生情况，一路上，英国剑桥大学、美国宾州大学都以教授头衔挽留他，被他一概谢绝。而耶尔森虽然是名气很大的罗克斯的弟子，算是老巴斯德的徒孙，可是早就离开了微生物学这个领域，在专业水平上和北里毫无可比性。

巴斯德研究所对双包案没有什么反应，但1895年一位叫青山胤通的日本人跳出来说，北里发现的细菌和耶尔森发现的不仅在描述上不同，而且其中有一部分呈现革兰氏阳性反应，而耶尔森发现的细菌全是革兰氏阴性。

所谓革兰氏染色是丹麦医生革兰于1884年发明的细菌鉴定方法：先用龙胆紫把所有细菌都染成紫色，然后加碘酒，让染料和细菌结合，之后用酒精脱色，再对被脱色的细菌复染。能被脱色的就是革兰氏阴性，

不能被脱色的是革兰氏阳性。青山的
意思是耶尔森发现的细菌全部能脱
色，而北里发现的细菌之中有一部分
能脱色，细菌或者是阳性或者是阴
性。这么一解释，他好像是在指责北
里的细菌被污染了，这很不符合一向
团结的大和民族的民族性。

　　因为科学发现权成为国际争端
的，近代还有美法之间关于艾滋病毒
发现属于谁的争论。

　　青山胤通凭什么这么说？因为他
也去香港了，当时的身份是帝国大学
医学院教授，是代表帝国大学去的，
北里代表自己的传染病研究所，日本

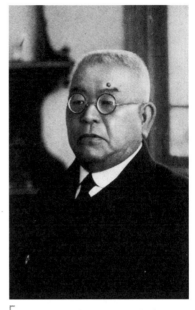

「日本医师、细菌学家、免疫学家北里柴三郎」

调查组实际上是两驾马车。青山到了香港也没有偷懒，可是北里在第一
篇报告上就署了自己一个人的名字。日后真若能得诺贝尔奖之类的，好
处全归北里一个人，青山能不生气吗？

　　虽然鼠疫细菌是北里在显微镜下看到的，可是青山胤通没有功劳也
有苦劳，看看《申报》1894年7月3日的报道："香港疫疠盛行，死亡相
继，粤语谓之痒子，日本呼为苦列拉，译其义，盖黑死病也。当疫气大
作时，日本东京帝国大学医科教授、医学博士青山君胤通，卫生馆试检
所长兼霉菌学博士德意志白点博士、北里君柴三郎相约航海而往就西医
院考察致疾之由，并所以治之之法。阅两礼拜，已深悉病源，不料近日
亦患苦列拉。"所说的"苦列拉"是霍乱，是记者弄错了。从报道里
看，青山才是日本队长，患病又是怎么回事呢？

　　确实有两位日本专家得了鼠疫，但其中没有北里，而有北里的助理
石神亨。6月28日，日本人认为调查研究已经完成，预备返国，当晚香港

总督宴请日本人以表示感谢。吃完晚餐青山胤通就发烧了，第二天早晨石神亨也发烧了；两人腋下和鼠蹊的淋巴结都肿大了，一看就是鼠疫。日本报纸连夜赶印号外，全日本都知道了。

石神亨是海军军医，临时让北里借调过来的，现在一想十有八九必死，只得给妻子写诀别书交代后事："我唯一忧心的事，就是你们的日子会过得不好。不过，贫富本无常，要是有机会，望你能设法为孩子筹措教育经费。我希望……"没想到青山与石神非常命大，都活了下来。

又过了两年，1897年鼠疫流行到了台湾，日本微生物学的祖师爷绪方正规亲自到台湾防疫，他发现台湾鼠疫病人淋巴结里面的是耶尔森发现的那种细菌，而且用血液很难培养这种细菌，往往先发现其他细菌，也就是说北里从血液里发现的不是鼠疫细菌。

1899年鼠疫终于在日本出现，日本学者纷纷研究，结果证明北里错了，北里也只好认错。1899年11月，北里在神户承认：耶尔森发现的是鼠疫细菌，只是在疾病的后期两种细菌都存在，耶尔森发现的细菌是造成鼠疫病症的细菌，也就是说耶尔森细菌才是起因。

真相总有大白的那天。1967年，鼠疫细菌的正式名称改为"耶尔森氏菌"（*Yersinia pestis*），和北里一点关系没有。大家回头看看北里的报告，发现他有一句"鼠疫菌有一些呈革兰氏阳性"，也就是说剩下的是阴性，正说明他的细菌被其他细菌污染了。

以北里之才，他应该早就意识到自己犯了错误。北里回到日本后，并没有继续研究鼠疫，而是专注于其他方面，例如他手下的志贺洁于1897年发现了痢疾杆菌。当时鼠疫是当务之急，半个日本的科学家都在研究鼠疫，已有成果的他为什么袖手旁观？原因就是，如果深入研究，他很有可能因此发现截然不同的细菌而不得不自己否认自己。

香江之战，北里表面上占尽先机，其实是腹背受敌，前有年轻气盛的耶尔森，后有老谋深算的以青山为首的东京帝大组，北里之败，是败在内耗。他并不是要抢在法国人前面，而是要抢在东京帝大的人前面，他必须尽快发现鼠疫菌，不能让青山等人抢先，因此他才在抵港后第三天就匆匆宣布发现了鼠疫杆菌，而且只署上自己一个人的名字。如此看来，北里未免有违大师身份，自己内斗让祖国颜面丢尽，其实事情远非这么简单。

1892年5月28日，北里回到阔别7年的祖国，踏上横滨的他可以用名扬天下来自喻。在德国的6年成就显赫，德国的第一个外籍教授，英美名牌大学争相礼聘，可是他都以必须回日本报效国家栽培为由谢绝了，因为他是日本公派留学的。

北里不仅放弃了唾手可得的微生物大师的地位回到日本，而且很可能因此丢了第一届诺贝尔医学奖。1901年的第一届诺贝尔生理学及医学奖颁给了德国科学家冯贝林，因为他发现了白喉抗毒素。如果北里继续待在科赫实验室，这个奖很有可能由两人共享。

北里放弃了这一切的条件只不过是要求国家在东京帝大给他一个实验室，让他可以继续在德国的研究。可是他回国后居然半年没有正式工作，直到11月18日，才回到内务省，由7年前的技佐升为技正。此时北里对国家已经失望极了，12天后便宣布自己不做国家公务员了，出任刚刚成立的私立传染病研究所所长。

明治维新的日本素以重教育重知识闻名，怎么对北里这样世界级的科学家如此不重视？

关键是在日本医学界的眼中，北里柴三郎是个叛徒。

5. 从日本人的脚气病说起

日本明治时代，政府为了发展近代医学，派遣成绩优秀的学生到德国留学，因此留学德国成了日本医学界的风气。同一时期，清朝政府也派遣学生出国留学，称为留美幼童。

1883年，东京大学副教授绪方正规从德国留学结束返回日本，建成日本第一个细菌学实验室，日本从此有微生物学了。绪方正规找来的第一个助手，就是在东京大学医学院学了8年才拿到医学博士学位、在内务省卫生局东京试验所任职的北里柴三郎。1884年长崎发生霍乱，北里在显微镜下证明了有霍乱弧菌的存在。1885年受绪方正规委派，北里赴德国师从科赫。

北里刚走，绪方便有重大发现了，他发现了脚气病的细菌。脚气病是日本人当年很严重的疾病。脚气病之所以得名，是因为得这种病后最先从两脚开始麻木、行动不便，然后蔓延到上肢，体重下降，精神萎靡，甚至可能死于心脏病。因为皇族里面有人患脚气病死了，于是天皇出资2万块成立脚气医院，汉医西医结合攻关，可是就是没有结论。

日本海军医院院长叫高木兼宽，是留英出身。他四处请教西方医生，但是西方并没有脚气病。日本本地认为是"水毒"。西方医生认为，该病在人多的东京从夏季开始多起来，有可能是传染病。可是高木一统计秋冬时病例也不少。他查了1875年"筑波"舰的航海记录，该舰赴海外训练时有大量脚气患者出现，这是司空见惯之事。但停靠美国期间无人患病。该舰1877年去澳洲的航海记录也没有脚气病。高木找"筑波"舰的官兵问他们在美国和澳大利亚上岸做了什么。士兵们说就是吃了面包，太难吃了。高木一想，西方军舰上没有这病可能和洋人食品有关，再一调查，海军医病院的脚气病患者都是士兵，看来应该和官兵饮食质量有关。进一步调查发现日本士兵主要是吃饭团，很少吃蛋白质。

1882年，朝鲜发生京城事变，两派各以清政府和日本为靠山。日本以保护侨民为由，派了以海军主力舰"金刚"为首的联合舰队，与清政府丁汝昌所率"定远""镇远"等舰在海上对持。清朝军舰吨位大，让日本人已经胆怯了，再一看大量的兵士患脚气病横卧船上，要是动起武来，肯定不是对手。于是一炮没敢放就回来了，朝鲜也让袁世凯平定了。海军丧气极了："不解决脚气病的问题，日本海军就没有存在的意义。"

高木找到伊藤博文，得以面见天皇，最后成功地用面包和炼乳代替米饭，解决了脚气病的问题。可是当时世界的潮流是任何病都是由细菌引起的，高木这种改变饮食的办法得不到医学界的认可，绪方认为自己立了大功，要求船上多消毒多洗澡。

海军正不知道听谁的，1889年北里在德国发表论文，认为绪方的结论不对，还不能说脚气病是细菌引起的。论文一出，日本医学界一片喊打，绪方是你的老师，你怎么叛师？在科赫门下的北里也不示弱，声称我爱我师但我更爱真理。这段公案最后由荷兰人埃克曼证明是因为日本人天天吃精米，造成维生素B1缺乏，并因此于1929年获得诺贝尔奖。

北里没有想到维护真理是有代价的，他回到日本后受到冷遇，最后只好去私立研究所。除了和东京帝大的那帮人不合外，他还牵扯到内务省和文部省的斗争中，因为两边都要主管卫生防疫。香港鼠疫出现了，两边也都派人，这才出现青山和北里共同领军的局面。

香港对决，除了细菌以外，北里和耶尔森在传播途径上看法也不同。北里认为有三个传播途径：外伤、消化和呼吸；耶尔森认为没那么复杂，是由某种昆虫携带传播的。

1898年，印度孟买出现鼠疫大流行，当年起码死亡50万人，其后又长期在印度流行，前后10年间全印度死亡上千万人。巴斯德研究所派保罗-路易·席蒙（Paul-Louis Simond）前去调查，证明是跳蚤把鼠疫从老鼠传给人，科赫也在实验中证实了这个结论。在这场鼠疫之战中，巴斯德

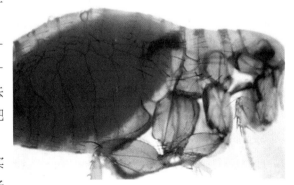

一只吸血后的跳蚤。法国医生、生物学家保罗-路易·席蒙证明正是它把鼠疫从老鼠传给人

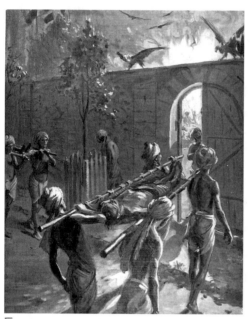

1898年，印度孟买爆发鼠疫，当年死于鼠疫者50万，之后10年上千万印度人死于鼠疫

研究所获得全胜。

石神亨在香港待到8月3日才养好了病，12日回到日本。9月17日，中日海军在黄海大东沟海面发生海战，是为甲午海战，日军大获全胜。

北洋军中南洋子弟殉国者比比皆是，在南洋的槟榔岛，一个15岁少年的三舅就是其中一位。少年在伤心流泪中并没有想到，日后在另外一个战场上，自己和日本人也有一场对决。

冥冥中总有些命运在等待着你，发誓从此远离鼠疫的北里柴三郎也没有想到，16年后自己还得面对一场关于鼠疫的较量，自己的对手一样也是年仅31岁。

1894年香港鼠疫之后，鼠疫进入了高发期，中国台湾地区、日本、美国、土耳其相继流行鼠疫，然后是1898年印度的孟买。孟买城里的老鼠不可计数，有位科学家讲，在孟买随便找个洞，伸手一掏，准能掏出一只老鼠。过了100年，有人估计还有7000万只。孟买还算是印度最好的地方，其他地方就更别提了。鼠疫进入印度后，扎下营寨，几乎年年流行，高峰期每周能死5～6万人，印度的人口没有超过中国，一个主要原因就是那10年鼠疫。

刚进入20世纪，鼠疫就光临美国，从1900～1904年，旧金山鼠疫不断。市政当局本来没当回事，等到最先得病的121人中只剩下3个人没有死才着急了。专家说这是老鼠和跳蚤引起的，市政官员根本不信，下令把城里几千亚裔全部隔离，因为鼠疫是他们带来的。隔离起来后鼠疫还是传播，这时候才把外来的船都消毒，杀了70万只老鼠，把亚裔人放了。

印度已经成为英国殖民地，鼠疫并没有改变历史，可是中国就不一样了。

1910年12月下旬，统治中国266年的清王朝还有一年的寿命。

就像大多数王朝灭亡前一样，北京城里掌权的王公大臣们并不担忧王朝和国家的命运，而是为病所烦恼，所谓的病正是闹瘟疫。历史上的瘟疫次数多了，朝廷大多数时候都充耳不闻，不过这次情况可不一样。

瘟疫出现在当时被称为满洲的东北，就是满族的老家，在东北坐拥实力的日本和沙俄借着这场瘟疫大作文章，已经对清廷陈兵相向。英、法、美、德等国为了不给俄、日可乘之机，强迫清廷必须全力以赴，尽快扑灭瘟疫。满清朝廷如同一位忍气吞声的小媳妇，火速派专员前往疫区。

经过一番周折，类似钦差大臣的东三省防疫总医官的临时头衔戴在了陆军军医学堂帮办伍连德的头上。为官仅两年的伍帮办虽然连官话都说不利落，可是肚子里有真货色。他是大英帝国剑桥大学的医学博士，而且1903年毕业时为当届第一。如果有人质疑他的水平和能力，他那些渐次成为大不列颠各级医学中坚的同学们的脸色会十分难看，也有可能得罪大半个英国医学界。

1910年12月21日，接受命令两天后，伍连德乘火车离开天津，于风雪中匆匆出关，随行人员只有一名，是他的学生兼助手兼中文翻译林家瑞。从天津到瘟疫的前线哈尔滨，火车停停走走要花三天时间。这三天里，伍连德并没有忧心忡忡于满洲是否落入敌手这种社稷大事，占据他脑海的是在华外交使团和欧美各国的另外一个忧虑。这三天里，伍连德的脑子里只有两个英文单词：Black Death。

黑死病！

6. 伍连德出关

按照字典上的解释，Plague这个英文词应该译作瘟疫，很多人也就想当然地译成瘟疫。这样的翻译没有错，Plague来自希腊语，原意是任何一种疾病。然而在西方历史上，特别是1347年以后的500多年间，Plague在多数场合是专指黑死病也就是鼠疫的。由此可以看出，在那个时代人们的眼中，瘟疫就是鼠疫。

当1910年底中国的东北出现疑似鼠疫大流行时，欧

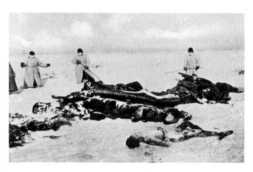
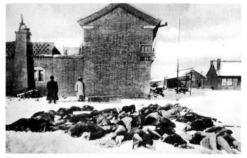

1910年年底爆发的东北鼠疫持续了6个多月，6万死亡

美列强除了对俄、日乘机吞食这块肥肉持有戒心外，也真心诚意地担心黑死病的再次流行。于是垂垂老矣的满清王朝不得不竭尽全力去堵这个已经爆发的火山。

山海关是万里长城最出名的一个关口，之所以出名就是因为1644年那场大战，满清正是从这一战后开始入主中原。

长城是死的，关也是死的，游牧民族长驱直入，长城和关都拦不住他们。鼠疫则比骏马还来得疾猛，让人猝不及防。自古中原战胜塞北，没有一回是靠守关取得胜利，必须靠大军出塞，决战北国。而今伍连德也得出关，率军直入鼠疫前线哈尔滨。他的全军除了他本人之外，只有一名学生，装备和当年耶尔森带到香港去的差不多，一个显微镜和少量的细菌培养用的瓶瓶罐罐，当然还有医生常用的刀，柳叶弯刀。

与此同时，北里柴三郎率领一众弟子也从日本启程，前往中国东

北。16年过去了，北里柴三郎心中的
鼠疫之伤已经愈合了。北里希望在有
生之年在鼠疫上重振自己的威名。

有些人的生命轨迹似乎注定要交
叉在一起。1891年北里奉命顺道考
察各国卫生防疫事业时，英美名校为
了和德法在微生物学上一较短长，纷
纷以教授头衔挽留这位在微生物研究
上颇有成就的东方人，其中包括英国
剑桥大学，可是北里以报效祖国为由
婉言谢绝。如果他留在剑桥，剑桥的
微生物学研究水平肯定会突飞猛进。

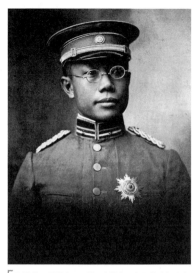

「伍连德，医学家、公共卫生学家，中国检疫与防疫
事业的先驱，中华医学会首任会长，1935年诺贝尔
生理学或医学奖候选人

而1896届毕业生的第一名，同样为
东方人的伍连德肯定会投身北里门下，因为他毕业后的兴趣就是微生物
学。毕业后伍连德去德国、法国进修，在德国他没有去科赫所在的柏林大
学，而是去了哈勒大学卫生学院。在法国，他去的是巴斯德研究所，所以从
某种意义上来说，他也算巴斯德的人。

科赫和已故的巴斯德，这两位大师在鼠疫上的较量还没有终结，东
北将是他们最后的战场。这一次代表科赫出场的还是北里，代表巴斯德
出场的伍连德也是位晚辈后生，比当年的耶尔森更名不见经传，唯一相
同的是，他和耶尔森出场时都是31岁。

三十而立，伍连德能不能和耶尔森一样，凭此一战而赢得流芳百世
的名声？

驱使北里来到东北的，是他心中放不下的鼠疫情结。而伍连德来到
东北，实在是太偶然了。和北里一样，在异国他乡待了7年后，他也回到
家乡效力，同样怀才不遇。幸亏有贵人相助，这个贵人叫施肇基。他
1905年随清政府宪政考察团周游列国，来到槟城，在当地华侨欢迎祖国

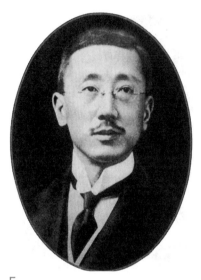

施肇基是康奈尔大学第一位中国留学生，也是第一位在美国获得硕士学位的中国学生。中国第一任驻美国大使。回国后，历任邮传部、哈尔滨关道、吉林省、外务部各职

亲人的宴会上看中了伍连德这匹千里马。回国后施肇基到处打听哪里要招洋博士，终于打听到天津的陆军军医学堂要找个副校长。晚清时节什么都缺，就不缺官，陆军军医学堂帮办的位子多少人盯着？可是这个面子袁世凯给了施肇基，因为施肇基是唐绍仪的侄女婿，当年在朝鲜，袁世凯和唐绍仪是过命的交情，因此这个差事落到了伍连德头上。

伍连德从南洋到了天津，一上岸就水土不服，拉了好几天痢疾，只好告假，先回家休养一下，打算等身体好了再去欧洲考察一下军事医学教育，然后再上任。袁世凯一看他自费帮国家考察军事医学教育，很爽快地同意了。

等伍连德考察完了再次回到天津时，正赶上国丧，几天之内皇上和太后相继去世，袁世凯的脚也出毛病了，朝廷请他回家养脚病，其实是借机免职。袁世凯失势，伍连德顿时从海归变成了海待。幸亏当年在英国通过任职海军的舅舅认识了海军将领程璧光、谭学衡，加上考察时认识的军中红人丁士源，才吃上了公粮。此时伯乐施肇基被外派，任哈尔滨道台。

施肇基任哈尔滨道台是因为哈尔滨基本上让俄国人控制，同时还有好几千日本人虎视眈眈，这个道台需要打国际交道。他在任时正遇上安重根刺杀伊藤博文。

事发之后，施肇基举止非常从容镇定，立即封锁电报局，一封电报也不许发出去。迅速整出安重根口供，表明和中国一点关系没有，然后

上报朝廷，同时发送驻华使团。等日本人反应过来，不管是否和中国有关系，都可以借机闹一闹的时候，欧美报纸早登出好几天了，内容一模一样全是施肇基写的。

对中朝来说，杀伊藤不是泄愤搞恐怖主义，而是千军夺帅之举。日本明治维新，靠的就是伊藤博文。日本自甲午战争到二战的50年间，其兴衰可以说和扩张有关。日俄战争中正式吞并朝鲜，然后不断蚕食东三省。"九一八"拿下东三省，最后是卢沟桥全面入侵中国，偷袭珍珠港后横扫南洋和东南亚，然后开始走向失败。日美对抗中，日本失败的原因并非日本的工业体系不如美国，其根本原因是日本扩张太快，占领的地区只是作为原料地，而没有经过长期的发展成为一体化的工业体系。当美国的战争机器全速运转起来时，日本基本上只是依靠本土的力量，不仅存在规模问题，而且劳力缺乏，无法进行大规模工业发展。占领区虽然能够提供大量的原料，可是由于本土的生产能力限制，不能转化为军需品，最终导致丢掉了战争。

如果按伊藤博文的策略，日本应进行稳健的扩张，先经营几十年台湾、朝鲜，然后再缓缓蚕食东三省，之后再图其他。这样这些新占领的地区工业和经济发展起来，日本整体的实力就会大幅增长，这些地区的人力资源也可以被充分利用，是有可能成为和美国一较短长的强大帝国的。

伊藤博文死后，日本的侵略步伐越来越大，越来越狂妄，朝鲜和台湾成了原料产地，闹得自己国内的农民都活不下去。日

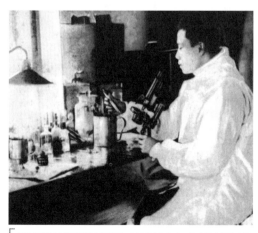

伍连德通过人体解剖和试验证实哈尔滨流行鼠疫，首次提出肺鼠疫的概念

本经济中对华贸易占的比例相当大，两国一开战，这方面的收益没有了，只能挑战英美。所以从1909年伊藤博文倒在哈尔滨那时起，日本就注定要失败。

施肇基让哈尔滨成了伊藤的鬼门关，现在又举荐伍连德来守住鼠疫狂飙的险关。

伍连德和耶尔森不一样，他不仅是来调查的，还要把鼠疫控制住。

原以为东北是满清的根据地，到处都是自己人，到了哈尔滨以后伍连德才知道只能靠自己，别指望官府帮忙。和北里当年到香港一样，伍连德也是下了火车就找病人，找到病人就解剖。16年前发生在香港的故事伍连德是知道的，为何重蹈覆辙？

因为他解剖的那个日本女人的尸体的淋巴结并没有肿大，可是症状很像鼠疫，于是伍连德采了内脏和血液，当即在显微镜下看到了鼠疫菌，三天后血液培养也出现了鼠疫菌团，证明哈尔滨确实流行鼠疫。

向朝廷汇报后，伍连德视察了一下防疫措施。居然发现了一间实验室，里面有一位年轻的日本人。

"我是北里博士的学生，来了半个多月了。"

疫区就是战场，这一次又让北里捷足先登了。伍连德心里想来了半个月了，早就看到鼠疫菌了，为什么还保密搞得外面都不知道？

"你半个多月干什么了？"

"遵照北里先生的嘱托，每天抓老鼠做解剖。"

"抓老鼠？"

"不是我，是花钱雇人抓老鼠。"

"你发现什么了？"

"什么都没发现，老鼠体内没有鼠疫菌。"

"我已经在病人体内看到鼠疫菌了，这里流行鼠疫是肯定的了。"

"你胡说，鼠疫专家北里教授盼咐，一定要在老鼠身上看到鼠疫菌，才能证明满洲流行的是鼠疫。"

"死人身上的鼠疫菌不算？"

"不算，北里老师说不算。"

7. 揭开鼠疫的面纱

俗话说一朝被蛇咬，十年怕井绳，北里这次可是加了十倍的小心，千万不能像16年前在香港那样冒失了。16年来，有关鼠疫如何传播的理论建立了，从老鼠到人，中间通过跳蚤连接。因此北里下令，不能再犯上次胡乱解剖尸体的错误，一定要找到源头。什么是源头？就是老鼠。于是日本人放着死人尸体不管，在东北各地一个劲地解剖老鼠。

伍连德觉得纳闷，人都得鼠疫死了，还管老鼠干嘛？研究完老鼠再研究跳蚤，这鼠疫什么时候能控制？而且他觉得似乎和老鼠跳蚤无关，根据他短短几天了解的情况，这次鼠疫好像是通过空气传播的。

和日本人是对牛弹琴，伍连德去找俄国人。俄国医院的院长对鼠疫说没有异议，但不同意呼吸传播的说法。奉命前来增援的北洋医学堂法国教授迈斯尼是伍连德的老相识，而且还在唐山调查过鼠疫，自然同意伍连德的鼠疫说。两人讨论起怎么防治，伍连德刚说要隔离，迈斯尼坚决反对："应该学习旧金山，全城灭鼠，你要听我的，我才是你的上司。"两名专家不欢而散，矛盾交给了施肇基。

在施肇基的调和下，最后北京下令，免去迈斯尼的防疫任务，由伍连德继续干。迈教授一怒之下自己防疫去了，结果检查了一回病人就感染上了鼠疫，没有当年青山、石神那么好的运气，为了中国人民的抗鼠疫事业光荣殉职了。

国家级鼠疫专家迈教授死于鼠疫，而且正如伍连德所说是通过空气传染上的。俄国人封锁了迈斯尼所住的饭店，进行反复消毒，医生护士都听从伍连德的话，戴上了口罩。

伍连德有什么锦囊妙计？就是90多年后北京对付萨斯的办法，全面隔离。长春来了一个营如狼似虎的官兵，把中国人居住的傅家甸彻底封锁，不许出入。里面一旦发现一个病人，和他接触过的人马上隔离观察。同时要求从关外到关内，都按这个办法进行隔离。

在哈尔滨、长春是隔离，其他各地政府隔离抓老鼠双管齐下，有可疑的就隔离，同时号召开展灭鼠运动，采取经济鼓励政策，抓到一只老鼠无论死活都有赏，连遥远的汉口都能凭老鼠换钱。

1911年东北大鼠疫，主战场在哈尔滨，伍连德的全面隔离措施是人类历史上第一次在人口密集的大城市进行的严密组织的传染病防疫行动，而且是在一个国际化的、没有强大的政府机构的城市。无论是香港还是孟买，其官方的能力和财力，以及医学队伍都是伍连德连想都不敢想的。他手下勉强算得上懂点医学知识的也不过50来人，全城防疫人员号称将近3000人，其中包括那1100多名官兵，以及将近1000名警察，条件艰苦卓绝，而且还希望渺茫。一群几乎全是业余的中国人，在一个年轻军医的带领下，能搞出什么名堂？

可是谁都没有想到，只经过100天，哈尔滨便达到全城无鼠疫，其后一个月内东北全境鼠疫绝迹，成为20世纪科学史的第一件大事，伍连德从一个无名小卒一跃成为科学巨星。不仅百日之内消灭鼠疫，同时东北大鼠疫中死亡仅6万多人，相当于印度鼠疫流行时一个礼拜的死亡人数。

转危为安，朝廷上下很高兴，同时受到各国媒体的赞美吹捧，飘飘然下便决定在奉天举办"万国鼠疫研究会"。离得最近的日本对这件事很关心，受到邀请后答复说可以派北里出席，不过有个条件，必须出任会议主席。

甲午战争以后大清朝终于腰杆硬了一回：主席得由伍连德担任，就剩下个副主席了，让北里老师看着办吧。

北里老师已经带着人解剖了三四万只老鼠了，虽然一只也没见到鼠疫菌，可是没有功劳也有苦劳，副主席也是主席呀，自己不去的话东京帝大那帮人肯定去。一咬牙，去。

1911年4月3日，上午10点，奉天小河沿惠工公司陈列室，奉天总督锡良、中国政府特使施肇基率领大批官员迎接各国代表，其中有一位穿西洋礼服的年轻人，和来宾中一位也穿西洋礼服的东方人模样的老人目光相对，片刻之后，两人微笑着握手。年轻人的笑容是那么的灿烂，老人的笑容显得有些勉强。从这一刻开始，北里的鼠疫之梦彻底结束了，他知道从现在起，亚洲头号鼠疫专家的头衔不得不拱手相让，甚至世界鼠疫权威的桂冠，将来都可能非这个年轻人莫属。

北里终于感到老了，曾经的万丈雄心和盛气凌人在这位笑容灿烂的年轻人面前烟消云散。这一刻两个人都回到17年前，北里想起来，那个高高的、被南方的海风吹得黑黑的法国人也是这么年轻。伍连德的思绪则回到三舅的灵前，从心里涌出一份自豪，原来报国不一定在疆场。

伍连德和北里的较量是中日医学绝无仅有的一次巅峰对决。伍连德于1915年和1916年出任中华医学会的第一、二任会长，而北里柴三郎于1923年出任日本医学协会第一任会长，他们在东北大鼠疫期间的对决称得上是未来中日医学主帅的巅峰之战，这一战，中胜日负。

奉天万国鼠疫研究会的一大意义是，与会的各国专家一致同意伍连

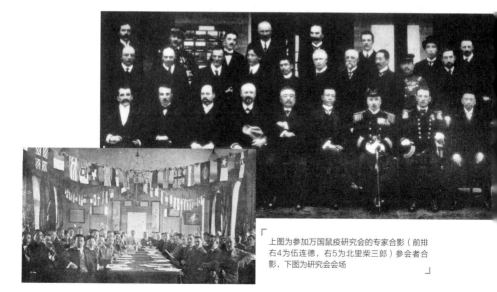

上图为参加万国鼠疫研究会的专家合影（前排右4为伍连德，右5为北里柴三郎）参会者合影，下图为研究会会场

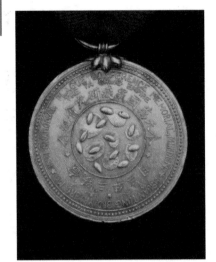

宣统三年三月（1911年4月）召开的万国鼠疫研究会纪念章

德关于鼠疫分类的理论，就是除了以往被人们认识的腺鼠疫外，还有一型鼠疫，伍连德称之为肺鼠疫。前者通过老鼠和跳蚤流行，后者通过呼吸传播。

这样一来，很多历史上的疑问都有了答案。

比如黑死病，由于传播得很快，一直有人提出疑问，靠老鼠加上跳蚤，怎么可能像风一样传遍欧洲，再加上古人记录下来的症状也不全是典型的腺鼠疫症状，因此一直有人提出非鼠疫说。如果引进肺鼠疫的概念，这些疑问就很容易解释了，因为靠呼吸传播的速度很快，古人的记录中非腺鼠疫的症状正是肺鼠疫的症状。黑死病流行可能同时存在着腺鼠疫和肺鼠疫，或者在传播过程中有的腺鼠疫变成了肺鼠疫。

历次鼠疫大流行中，大多数存在着相同的情况，但不包括印度鼠疫流行，因为印度的老鼠实在太多了。可是在其他地方，即便是在过去，也很难找到足够数量的老鼠来维持鼠疫的大规模流行。因此在这种情况下，鼠疫为了自身生存，就必须跳出老鼠—跳蚤—人这种传播链，而采取在人之间直接传播的方式。

东北大鼠疫则是一个个案，它从一开始就是在人和人之间传播的，根本不需要老鼠，甚至根本就不能感染老鼠。以北里为首的日本人和中国医生解剖了数万只老鼠，没有发现鼠疫菌，证明了这一株鼠疫菌的毒性是前所未有的。

呼吸道传播的疾病特别是传染病的高峰期是春天，华北地区春天的气候尤其适合呼吸道传染病的流行。这株鼠疫菌于1910年10月出现于俄国远东地区，11月进入中国，时间是冬季。北国冰封，万里雪飘，人们都躲在温暖的窝棚里，形成鼠疫生存的空间。从东北入关，靠铁路之便，一旦春暖花开，鼠疫肯定会在华北以至全中国大流行，出现印度那样10年不断、死亡千万的情况是非常有可能的，而伍连德堵住的就是这样一座火山。

如果历史没有给中国以伍连德，像从前无数次那样任由鼠疫为所欲为，我们的历史会是一个怎么样的状况？

8. 最后的反扑

1910年和1911年冬春之交的东北鼠疫流行如果从数据上看不算很大，起码和1898～1908年印度历次鼠疫流行没法比，但是时至今日，国际上在探讨第三次鼠疫大流行时，总把笔墨集中在东北大鼠疫上，对印度大鼠疫着墨很少。

东北大鼠疫在当今中国引起的关注远不如海外大，国际上谈流行病也好，说鼠疫的更不用说了，都会谈到这场鼠疫。谈黑死病会说到东北，谈伦敦大鼠疫也要说到东北。

东北大鼠疫引起关注的浅层原因，是因为这场鼠疫流行是人类历史上研究得最为详细的一次大规模流行。84年后印度再次鼠疫流行，其来龙去脉还是和过去一样糊涂。东北大鼠疫不仅传播途径相当清楚，而且找到了最初的病例，这场鼠疫大流行的源头被精确地定位在俄国大乌拉站的一间华人工棚里。这一切全是伍连德的功劳，在鼠疫流行中和流行结束后，他对这次鼠疫进行详细的流行病学调查，得出的结论非常可信，也使得东北大鼠疫不像其他鼠疫大流行那样有很多疑问。东北大鼠疫从起源、传播、流行到控制的各个环节上，都不存在大的分歧，连90多年后萨斯的流行病学和控制措施都自愧不如。

伍连德的名气不是靠运气，也不是靠机遇，而是靠踏踏实实的科学态度得来的。世界上的事怕的就是认真二字，伍连德用一丝不苟赢得了盖世名声。北里柴三郎在香港缺的就是认真二字，在东北则是力气用错地方。北里平生在微生物学上建树颇多，无愧亚洲微生物学第一人、东方巴斯德之称，唯独在鼠疫上屡战屡败，两次输给31岁的后辈。他在鼠疫上的失足也许正是自我膨胀的日本的一个侧影。

东北大鼠疫受到举世注目的深层原因是东北的地理位置。伍连德刚到哈尔滨时，来到火车站发现数不清的中俄苦力在扛麻袋，里面装的是大豆。东北成为世界的大豆主要产地，远销五大洲。

4年之后第一次世界大战爆发，打了4年发生全球流感大流行，欧洲残破不堪，物资贫乏，唯一能为劫后余生的欧洲人提供营养的就是东北的大豆。靠着东北的大豆，欧洲人熬了过来。试想如果当年鼠疫控制不住，东三省的人死了一小半，剩下的全逃进关去了，没有人种大豆，欧洲不知道会饿死多少人。

东北之所以出大豆，那是因为土肥，黑土地种什么都高产。当年黑死病爆发的时候有位伊斯兰人说黑死病来自黑土地，这才是东北大鼠疫受注目的真正原因。它不仅解释了许多疑问，同时也证明了欧洲人长久以来的担心，那就是黑死病早晚会卷土重来，而且会和14世纪一样，从黑土地南下，一路西行。

这个隐藏了500多年的恶魔的阴影终于在1910年走到光天化日之下，因此从它刚刚出现起，就引起了全世界的恐慌。尽管鼠疫的病源和传播途径的研究已经有了长足的进步，但是人类对鼠疫依旧束手无策，

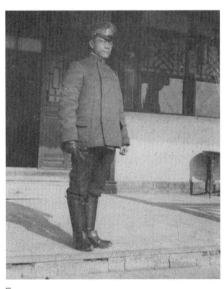

「伍连德在哈尔滨的研究最终揭开了鼠疫的面纱」

西方国家能够做的，只能是对清政府施压，徒劳地去堵一个巨大的火山口。当时中国根本就没有微生物学家，伍连德不过是位军医学院的教书匠，受过现代医学教育的人才大多集中在南中国，以致后来朝廷全力以赴给伍连德派增援，尽数征集华北的现代医学人才，连医学院的学生都派去了，也凑不够50人。

也幸亏中国没有微生物学家，否则去了只知道慢吞吞地埋头研究，丝毫不理会如何控制和防疫，那样的话，鼠疫就会像元末那样，先是华北后是全中国，以1910年中国的人口总数，死亡的就不仅仅是一两千万了。

如果疫情和黑死病一样的话，满清王朝自然会在鼠疫中灰飞烟灭，但是代价之高也是令人后怕的。日薄西山的满清如果在鼠疫中灭亡，在20世纪初的国际环境下，中国恐怕就不复存在了。

东北大鼠疫和黑死病的不同之处，是它从一开始就以呼吸道传播这种快速的方式流行着，一旦失去控制，后果远非黑死病可比，有可能成为人类历史上最大的灾难。8年之后流感大流行，也是以呼吸道传播的方式。在短短的10个月里，这场名为"西班牙女郎"的流感成为人类历史上最凶狠的瘟疫，从来没有一种疾病在这么短的时间内杀死这么多的人。据估计全球有将近一半的人感染，共有2000～4000万人死亡，最严重的估计是死亡1亿人。这型剧毒的流感的死亡率仅是2.5%，而肺鼠疫是伤人必死，如果不是因为伍连德把鼠疫挡在哈尔滨傅家甸，1911年很可能是人类历史上最黑暗的一年。

这场大鼠疫在1910年爆发在东三省并非偶然。从1860年开始，50年的移民大潮让东北从不见人烟变得处处人迹。就是在1910年，朝廷正式废除了自乾隆朝以来汉人出关垦殖的禁令，因此进一步加快了移民的速度，这一年仅由山东半岛乘船到东北的移民就达36万多人，走陆路的更无法统计了。这么多人中有很多是冲着发财去的。

1910年在满洲什么最发财？捉土拨鼠。

爱美之心人皆有之，西方妇女喜欢穿貂皮大衣，貂皮值钱，于是有人发明了一门技术，将旱獭皮处理一下以后和貂皮一模一样，于是西方妇女穿着招摇过市的貂皮大衣全是土拨鼠皮仿制的假货。东西便宜了，需求量就大，在满洲里出现一个大土拨鼠交易市场，1908年成交量70万张，到了1910年成交量达250万张，价格居然还涨了6倍多。西方女人争先恐后地购买。

只要有货就不愁出手，于是关内来了成群结队的捉土拨鼠的人，近处的抓光了就去远处，远处的抓光了就去俄国境内，只要有土拨鼠的地方就有中国人。以前的黑死病是偶然遇见的，这一次却是一定要把鼠疫菌从旱獭里揪出来，从北满到西伯利亚的旱獭全被扫荡了，终于出现了这么一株在人群中靠呼吸传播的剧毒菌株。

东北大鼠疫是人类对旱獭死死相逼的结果，如果不是因为鼠疫爆发了，世世代代生活在蒙古草原的旱獭在这样大规模乱捕乱杀的情况下，恐怕等不到辛亥革命就绝种了。

这场鼠疫，和90多年后的萨斯、100多年后的新冠一样，是人类自己一手造成的悲剧，可以预见的是，这种悲剧今后还会继续出现。

再过30多年，人类就要掌握征服鼠疫的致胜武器了，1910年，是鼠疫菌最后的反扑。

9. 人类的胜利

1918年底，鼠疫在山西大流行，其来源是内蒙古，流行10个月，死亡近2万人。

1920年10月，10年之后，鼠疫再次在北满出现，依旧是肺鼠疫，依旧是如水银泼地般地流行。所不同的是，伍连德已经等在那里，为了这一天，他在北满坚守了10年。

东北第二次鼠疫大流行，由于伍连德的十年磨一剑，被牢牢锁定在哈尔滨，长春以南几乎未见踪影，在哈尔滨人口比10年前增加3倍的情况下，死亡人数仅9000人，而且并没有引起大的恐慌。

北里柴三郎和其他日本学者并没有参与东北第二次大鼠疫的调查和控制。

1923年日本出现首位中国人作为交换教授，正是伍连德。1926年日本帝国医科大学首次将荣誉医学博士授予外国人，得主也是伍连德。1926年国际联盟卫生组织任命伍连德为卫生部研究员。伍连德被公认为全球鼠疫的头号权威，他的东北防疫总处成为当时国际上著名的微生物学研究机构，在鼠疫的流行病学、实验动物和预防控制上处于世界领先地位。

耶尔森于1895年返回巴斯德研究所，和罗克斯一起研究抗鼠疫血清，没到一年又厌倦了，返回越南，在芽庄市建立了一个小型实验室，后来成为巴斯德研究所的分支。1896年罗克斯研究出抗鼠疫血清，耶尔森先拿到广东和厦门试验，然后于1897年拿去孟买试验，本指望能一举成功，没想到一点用也没有。耶尔森从此灰心了，和北里一样不沾鼠疫研究，在越南办医学院、引进橡胶树、开农场，干得热火朝天。

1914年，传染病研究所并入东大，和东大势不两立的北里辞职以示抗议，马上成立北里研究所。1924年北里被封为男爵，1931年6月去世，享年78岁。

3个月后关东军发动"九一八事变"，然后控制东三省。正在东北的伍连德被关东军以间谍罪逮捕，如果不是因为热心的中国人和英国驻沈阳领事搭救，很可能丢掉性命。伍连德被释放并礼送出境，从此再未涉足东

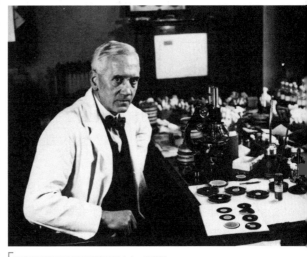

「发明青霉素的英国细菌学家亚历山大·弗莱明」

北。20年鼠疫研究的心血毁于一旦，并且永远离开了那片黑土地，这正是所谓的非战之罪。

1937年抗战爆发，伍连德手创的国际水平的海港检疫系统再次被毁，万般无奈之下举家返回南洋。1941年伍连德的旧部伯力士、陈永汉等受国民政府派遣赶到常德，因为那里发现鼠疫流行。经过调查，鼠疫是日军通过空投携带鼠疫菌的跳蚤引起的，这才揭开了731部队的内幕，和日军图谋加害伍连德的真正原因。1942年日军夺取南洋，伍连德不得不在日寇的淫威下忍气吞声。

1943年81岁的耶尔森死于芽庄家中，此时越南也在日寇的统治下。

1960年，同样81岁的伍连德在家乡去世。他死前最欣慰的两件事，一是亲眼看到日本军国主义的灭亡，二是等到了人类终于战胜鼠疫的那一天。说起来，发明青霉素的亚历山大·弗莱明（Alexander Fleming）和他也有点关系。

1899年，伍连德离开剑桥大学，争取到了大学学院奖学金，得以进入伦敦圣玛丽医院，是在该院学习的第一名中国学生。大学学院奖学金就是专门为来自英属殖民地的学生设立的，各项费用全免，加上每年150镑生活费，够用可是很艰苦。和在剑桥一样，伍连德几乎囊括了圣玛丽所有的奖项，1901年临床外科手术特别奖、临床医学特别奖、克斯莱克病理学奖学金，1902年奇德儿临床医学金牌奖。奖状伍连德不在乎，可是每次还有奖金，可以吃几顿好的，还能在英国旅游，于是他就当仁不让了。

1901年20岁的弗莱明也进了圣玛丽。他家里很穷，上不起大学，叔叔去世前给他留下一笔钱。他哥哥是个医生，建议他用这笔钱去学医，所以才进了圣玛丽。

弗莱明在圣玛丽学了5年。毕业以后继续在圣玛丽进行细菌学研究，1908年拿到学位时也获得了金牌奖，这时候伍连德已经去天津教书了。弗莱明在圣玛丽教书到1914年，然后去打一战，打完仗回圣玛丽继续教书，1928年成为细菌学教授。这一年他糊里糊涂地发现了青霉素。1929

年文章发表后根本没人理会。1940年钱恩发表了青霉素提纯的文章后，弗莱明遇见知音，打电话过去告诉钱恩的老板弗洛里："我过几天过去一趟。"

弗洛里找到钱恩："发现青霉素的那个人想见你。"钱恩问了几遍才明白老板不是开玩笑，原来弗莱明还活着。三人携手合作。二战期间，青霉素的提纯问题解决了，不仅挽救了大量的伤员，也使人类开始掌握对付细菌的最有效武器。按照这个思路，各种抗菌素相继被发明，其中1944年发现的链霉素对鼠疫菌有特效，从此鼠疫走向末路，人类和鼠疫的巅锋对决终于以人类彻底胜利而告终。

但是，事情远非这么简单。

10. 不仅仅是尾声

9月18日对中国人来说是个非常难忘的日子，"历史上的今天"总会提到1931年9月18日本侵占东三省，还有一个几乎没人提及的历史事件发生在1994年9月18日。

这一年正是鼠疫菌在香港被发现的100周年。

1994年9月18日，是印度象神节的最后一天。古吉拉邦苏拉特市突然有无数的人高烧不退、咳嗽、打喷嚏、吐血和昏厥，这些病人，很快相继死亡，死者浑身发黑，表情非常痛苦。

当地政府一看这么多人同时生病，肯定是有人在水源中投毒，于是下令切断自来水供应。没有水喝了，发烧咳嗽的还是越来越多，终于有人建议应该查查血，看看是不是传染病。一查血，鼠疫。

政府马上开始卫生防疫，可是鼠疫已经开始大面积流行。本地的医疗条件非常差，医疗设备十分落后，医务力量严重不足，同时医治鼠疫的抗菌素更是奇缺。到10月4日，已有1000多人被送进医院，死亡50人。此时全城开始恐慌，每200人中就有30人逃跑，鼠疫迅速被带到印度各地。

通过国际合作把鼠疫扑灭后，人们才意识到有了抗菌素并不表明没有了鼠疫。和天花不一样，鼠疫菌在野生啮齿类动物里永远存在，除非人类把野生啮齿类全灭绝了，还要加上跳蚤。跳蚤并不比老鼠寿命短多少，有的能活一年之久。也就是说，人类还是要和鼠疫菌共存下去。

更为严峻的是，从1997年开始，鼠疫菌开始出现抗药性，接连发现对抗菌素有抵抗性的毒株。进入新世纪后，人类和鼠疫可能又要进行一场竞赛，究竟是人类先发明对鼠疫更有效的抗菌素，还是鼠疫先形成能抗药的强毒株？科学家在寄希望尽快研究出新的特效药之外，也把控制鼠疫大流行的希望寄托在卫生防疫措施上。

时至今日，得鼠疫的还大有人在，最近的一次是2006年在喀麦隆的流行，死亡上百人。中国西北则常有零星病例出现。2019年11月，两名来自内蒙古的病人在北京市朝阳医院被诊断为鼠疫，引起一场虚惊，让人们骤然发现，鼠疫依然存在，而且离自己那么近。

其实真正的威胁并非来自自然界，而是来自我们自身。

鼠疫杀人也杀死老鼠，老鼠死了为什么还能不断地流行着，又是怎么传给人的？因为老鼠和人中间还有一个环节，就是跟着黑鼠们下船的跳蚤。闹鼠疫的时候，老鼠病死了跳蚤得自己找活路，于是就去咬人了，黑死病就这样传播开来。

1941年底，中国湖南常德地区爆发鼠疫，上万人死亡。中国政府派遣卫生防疫专家包括伍连德的弟子和旧部下赶到疫区，经过调查，他们得出了结论：这场鼠疫是日寇通过用飞机空投带有鼠疫细菌的跳蚤引起的。这个说法一开始并没有得到欧美国家的认可，因为在没有老鼠存在的情况下，空投一大群鼠跳蚤有什么用？

731部队的石井四郎一开始的思路和大家一样，打算通过投放携带鼠疫的老鼠造成鼠疫流行，可是没有成功。因为带着鼠疫的老鼠本来就活不了几天，放出去以后它们身上的跳蚤必须能咬到人才能造成鼠疫，引起流行还需要更多的老鼠和跳蚤。

　　石井四郎是个顽固的人，鼠跳蚤不成的话就用人跳蚤，结果真的让他把人跳蚤研发成为生物战武器。从飞机上扔下来总有活的，活的就会咬人，于是就成了跳蚤到人，人到跳蚤，跳蚤再到人的循环，常德等地的鼠疫就是这样流行的。

　　歪打正着，石井四郎证明了黑死病主要是靠人跳蚤传播的，在成天不洗澡不换衣服的中世纪欧洲人身上，跳蚤可谓数不胜数。

　　石井四郎的研究成果从科学的角度可以说相当的出色，可惜从道德上是无比的邪恶。不仅在疫区造成上万中国人死亡，而且他在研究过程中用了上万名中国人、蒙古人和苏联人做人体试验，是十足的断魂研究。

　　细菌战没有挽回日本必败的命运。战争结束，石井四郎用细菌战研究资料和美国进行交易，麦克阿瑟留了他一条命。美国这么做，就是贪图石井手里的资料。那批包含伍连德心血的宝贵资料，是美国用来和苏联进行细菌战的王牌。

　　冷战时期双方各自不停地研究生物战，而苏方确实把宝押在鼠疫上。每当专家们提出新的生物武器方案时，苏联生物武器项目负责人尼古拉·尤拉克夫少将就会让他们闭嘴：搞那么多花里胡哨的干什么？我就要一株！一株就够了！

　　他指的那一株就是引起黑死病的剧毒的旱獭鼠疫菌株，也指的是1910～1911年横行东三省的剧毒的旱獭鼠疫菌株。

　　冷战结束了，苏联也解体了，可是尤拉克夫的咆哮还在地球的上空回荡。

London Hospital
22ᵈ Novʳ 1831
R.C.

02 斑点恶魔

天花，没有鼠疫那么剧烈，但却是人类历史上最持久的病毒。几千年来，人类对天花束手无策，侥幸不死的人们也留下终生难消的疤痕。旧大陆对新大陆的征服，很大程度上要感谢天花：几乎统一墨西哥并开始征服中美洲的阿兹特克帝国在他最强盛最具扩张力的时刻，在天花绽放的那一刻骤然灭亡。发现"牛痘"的爱德华·琴纳，让人类征服了天花，他是这个星球上最伟大的医生。

一、征服

1. 一夜入魔

1520年6月30日夜，位于中美洲的阿兹特克帝国首都特诺兹提朗（Tenochtitlan），大雨滂沱，几十万人的城市笼罩在寂静的黑暗中。特诺兹提朗就是今天墨西哥首都墨西哥城，是当时美洲最大的城市。

子夜时分，寂静无人的长街突然出现一大队人马，走在前面的是100多名西班牙骑兵，马蹄全用布匹包裹起来，避免发出大的声响。骑兵队伍的后面是一座临时铺架的木制浮桥，由60名印第安人扛着，然后是几千名西班牙人和印第安人组成的长长的队伍，每个西班牙人背上都背着一个沉重的包袱。人马悄悄地疾行，大雨掩盖了行动的声音。队伍快速来到湖边，正要放下浮桥，突然街边的屋子里传来一声女人的尖叫，这声尖叫成为那一夜幸存者余生的梦魇。

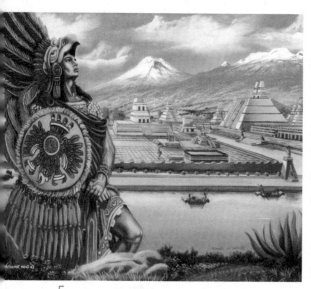

「阿兹特克帝国首都特诺兹提朗」

领队脸色大变，示意手下迅速安放浮桥，刹时城中灯火四起，人声鼎沸，湖面上出现无数的阿兹特克（Aztec）人驾驶的武装独木舟，纷纷向浮桥划来。西班牙人队伍大乱，不等浮桥搭好便一边和涌上来的阿兹特克武士交手，一边纷纷冲上桥去，人马在桥上挤成一团。浮桥经不起重负突然塌落，桥上的人全掉到水里，包括领队的头领。头领入水后，火速脱掉身上的盔甲，拼命向对岸游去。一艘阿兹特克独木舟发现了他，向他这边加速划来，越来越近……头领手无寸铁，只能使出吃奶的力气游着，心里越来越绝望。独木舟近在咫尺，舟上的阿兹特克武士已经准备下手擒人。危急时刻，已经上岸的一名西班牙骑士纵马入水，赶走了独木舟，把精疲力竭的头领救上岸。

特诺兹提朗城中喊杀声震天，侥幸游到对岸的一小部分体无完肤的西班牙人胆颤心惊地看着湖里和城中的同伴们被阿兹特克人杀死、生擒，或者淹死在湖中。头领包扎好伤口，垂头丧气地坐在湖边的一块岩石上，泪不自禁。

荷南·科尔蒂斯（Hernan Cortes），这位历史上最大的赌徒可以说已经输得一干二净。

科尔蒂斯走了很久很久，才走到这里，此时，他已经陷入绝境。

28年前，也就是1492年的10月12日，率领西班牙船队远航的克里斯托弗·哥伦布（Christophe Colomb）站在船头，望着前方的陆地欣喜若狂，认定这就是他所要寻找的印度。其实他所发现的是一个全新的大陆，就是此刻科尔蒂斯所在的美洲大陆。

哥伦布和当时所有的人都没有想到，从他看到前方陆地的那一天开始，代表新旧世界的两块大陆之间剧烈碰撞，风云激荡。这次碰撞被历史学家阿尔费里德·克瑞斯比（Alfred Crosby）形容为"人类历史上最大的悲剧"，他指的是旧大陆对新大陆的征服。在其后不到半个世纪的时间里，以西班牙人为首的欧洲人彻底地征服了美洲大陆的印第安人，尤其是粉碎了美洲大陆两个庞大的帝国，建立了欧洲殖民地。

这场迅猛的征服并不是历史书上告诉我们的旧大陆依仗文明和技术的巨大优势对新大陆的轻易胜利，而是一次意想不到的巧合，一场肉眼看不见的征服。

从1347年开始，黑死病在欧洲横行了两个多世纪，几乎彻底地摧毁了欧洲社会体系和秩序，也使欧洲浴火重生，走出千年黑暗。来自穆斯林的威胁更令欧洲竭尽全力，在东边只余招架之力，在西部则占尽上风。罗马的子孙西班牙人豪情万丈，仗剑走天涯，为基督教而战。而家乡的贫穷也使他们对财富充满渴望，能够忍受常人无法忍受的艰难和困苦，经年征战，把西班牙人尤其是来自寒冷贫瘠地区的埃斯特雷马杜拉人练成了欧洲强兵。他们将穆斯林赶出伊比利亚半岛，并掀起了宗教的狂热和尚武的激情。

科尔蒂斯就是一位埃斯特雷马杜拉人，虽然家境殷实，但还是弃文从武，走上父亲的老路，成为一名流浪的骑士。他从西班牙来到西印度群岛，然后在古巴发财致富。对财富的进一步贪婪令他抛弃万贯家财，和同样贪婪的西班牙古巴总督决裂，义无反顾地登上墨西哥。

他面对的阿兹特克帝国正处于扩张阶段。阿兹特克人是一个尚武的民族，之前200年间从北方南下墨西哥谷地，迅速征服了周围的印第安部落，此时不仅控制了整个谷地，而且几乎统治墨西哥全境，势力伸入中美洲，兵锋所指，无坚不摧。

靠500多名临时召集的乌合之众，试图征服这样一个正处在扩张状态的尚武的大帝国，这种多数人连想都不敢想的事只有科尔蒂斯这个赌徒敢做，当然他很快就知道这是一件根本不可能的事。路经阿兹特克人的世仇特拉斯卡拉人领地时，他们第一次遭遇印第安人正规部队，在对方潮水般的昼夜狂攻之下，西班牙人所仰仗的火器、马匹和战斗技能无法弥补人数上的差异，许多人甚至产生投降的念头。幸好共同的敌人让特拉斯卡拉人和西班牙人结盟，科尔蒂斯知道要想战胜强壮的阿兹特克帝国，必须用计。

《孙子兵法》曰："上兵伐谋，其次伐交，其次伐兵，其下攻城。"科尔蒂斯无师自通地把这一套搬到墨西哥，而且使用得比中国历史上任何一位兵家都老练。他一边摆出和平的姿态，让阿兹特克人相信自己的诚意，一边狠狠教训了一个刚刚倒向阿兹特克的城邦，让敌人和盟友看到自己的实力。靠着一桩桩计谋，他成功地迷惑了阿兹特克皇帝蒙特苏马二世，让他认定对待这帮远方来客的最好方法是把他们请进特诺兹提朗城孤立起来。于是科尔蒂斯率领300人，加上几千名印第安人同盟军，不费一枪一弹地进入帝国首都。

进入特诺兹提朗城后，科尔蒂斯胆大包天，利用会面的机会软禁了蒙特苏马二世，然后利用他的名义发号施令，把帝国掌握在自己手中。失去自由的蒙特苏马二世为了活命非常配合，还把自己的两个女儿送给科尔蒂斯，科尔蒂斯的豪赌成功了。

但就在这时，海边传来消息，古巴总督派遣了一支800人的军队前来抓科尔蒂斯回去正法。科尔蒂斯知道，一旦消息走漏，自己的手下就会产生异心，他必须再冒一次风险。他留下50人以及印第安人同盟军看守特诺兹提朗，自己率其余人马迅速回海边迎敌。双方遭遇后，面对人数比自己多一倍的对手，科尔蒂斯再次用计，假装和谈来欺骗对方。等对方放松警惕后，他带人在一个大雨之夜偷袭敌营，一举生擒了对方的统

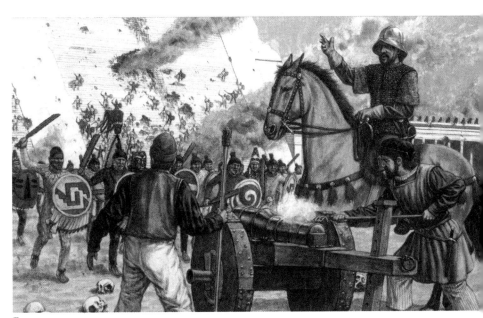

「西班牙人用现代化武器和印第安人作战」

领，之后靠着自己的三寸不烂之舌，用墨西哥的黄金说服了这支前来平叛的队伍，使自己的兵力达到1300人，而且获得了大量的武器装备，眼看就要大功告成了。

命运之神再一次和他作对。一位信使急匆匆地从特诺兹提朗跑来，向他报告城中发生变故。阿兹特克贵族私下串连造反，留守的头领过于急躁，在阿兹特克人的节日期间屠杀了几千名阿兹特克权贵。阿兹特克人起而造反，将留守部队围困在皇宫里，即将弹尽粮绝。

科尔蒂斯立即率领能调动的人马，共计1300多人，外加96匹马和2000名同盟军，于6月24日赶回特诺兹提朗。进城没有遇到任何阻力，直到进入皇宫后，科尔蒂斯才发现中计。阿兹特克人撤走浮桥，使特诺兹提朗成为孤岛。西班牙人得不到食物供应，连饮水都成问题，行宫也被印第安人团团包围。在城里，西班牙人的武器优势大大地打了折扣，战马也没有用处，更难指望同盟军，阿兹特克人准备在城中全歼他们。

科尔蒂斯只有手中的蒙特苏马二世这张王牌，可是蒙特苏马二世已经被阿兹特克人抛弃了。秘密的阿兹特克政权已经建立，蒙特苏马二世的继任者已经被选出。出面试图平息暴乱的蒙特苏马二世被老百姓的石块击伤，随即被科尔蒂斯杀死，科尔蒂斯只有冒死突围这一条路了。

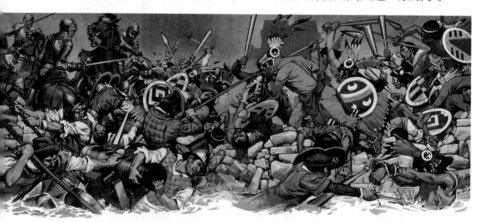

「科尔蒂斯等人拼死逃出特诺兹提朗」

这一夜在西班牙史书上被称为"泪水之夜",因为只有1/4的人侥幸活着冲出特诺兹提朗城,其余上千名西班牙人和几千名印第安人同盟军不是被杀死、淹死,就是活活地被阿兹特克人置于大金字塔上祭祀太阳神。

科尔蒂斯彻底地输了,这样的失败,人的一生只能失败一次。对科尔蒂斯来说,前面是阿兹特克祭台,后面是古巴的绞刑架,他只有一条死路。

可是坐在墨西哥湖边万念俱灰的科尔蒂斯没有想到,有一个人类历史上规模最大的杀人武器已经被他无意中留在了特诺兹提朗,如世外桃源般的新大陆就要从这一夜开始入魔。

2. 往事如花

科尔蒂斯率领残兵败将撤回特拉斯卡拉王国,为了避免被印第安人攻击,他下令部下一路不许抢劫,忍饥挨饿地回到根据地,从盟友变成特拉斯卡拉人的雇佣军,因为大家都没有选择,只能等待阿兹特克帝国的惨烈报复。阿兹特克帝国披甲之士20万,加上附庸国的部队,很快就会有几十万大军杀来,狂怒的阿兹特克人这次不会耐心地采取包围战略,肯定是雷霆一击,特诺兹提朗大祭台又会像几十年前一样血流盈河。

明知只有死这一种结局,可是科尔蒂斯和特拉斯卡拉人只能承受,因为他们没有退路。但是他们战战兢兢地等了很久,一向有仇必报的阿兹特克人居然一点动静都没有。200年来所向披靡的阿兹特克帝国究竟发生了什么事情?

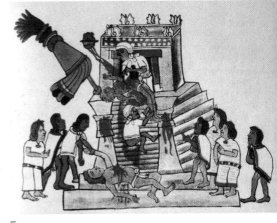

「阿兹特克人用活人祭祀」

泪水之夜突围前，科尔蒂斯把获得的黄金分发给部下，结果许多掉进湖里的西班牙人因为所背的黄金太重而被淹死。驻扎在城市另外一处的270人没有接到突围的通知，几天后因为饿得坚持不住而投降，他们和被俘的西班牙人及其同盟军统统被送上祭台，大部分西班牙人在上祭台之前已经精神崩溃了。

泪水之夜后即位的阿兹特克新君库特拉华极端仇视西班牙人，他恨不得把所有的西班牙人和他们的帮凶特拉斯卡拉人都送上祭台。库特拉华在重整帝国秩序后，就要开始踏平特拉斯卡拉之时，才发现他已经无能为力了。墨西哥谷地突然流行怪病，特诺兹提朗城成为地狱，正在准备战争的成千上万的阿兹特克战士相继死亡，不久连皇帝本人也病死了。

这种病在人群中如风一样传播，得病的人浑身出水疱，在高烧和剧痛中死亡。这个病不仅阿兹特克人从来没有见过，而且在美洲大陆也是头一次出现。这种病从此时起便成为游荡在新大陆的魔鬼。

这个疾病在旧大陆的学名为Smallpox，它还有一个俗名：斑点恶魔。因为这种病像恶魔一样在幸存者的身上特别是脸上留下难以磨灭的令人恐怖的斑痕，在中国，它则有一个优雅的名字：天花。

科尔蒂斯绝处逢生，他联合墨西哥谷地被阿兹特克人压迫的各民族，和阿兹特克帝国在湖区决战，然后围城，经过8个月的苦战，终于再次走进被斑点恶魔折磨得奄奄一息的特诺兹提朗，完成了不可思议的征服。

对这个空前的征服，连西班牙人都觉得无法相信，

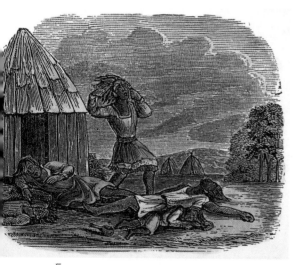

「致命的怪病突然在印第安人中间流行起来」

只能认为是上帝的功劳。更多不相信上帝如此垂青西班牙人的人们在过去400多年内也在不停地寻找答案，各种原因都被反复地摆在桌面上。

答案首先是西班牙拥有的对新世界的技术优势。当时欧洲已经处于工业革命启蒙的年代，拥有了枪炮，而印第安人还处于青铜年代。加上美洲大陆没有大牲畜，特别是没有马匹，印第安人面对骑兵往往一哄而散。此外欧洲人经过几千年的战争，具备了丰富的战争经验和技巧，而印第安人在这方面非常落后，对敌人以生擒为主，很少杀死敌人，因此一群印第安人都不一定能打败一个西班牙人。

但是这些答案都经不起推敲，其来源是当时参加征服的西班牙人的笔记，和在征服之后赶到新大陆的官吏和牧师的记录。虽然美洲的印第安人没有文字，但是当年还是有一部分西班牙牧师如实地记录下历史见证人的亲眼所见和印第安人的口述历史，让我们可以拨开历史的迷雾。

虽然欧洲人把枪炮带上新大陆，但当时的火器水平还比较低级。从科尔蒂斯与印第安人第一战开始，历次交手中，火器并没有起到多大作用，更多的时候科尔蒂斯及手下靠的是手中的宝剑出生入死，好几次几乎让阿兹特克人生擒。马匹的作用就更不值得一提，墨西哥湖区的环境让马匹没有用武之地，在征服过程中骑兵基本上是摆设。阿兹特克人并不像某些史料中所说的不善于战斗，他们在最后阶段全民皆兵，和敌人誓死相搏，其凶悍程度令人生畏。

剩下的答案浮出水面：传染病。

人类走出非洲，经中东向各处迁移，其中几小群西伯利亚猎人于12000年前在追逐猎物时，经过因为海平面下降而出现的白令海峡陆桥来到美洲大陆。美洲大陆上的动物因为无人狩猎而动作缓慢，让这些经常挨饿的猎人们欣喜若狂，他们和他们的后代就以新大陆为家了。由于人类的滥杀，北美的大型动物很快灭绝，人们便一路南下，于是2000年内美洲的中大型动物全部灭绝。

除了这些跨过陆桥来到新大陆的人之外，12000年中只有乘船到达、定居在北美的因纽特人，以及曾经踏上北美的维京水手。新旧两个世界一直处于相互隔离的状态。上万年的隔绝，使得新大陆保持了人类远古时的状态，没有太多的疾病，尤其是烈性传染病。

"尔来四万八千岁，始与秦塞通人烟。"当大航海时代到来后，原本同源的两个世界的人类终于再次相遇后，旧大陆传来的最令新大陆人不可承受的就是各种传染病。天花、鼠疫、流感等在新大陆反复流行，由于新大陆的居民对这些疾病没有一点抵抗力，所以人口急剧下降。例如墨西哥在西班牙人登陆之后的100年间，人口只剩下原来的1/10。

但是，新大陆的人类对这些烈性传染病的反应和旧大陆的人类是截然不同的。几乎灭绝欧洲的鼠疫，在印第安人中的流行并没有造成类似欧洲的悲剧，反而是天花这个相当于人类慢性毒药的疾病，在新大陆却产生了原子弹爆炸般的威力，印第安人的城镇在天花的狂风前一个接一

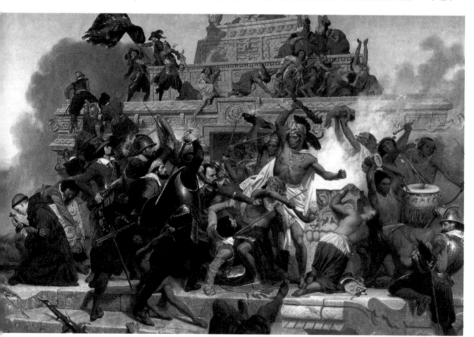

1521年，科尔蒂斯率领西班牙士兵占领并洗劫了阿兹特克帝国首都特诺兹提朗，建立了西班牙殖民地

个地倒塌了，其人群的死亡率甚至达到90%！

如果把美洲历史拉近一些，你看到的是，在200年前迅速崛起和扩张，几乎统一墨西哥并开始征服中美洲的阿兹特克帝国和它那血腥的文明在它最强盛最具扩张力的时刻，于天花绽放的那一刻骤然灭亡。

上面的答案能为这段历史划上一个句号吗？

有些简单的历史被人为地复杂化，而有些复杂的历史迄今的合理解释也过于简单，就比如我们现在描述的这段历史。天花，为什么是天花？难道真的因为新大陆的居民们从未见过才能够产生如此巨大的威力吗？类似的例子为什么没有在旧大陆隔绝的人群中发生？难道人类的免疫系统是这么苍白无力吗？真是这样的话又怎么解释100多年来免疫学的发展？

如花的往事中间，隐藏着真正的答案。在我们让它浮出特兹可可湖之前，还得随着斑点恶魔南下，去谱写它的另一段盖世传奇。

3. 帝国双璧

自公元前133年开始，汉帝国和匈奴帝国进行了决战，这是汉民族的启蒙之战，最后汉帝国以巨大的代价取得了胜利。汉帝国能够以弱胜强，战胜当时东亚最强大的匈奴帝国，除了几代人积蓄的国力外，还有盖世名将的功劳，如果没有卫青和霍去病这两位不世出的名将，汉帝国很难取得决定性的胜利。

从哥伦布开始，有一批被称为征服者的探险者相继来到美洲，共同完成了征服美洲的功业。但是这项在人类历史上被大书特书的征服并不是靠着人多力量大，也不是群策群力的结果，其原因和汉击匈奴一样，是因为西班牙也拥有帝国双璧，可以说，没有这两个人，美洲大陆就不会被西班牙人所征服。这两个人，一个是上文所说征服了阿兹特克帝国的荷南·科尔蒂斯，另外一位是比科尔蒂斯年长15岁的弗朗西斯科·皮萨罗（Francisco Pizarro）。更为巧合的是，科尔蒂斯和皮萨罗也是亲戚，只不过他俩不是卫霍那样的舅甥关系，而是远房的表亲。

与科尔蒂斯不同，身为私生子的皮萨罗因为贫穷很早就到意大利从军，等来到美洲时，他已经是一名身经百战的老兵。如果说科尔蒂斯长于计谋，皮萨罗则有过人的坚韧。他的成功和科尔蒂斯在墨西哥的成功一样，不仅仅靠的是运气。

机遇这东西确实很难说，俗话说"机不可失，时不再来"。一开始，科尔蒂斯和皮萨罗兄弟频频与机遇失之交臂，谁能想得到，幸运女神最后却会垂青于他们呢？当年看准了西印度群岛有发财的机会，兄弟俩一起报名加入了新任总督的卫队，临上船时皮萨罗左等右等，就是等不到小表弟科尔蒂斯，只好一个人漂洋过海寻找发财机会去了。科尔蒂斯没来是因为头天晚上和一位少妇幽会，人家丈夫突然回来，他仓皇翻墙，技术没有把握好，结果背摔伤了站都站不起来，只好眼睁睁地看着机会被海水冲走。等他在西班牙游荡了几年，终于来到西印度群岛时，发现哥哥混了几年并没有发财。

两人在西印度群岛上无所事事了几年，有人组织去哥伦比亚探险，兄弟俩又一起报名，结果出发前科尔蒂斯得了大病，皮萨罗只能再次丢下他。病好以后的科尔蒂斯知道再好的机会也轮不到自己了，干脆自己苦干，很快成为古巴首富，然后抓住他人生的最后一个机会，放手一搏，在墨西哥建立了霸业。

次次都没让机会拉下的皮萨罗的运气实在是糟透了，其后十几年他一共参加和率领了三次探险，前两次都是老老实实地待在一个荒凉的地方，把随身带的食物吃光了以后，就捕鱼摘野果，眼巴巴地等着别人来救援，美国那个叫作"幸存者"的真人秀很有可能就是从他那里得到的灵感。俗话说事不过三，第三次探险的时候，56岁的皮萨罗老先生真的生了气，他领着13个人就是不上船，坚持继续探险，其实还是在一个荒岛上等死，硬是熬到巴拿马总督良心发现，派条船接他们回去，同时为了让他死心，批准在海上可以多漂一阵。

就是靠着这个用命换来的最后的机会，皮萨罗幸运地找到了传说中的黄金国——印加帝国。帝国港口城市的富裕程度和井井有条让皮萨罗欢喜若狂。真金白银就在眼前，为此忍受了千辛万苦的皮萨罗此时却下令部下不许抢劫，给印加人留下彬彬有礼的最佳印象，然后扬帆而去。

皮萨罗在这时的表现非寻常人可比，根据他的观察，这是一个管理得非常有效的庞大帝国，仅靠自己与手下的乌合之众，绝对不是印加军队的对手，他要放长线钓大鱼。四年半以后，皮萨罗手握国王的诏书，率领200多人再回秘鲁。表面上看，200多人比科尔蒂斯的上千人差远

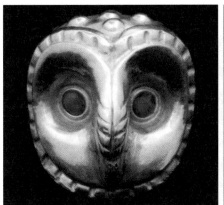

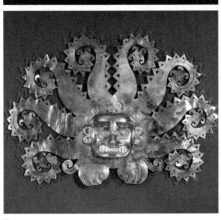

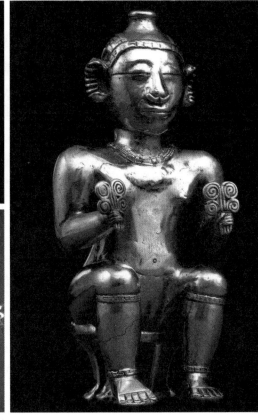

「印加帝国的黄金工艺品」

了，可是他手下的200多人，决非科尔蒂斯率领征服墨西哥的半业余民兵可比，而是千百人中挑选出来的精锐：士兵的年龄在30岁上下，或者是参加过欧洲大陆战争的埃斯特雷马杜拉人，或者是参加过美洲探险的西班牙殖民者，战斗力极强。这支可以算当时最精锐的特种部队，还有当时欧洲最出色的骑兵军官。贵精不贵多，这支部队的战斗力即便是在旧大陆，也无人敢轻看，是可以纵横天下的。

尽管有了这支精锐部队，皮萨罗还是战战兢兢的。他要征服的印加帝国可以说比阿兹特克帝国更为强大。印加帝国和阿兹特克帝国同样是急速扩张而形成的，但和阿兹特克帝国的血腥杀戮不同，印加帝国靠着外交手段，采取阴柔的办法不战而屈人之师，然后快速进行双方贵族阶层的融合，因此国内没有阿兹特克帝国那种尖锐的民族矛盾。而且印加帝国施行的是中央高度集权的奴隶制，政权管理效率极高。同时印加帝国并非不置武力，帝国贵族阶层长年习武，是帝国军队的中坚。各地的农民也接受军事训练，战时可以很快组成几十万人的大军。印加帝国的军事后勤准备在当时的世界无出其右，帝国有良好的全天候道路，并沿路储存了可供几十万人食用数年的军粮和足够的装备，一旦动员起来，在很短时间内，几十万大军就可以兵临敌境，毫无准备的敌人只有俯首投降一条出路。

可是当皮萨罗二度来到通贝斯港时，眼前的景色让他无法相信，印加帝国已经不是4年前那个管理有序、社会安定富裕的大帝国了。短短4年，又是沧海桑田。原本富裕安定的印加帝国此刻如地狱一般的黑暗，一群土匪甚至聚集在岸边准备杀光西班牙人然后进行抢劫。

前后有若天壤之别，是因为印加帝国刚刚结束了一场内战。新即位的印加皇帝华斯卡尔致力削藩，终于激反了镇守北部基多王国的弟弟阿塔瓦帕（Atahualpa）。帝国的大军敌不过基多的善战之师，连败几场后双方在印加首都库斯科城外决战。华斯卡尔下令全国勤王，聚集了印加历史上从未有过的大军。决战时王师本来占据上风，却因皇帝指挥失误而白白丢掉胜利，连皇帝华斯卡尔本人也中计被俘。印加是一个高度集权的奴隶制国家，朕即天下的华斯卡尔一被俘，手下几十万大军一哄而散。起决定性作用的科塔帕马河之战，双方估计共有15万人死亡，是美洲历史上死亡最惨重的一战。

阿塔瓦帕打赢江山后不能立刻登上皇位，因为他不具备登基的资格。印加帝国和古埃及王国相似，作为神的印加皇帝一定要近亲繁殖，以保证太阳神子孙血统的纯洁，而且他们的近亲要求更为严格，只有皇帝与皇后（一般是同父同母的最年长的姐妹）所生的才是血统纯正的皇位继承者。而阿塔瓦帕的母亲是印加征服基多后皇帝所娶的基多公主。

阿塔瓦帕处理这件事的指导方针是"两个凡是"——凡是有资格继承印加帝位的统统杀掉，凡是知道印加皇位传承规矩的除了自己的亲信以外统统杀掉。基多军进入首都库斯科后，开始大屠杀。先是把旧君华斯卡尔的所有亲信及其家人和佣人统统杀死，然后是自己的叔叔、堂兄弟和侄子里面有继承皇位资格的也统统杀死，其后是自己的异母兄弟。阿塔瓦帕的父亲在历届印加皇帝中生育能力不算很强，因此阿塔瓦帕只需要杀大约200名兄弟。最后是首都里面任何知道他篡位的人，或者任何

能以某种方式威胁他的人，都要从地球上消失。阿塔瓦帕通过这种最直截了当的清除异己的方法抹掉了自己篡位的印记，同时这场空前绝后的大屠杀也基本上铲除了印加帝国赖以生存的贵族精英阶层。可以说，印加的旧王朝已经完结了，阿塔瓦帕是

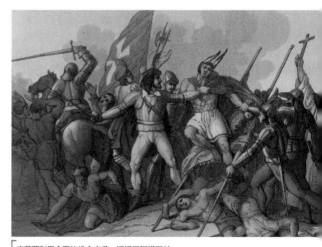

「皮萨罗利用会面的机会突袭，活抓了阿塔瓦帕」

基多王朝的创始者。

皮萨罗抓住了这样一个千载难逢的机会，利用会面的机会生擒阿塔瓦帕，然后扮演起印加帝国救星的角色，因为整个帝国除了首都库斯科外，其他各部依旧忠于旧君，认为厄瓜多尔来的基多人是侵略者。皮萨罗找到让阿塔瓦帕杀漏的兄弟曼科，便顺利得不能再顺利地进入了库斯科。

至于彻底征服印加帝国就没有那么容易了，原因是皮萨罗没什么文化也没有政治头脑，本来到手的帝国让他们给逼得四处造反。所谓善始善终，他有一个好得不能再好的开始，却未得善终。

皮萨罗的后事就不多说了。往前回顾一下，造成皮萨罗以200人征服上千万人口大帝国伟业的这场内战并不是随随便便就发生的，它源于一场瘟疫和一场真正的倾国之恋。

4. 倾国之恋

北方有佳人，绝世而独立。一顾倾人城，再顾倾人国。宁不知倾城与倾国？佳人难再得！

——汉·李延年《北方有佳人》

倾国倾城从来都是文学作品中的描写，妻子岂能关大计，再美的红颜也比不过江山，历史上不爱江山爱美人的只有二战之前英王爱德华八世，而且还有幌子之嫌。但是真正算得上倾国之恋的在历史上确实有一例，因为这场恋情的确倾覆了一个大帝国。

华斯卡尔和阿塔瓦帕的父亲叫卡巴克，也是印加一代雄主，在位期间征服了厄瓜多尔，并开始北进哥伦比亚。卡巴克一辈子南征北战，等到皮萨罗终于摸到印加时，他方60出头，身体一点问题没有，在位24年，把帝国牢牢掌握在自己手中，印加帝国在他的统治下相对稳固。皮萨罗如果此时生异心，肯定是死无葬身之地。这一点皮萨罗看得很清楚，所以他第一次来时就只是交换礼物，然后非常客气地回去了。

等皮萨罗再回来时，太好了，卡巴克死了，不但死了，还给帝国留下了巨大的隐患。

想当年印加兵临山国基多后，基多国王俯首称臣，并献上一件礼物——自己的女儿塔可塔·可可。卡巴克一见之下，惊为天人，从此三千宠爱在一身。过了几年，塔可塔去世，悲伤过度的卡巴克索性长年住在基多，16年间很少回库斯科。对于当时的印加来说，这段爱情算得上惊天动地了。

爱屋及乌，卡巴克最宠爱的儿子就是他和塔可塔所生的长子阿塔瓦帕。皇帝本人甚至亲自喂养阿塔瓦帕，从小带在自己身边南征北战，阿塔瓦帕因此成为非常出色的将军，也深得军队的爱戴。在卡巴克心里，是希望把印加帝位传给阿塔瓦帕的，但是印加的继承传统不容许这样做，他也无法改变传统。临死前，他传位给自己和皇后所生的儿子华斯卡尔。

但是他把基多和驻扎在这里的准备北征哥伦比亚的一支精锐大军留给了阿塔瓦帕。这是什么意思？就是暗示阿塔瓦帕，虽然我生前不能违背祖宗的规矩，可是死后的事情就管不了了。

阿塔瓦帕也是印加传统教育出来的，一开始连想都没敢想还能篡位，想的就是如何保住自己的命。皇帝哥哥为人很残暴，一点儿看不顺眼了马上全家抄斩，吓得他连首都都不敢回去，准备待在基多老死。可是他哥哥真的想除掉他，叫了几次不来就派大军来请，逼得阿塔瓦帕只好拼了。

这时候看出老皇帝卡巴克的偏心了，帝国的大军根本不是连年征战的基多军的对手，一个原本很牢固的帝国因为这场内战而消耗大半，最后让西班牙人捡了便宜。

皮萨罗最大的本事是什么？时机。晚来一点阿塔瓦帕坐稳了江山，印加百姓也死心塌地了，皮萨罗带的200人有什么用？早来一点正值内战期间，几十万人杀得昏天黑地，他连手都插不进去。再早一点卡巴克还活着，更是想都不要想。所以说他的时机绝了，但是这时机不是他自己创造的，是上天送给他的。

人生一世，终有一死，卡巴克那么大岁数了死了也不算意外。但是意外的是卡巴克本来不应该死，因为他是病死的，什么病？天花。卡巴克在他的国家最需要他的时候得天花死了。

美洲大陆当时的两大帝国——印加帝国和阿兹特克帝国中间隔着玛雅人和其他土人，包括吃人的哥伦比亚人。两大帝国当时并不知道对方的存在，如果没有西班牙人的到来，一个正在南下，一个大举北上，早晚会有一场对决。

虽然彼此不通音讯，可是不为名利谁肯早起？在两者之间有民间的商路，就在皮萨罗第一次来去之后，被西班牙人带到墨西哥的天花经过商路传入库斯科，发生了比在墨西哥还严重的流行，一场流行下来，据历史学家估计，死者20万人。

印加帝国的特点是政府的各职能部门全在首都。印加帝国的绝大部分贵族都住在库斯科，有任务再外派。死去的20万人里面至少一半是贵族，包括几位妃子和王子。贵族是印加帝国受过特殊训练和培养的精英，也是军队的支柱，一下子死了近半，帝国开始风雨飘摇。后来阿塔瓦帕能打败哥哥，这也是一个很大的原因。

首都死了一半人，在基多的卡巴克也待不住了，赶紧往回赶，走到一半军营里也流行天花了，因为每天信使来来去去，传播的机会太多了。印加没有文字全靠口述，接见信使、听信使报告首都疫情的卡巴克也得病了。这一病，卡巴克就死了，留下反目成仇的两兄弟。

所以，印加帝国也可以说是被天花灭亡的。

说完了这个故事，该说到如花往事真正的答案，就是，为什么是天花？

5. 古典病毒

古来英雄多寂寞，皮萨罗死于非命。科尔蒂斯虽然还算善终好死，但征服之后备受责难，其一就是泪水之夜，他要为死去的上千名西班牙人负责。虽然他们兄弟俩的兵力一般来说也就几百人，可是前前后后死亡的手下相对于西班牙当年的总人口也不是一个小数字了。

美洲的征服彻底改变了世界的政治格局，偏安西欧的欧洲人的世界豁然开朗，不再受伊斯兰教的压制，真正地走向世界，从此欧洲文明执世界文明之牛耳。不仅是美洲的财富、新的贸易航道使欧洲从死水变成活水，美洲辽阔的土地也使欧洲人口摆脱了原有的局限，在全世界人口中的比例大幅度上升，其所占据的地盘更是其他人种所无法比拟的，从此时起，其他人种便无法再和白种人抗衡。征服美洲是罗马荣光的重现，是白种人征服世界之战。

美洲为什么如此轻易地被征服？先进文明和落后文明相遇的例子很多，但为什么单单美洲的征服这么容易，只需这么短的时间，这么少的人力？近500年来，历史学家给出了一些答案，先让我们看看天花之外的其他答案。

看上去最合理也最可笑的答案就是流传最广的羽蛇神的传说，大意是印第安人等了一万年终于等到白色的神了，于是毫不抵抗地任人宰割。这个答案的疑点就是美洲大陆上的印第安人，其实按民族学的划分光加州那一小块就有上百个民族，难道所有民族都一致地信仰一个白神仙？如果墨西哥是这样，怎么解释南美？如果翻开西班牙人到来以前

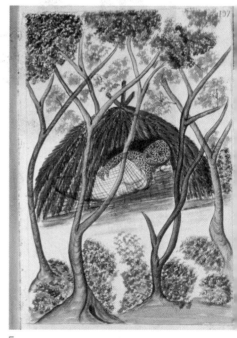

「染上天花的印第安人」

的美洲历史的话，便能发现各土著民族都有自己的神。再读一读征服者的笔记的话，又发现他们和印第安人刚接触时，对方根本就没把他们当成神，有友好的也有不友好的，就是没有崇拜的。这个说法是出自西班牙人的谎言。

另外一个答案是西班牙人巨大的技术优势，一方是青铜时代，一方则是有马匹有火器的。文明的差距在于知识的积累，并不在于智力，印第安人的脑容量和西班牙人没有差别，他们对新事物掌握得很快，印加的造反军很快就学会了开枪，阿兹特克人很快找到了对付马匹和火器威力的办法。技术决定论其实是后人一知半解地硬安在西班牙人身上的。

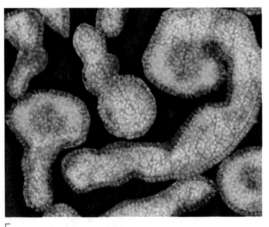

「天花病毒的显微照片」

再刨掉其他不值得一提的答案，剩下的答案只有以天花为主的传染病了，这个答案起码在国际上站住了脚。但是为什么传染病能有这么大的影响？史学家的解释却不能让人信服。

传统的说法是由于新旧大陆彼此隔绝上万年，所以天花等疾病对新大陆来说是前所未有的，一旦传入就是毁灭性的。这种说法并不能解释为什么杀伤力那么强，比如一场大流行20万人丧命，6个月内阿兹特克人减少了一半，类似的毒力在旧大陆是鼠疫级别的，天花并没有这么大的即时效果。

另外一个比较科学的解释是从基因的角度，因为美洲的印第安人的祖先大多数可以溯源于最先跨过白令海峡的那几百个猎人，基因和旧大陆的居民相比相对单一，因此对疾病的抵抗力弱、易感性强。但依旧不

能解释的是，既然存在
这种基因缺陷，为什么
偏偏只对天花敏感，而
横行于旧大陆的鼠疫在
美洲并没有引起类似的
大流行？

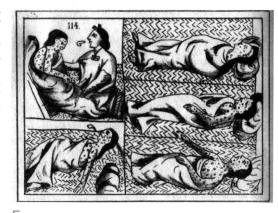

阿兹特克人笔下的天花患者

在继续寻找答案之
前，让我们假设一下没
有天花会怎么样。

很多历史学家认为，
如果没有天花这个致命武器，西班牙人很难征服美洲两大帝国，甚至这两大
帝国会和奥斯曼帝国、中华帝国一样存在到20世纪初。那样的话，世界的格
局就大不一样，而人类的文明也会更加丰富多彩。

如果印第安人不因为天花而大量死亡的话，美洲大陆当时起码有
5000万人，将会繁衍出多少人口？至少会和白种人平分美洲大陆。印第
安人落后但并不愚蠢，科尔蒂斯甚至认为阿兹特克人是他见过的最聪明
的人。这足以证明阿兹特克人完全有可能尽快吸收先进的文明，使自己
的文明发生质的飞跃。

人类的文明发展其实都是跳跃式的，靠自身的发展会很缓慢，只有
在接触了外来先进文明的条件下，才能有大幅度的提高。例如入主中原
的满族，他们原来的文明程度比阿兹特克人和印加人要低得多，但是很
快吸收汉文明进入了先进的行列。这种情况完全有可能发生在阿兹特克
人和印加人身上，如果历史给他们机会的话。

不是历史不给他们机会，是天花不给他们机会，所以我们只能继续
在天花里寻找答案，看看天花究竟是怎样进入墨西哥的。

也许有人会说，这没什么好探究的，那么多西班牙人，随便哪个都
有可能带来。但真正引起美洲天花大流行的并不是随便某人带来的。感

谢当时征服者的日记记录，也感谢历史学家刨根问底的精神，使我们能够查出到底是谁把天花带到墨西哥的。可以说，这是人类瘟疫史上仅有的一次精确定位。

他究竟是谁？

这个人不是跟着科尔蒂斯来到墨西哥的，而是被古巴总督派来抓他的800人之一，后来被科尔蒂斯收编一起进了特诺兹提朗，再也没有出来，成了泪水之夜的冤魂野鬼。

泪水之夜实际上是一场阿兹特克政变，除了杀西班牙人和他们的印第安同盟军外，很多当权的权贵也被借机除掉，城里城外几万具尸体，怎么偏偏就这具尸体上的天花病毒传开了？

因为这具尸体太特殊了。

泪水之夜过后，特诺兹提朗城中尸横遍地，突然传来一声尖叫，把所有的人都吸引过来，不知谁发现了一具特殊的尸体。这具尸体浑身上下全是黑的，一位阿兹特克妇女打来一桶水，试图洗掉尸体上的颜色，可是怎么洗也洗不去，人们才相信这是长在皮肤上的，深以为奇，于是一传十，十传百，全城的人都来参观这具黑尸体。好奇害死猫，偏偏这具尸体上带有天花病毒。

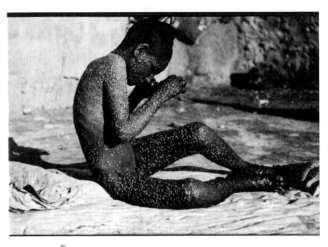
「患天花病的儿童」

这个人是一个黑奴，名字叫弗朗西斯科·德·巴古拉。这肯定不是他的原名，而是他的西班牙主人给他起的西班牙名字。数千古风流人物，从亚历山大、凯撒到希特勒，哪一个比得了德·巴古拉对人类历史的影响？

横行美洲的天花就是从德·巴古拉身上一脉相传传播开来的，他的天花到底特殊在哪里？

德·巴古拉等黑奴都是从非洲上船直接被运到美洲来的，也就是说德·巴古拉身上的天花是直接从非洲出口到美洲，而不是从欧洲出口到美洲的病毒。非洲的天花和欧洲的天花有什么不同？

欧洲人在征服美洲的同时，也南下征服非洲。在和非洲接触的时候，并没有发生美洲这种土著居民被欧洲人带来的传染病所大量杀死的情况，甚至基本上就没有传过去什么病。原因很简单，欧洲有的疾病非洲也有，非洲有的疾病欧洲却不一定有，因为非洲是人类的故乡，而且也是人类疾病的故乡，人类的多数疾病都源于非洲。

多数学者认为天花是公元前10000年左右在中非出现的，于公元前8000年到达两河流域，然后从中东向欧洲和亚洲扩散，和人类迁移的路线是一致的。拿欧洲的天花来说，这种天花从中东传入欧洲的时间估计在公元前430年，然后就在欧洲人中间代代相传，这种天花的毒力是持久的，但从来没有达到过一下子杀死一半人口的效力。

德·巴古拉的天花是一株很古典的天花，也就是说，它是一株没有出非洲、没有在人类中长期传代的病毒，对于久经天花考验的欧洲人来说没有太大的毒性，而印第安人相对单一的基因恰恰对这一种天花病毒非常敏感，达到中者必死的程度，于是这一株很古老的天花病毒像风一样吹遍整个美洲大陆，100年间，土著居民只剩下1/10，彻底地丧失了与殖民者抗衡的本钱，也就永远地失去了新大陆。

征服了新大陆的天花并没有被殖民者顶礼膜拜，因为他们一代接一代仍然在天花的阴影下生活，从2000多年前起，人们就憧憬着走出天花的阴影，征服天花就成了当时人类最伟大的梦想，我们这几代人有幸看到这个梦想终于实现。

人类征服天花的故事要从一条故道说起。

二、人类的故道

1. 古道西风瘦马

　　枯藤老树昏鸦，小桥流水人家，古道西风瘦马。夕阳西下，断肠人在天涯。

——元·马致远《天净沙·秋思》

　　马致远的这首《天净沙》是有元一代小令之宗，放在唐宋也毫不逊色，把秋天的凄凉写绝了。元代的特点就是远行的人特别多，东西贸易一下子没有了壁垒，一路上的蒙古人对贸易还很保护，让商人们感到遇见盛世了，纷纷远行。从北京到欧洲不止一条商路，不过其中最负盛名的是丝绸之路。

　　对于元人来说，丝绸之路是条古道，路边不知道埋着历朝历代多少尸骨。可是从整个历史来说，特别是中华民族5000年历史来看，这条路并非很古，是公元前130多年时开拓的，离今天也不过2100多年。

　　世界上的其他商路，大多是"世上本来没有路，走的人多了便有了路"，基本上是因为走路和贸易的需要而形成的，但是丝绸之路不一样，它是因为政治和军事的需要人为地开拓出来，后来军转民变成商路的。这条路被开拓的时代，是中国历史上一个激情四射的年代，是中华民族自秦王朝开始从中原向外的扩张活动的又一次高潮。中国人的扩张能力和意愿并不强，但其潜力是十分可怕的，因为有巨大的人口优势。曾经有一名西方历史学家感叹：如果中国人具有其他民族那样的扩张精神，现在世界上每四个人里面就会有三个中国人。

　　中华民族对外扩张，自汉以后并不是为了大规模的移民，而是保家卫国式的。他们希望不再有人到自己家里抢劫，与其千日防贼，不如扫平贼窝。汉击匈奴就是如此，汉以后的外战也大多如此。

　　当年匈奴是东亚的老大，到了汉武帝年间，朝廷以数代之人休养生息、竭中原之物力，与强大的匈奴进行决战。汉匈世纪对决，东亚风云震荡。一代名将卫青、霍去病应运而生，汉朝开始渐渐掌握了战争的主导权。而匈奴降人提供的信息是："匈奴破月氏王，以其头为饮器，月氏遁而怨匈奴，无与共击之。"让一代霸主汉武帝看到联合被匈奴压迫的民族，夹击匈奴的可能。建元二年（公元前139年），张骞以郎官身份率100余人西出阳关。

张骞是一国的官方特使，可是出了阳关，他没有明确的目的，只知道向西走。对汉人来说，西域是未知的世界。13年后，张骞与堂邑父历尽艰辛回到长安，带回了陌生的西域的消息。7年后，张骞再度出使西域，丝绸之路从此诞生。

"男儿何不带吴钩，收取关山五十州。请君暂上凌烟阁，若个书生万户侯？"（唐·李贺《南园十三首·其五》）有汉一代，西域是男儿万里功名所在。张骞之后陈汤、甘延寿扬威西域，一句"明犯强汉者，虽远必诛"，2000年后犹令人热血沸腾。不入虎穴，焉得虎子，班超、班勇父子令大汉在西域重现武帝之辉煌。那逝去的200余年间，多少大汉儿郎"关山度若飞""万里觅封侯"，是中华历史上武威辉煌的一页。

西域的开拓，使汉民族的视野大大开扩，无论汉武张骞，还是后面的陈汤甘延寿、班超班勇，甚至许多今人，都相信这条联系欧亚的通道是在汉时开拓的。其实，对中华民族来说，这是一条故道。

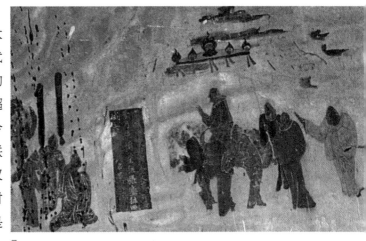

「敦煌壁画上的张骞出使西域图」

张骞之前，欧亚大陆东西之间并非许多人想象中的隔绝。在尼罗河、两河、印度河和黄河流域之北的草原上，有一条由许多不连贯的小规模贸易路线衔接而成的草原之路，这条路当然不是用于丝绸贸易的，而且在几千年内间断过许多次，成为神话般的记忆，譬如八骏日行三万里的周穆王和《山海经》中的种种奇闻传说。

这条古来有之的草原之路，并不是出于贸易的需要。以古人的脚力，穿越千山万水、从中原到两河埃及，比唐僧取经还要遥远得多，再加上这条路上没有什么强国，尽是蛮族，旅人往往有性命之虞，更不要说随身携带货物了。

那么是什么动力促成这条西域之路？这恐怕要从更远的古代说起。发源于非洲的人类这种高智力的动物真正改变了世界，也就是说人领先于其他动物，靠智力成为世界的主宰。各种动物在古人类的围猎中不得不离开自己的家园，从非洲往北，经中东，向东方和西方流浪，人类也随着动物的足迹走出非洲。于是最古老的文明诞生于两河流域，然后是埃及，最后是印度、中国和希腊。

对于东方来说，人类就是沿着这条草原故道由西向东，一直来到东海之滨，或定居于黄河流域，或游荡于大草原，或继续追踪野兽于西伯利亚，然后到达美洲新大陆。这条路其实是人类的故道，是我们祖先的足迹。

除了远古的猎人们，在后来的年代里，继续走出非洲的人类依旧沿着这条故道由西往东迁移。西北高原上诞生的强权从商周到秦，一次又一次地征服中原。特别是仿佛横空出世的商族人，他们靠着中东的青铜和战车，很快成为黄河流域的主人。他们到底是从何而来？有一种说法就是他们可能是创造人类第一个文明的苏美尔人的后代，沿着西域古道来到东方。

而以张骞为首的数代英豪，则是第一次逆道而行，从东往西重新开拓这条故道，开拓了中华民族的视野，让中华民族走出九曲黄河的局限，成为地区性的强权。只是有得便会有失，自汉武开始的那一页页灿烂悲壮到底为东方为西方带来了什么？

2. 从此鸡犬相闻

张骞出塞之时，对西边的世界一无所知，更不知道在极西之地，也有一个伟大的帝国刚刚击败了两个强敌，成为称霸地中海的强国，这就是罗马。

在中东分道扬镳的两支古人类，东临黄河，西绕地中海，分别孕育的两种文明竟然在公元前后那几个世纪里极其巧合地同时光芒四射。当马其顿人在不世军神亚历山大的率领下，奇迹般地征服了波斯这个庞然大物，然后兵临印度的时候，在他们心中，这炎热的瘴气之地就是天的尽头，根本不可能想到在葱岭那面还有一片繁荣的天地。那里，西北高原上的秦国刚刚完成变法、并吞了蜀地，开始气吞六合的伟业。

亚历山大的东征是希腊文明的最后辉煌，西方文明的真正强盛还要靠台伯河的农民。罗马人靠着前赴后继的悲壮和团结，灭迦太基，吞马其顿，成为一个横跨非洲、欧洲、亚洲，称霸地中海的大国。此时，承继秦朝的汉帝国也开始对强大的匈奴进行反击，最终将匈奴赶出自己的视野，成为中国历史上唯一一次在势均力敌的情况下对游牧民族的完胜。而张骞率先开拓的丝绸之路，也使两个伟大的文明得以间接接触。

到公元前后，汉帝国和罗马帝国这两个强权在欧亚的两端，靠着有序的丝绸之路连接在一起。公元97年，班超以甘英为使者，出使大秦国（罗马帝国）。当甘英行至波斯湾时，作为汉与罗马交易的中间商的安息不愿汉朝直接和罗马通商，对甘英大肆渲染渡海的艰难，甘英止步而还，错过了欧亚之间直接交流的机会。那一边的罗马也因为苦于中间人的盘剥，千方百计希望和汉帝国直接接触，公元166年一小批罗马商人来到中国沿海，冒称罗马使节，得到汉廷的重赏，双方的直接接触眼看就要成功，却无奈已经临近彼此的落日。

在公元100年到达顶点的古典时代，以及那条以丝绸为主导的贸易通道，很快地走向衰败。公元3~6世纪，两个强国一起步入了随后几百年的动荡，虽然中间有短暂的统一，但整体来说是分崩离析的，在蛮族的入侵中不仅辉煌不再，加上民族之间大融合，公元前那两个民族已经强悍不在。双方之兴起，是上千年的累积，而双方之衰落，则不是巧合，而是一种必然。

公元初，欧亚大陆东西的两个帝国空前强盛，具体表现在人口上，汉帝国有5950万人，罗马帝国有5400万人。正是在这个庞大的人口基础上，两个帝国的实力达到顶峰。汉击匈奴取得胜利，引起了民族大迁移，之后或直接或间接地导致罗马帝国的衰落和灭亡。这次民族大迁移，是历史上一次反潮流的大迁移。从此人类一反历来由西向东的习惯，开始由东往西不断地迁移。

人和自然的关系是千百年来渐渐适应的结果，这也是汉与罗马之所以兴旺的原因，也就是说当达到有益的平衡之后，人类文明就能够飞跃。而由汉击匈奴引起的这次大迁移，在很短时间内打破了这个平衡，欧洲社会因此陷入数百年的混乱之中。

抽去罗马脊梁的并不是蛮族，也不是贪欲淫乱，而是另有原因。公元165年，罗马军团从叙利亚带回了被称为"安东尼瘟疫"的流行病，15年间导致罗马本土包括皇帝在内的1/3人口死亡，有人估计总数达500万，就是在这样的情况下，罗马开始难以抵抗蛮族的侵蚀。

也是从这时开始，罗马帝国进入了瘟疫年代，这对罗马人来说很难接受，因为在他们的印象中，生老病死是自然规律，可是这种须臾之间全城人都得的病，到底是什么呢？70年后，251～266年，又一场横行15年的瘟疫在罗马出现，瘟疫是从北非传来的，高峰期罗马城每天死亡的人数达到5000，郊区的人群死亡率更高。伟大的罗马从某种意义上来说已经消失了。

多少年后走出黑暗年代的欧洲人从故纸堆里翻出了古希腊的文字，于是文艺复兴开始了。在复兴过程中人们阅读了各种希腊古文，发现公元前430年，如日中天的雅典突然爆发瘟疫，一半以上的居民和1/4的城邦军队在瘟疫中死去，雅典的社会结构崩溃，不仅不能同斯巴达争夺霸权，而且很快地衰落下去。雅典王培里克里斯于次年病死，无敌的雅典舰队也消失了。记录下这场瘟疫的修昔底德告诉我们，瘟疫自埃塞俄比亚开始，然后进入埃及、利比亚以及波斯大部分地区。关于这次瘟疫有各种解释，但都没有确凿的证据，其中最大的可能是天花。

罗马内有瘟疫外有蛮族，那么汉帝国又如何？张骞通西域以前，中原有记载的大规模瘟疫只有公元前243年，此后秦国风卷残云般并吞六国，除了几代秦人的不懈努力外，这场瘟疫肯定起到不可估量的作用。张骞通西域以后到汉亡，史书上一共记载了19次瘟疫。汉末的黄巾之乱正是因为瘟疫流行，张角兄弟创太平道而开始的。自从丝绸之路开辟后，东方和西方都开始进入了人类的瘟疫时代。

黄河流域的文明和外界接触，古来以西北为主，那种外界的传入是一种缓慢的过程。丝绸之路的开拓，使得这个过程加快了成千上万倍，一个又一个传染病通过丝绸之路来到汉帝国，使汉帝国在原有的内部矛盾上不堪重负而终于解体。对西方来说，道理也是一样的，中原的传染

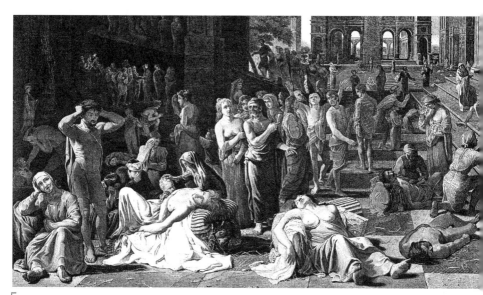

公元2世纪中期，"安东尼瘟疫"袭击了罗马帝国

病也通过这条路传到西方。因为这条路的开拓与畅通，人类的交流和活动骤然增加，原本老死不相往来的地区从此鸡犬相闻，人类烈性传染病从萌芽进入成长阶段。

欧亚双雄的兴亡在时间上的高度一致，看似巧合，实则必然，是一种生态疾病发展的自然规律。人和疾病到底从什么时候开始共存的？很多人认为是从有人那天起许多疾病就存在着，甚至这些病菌病毒比人类的历史还久远。从细菌病毒本身来说，确实有不少有着比人类还漫长的历史，可是这些微生物在人出现以后很长一段时间内，都称不上致病源。远古的人类用今天的标准来看是非常之健康的，几乎不存在现代医学史认定的任何疾病，死因除了各种意外之外，就是营养不良。这说明疾病是随着人类的繁衍，达到一定程度后陆续出现的。

对远古人类尸骨的考察以及对与世隔绝的人群比如印第安人和澳洲土著的调查，都证明了人类从健康到疾病缠身的过程，人类将永远地处于征服旧的疾病的同时迎接新的疾病的循环中，根本原因与其说是社会的发展，不如说是人类靠自己的力量违反了自然的准则。

有人类文明以前的数百万年里，人口数量尽管增长，但从来没有达到自然所难以承受的程度。唯独最近几千年，由于技术的进步，人口迅速膨胀，使自然不可承受，这才有了疾病的产生。以中国人口为例。公元初汉人口达到将近6000万。欧亚大陆的情况莫不如此。公元初开始的疾病频繁期，正是自然界对欧亚两端人口膨胀的自然反应。

从具体上看，传染病首先要有一定的人口基数。只有当文明发展到一定程度，出现了大规模的城市以后，疾病才有了传播的温床。尤其是天花这种只在人与人之间传播的疾病，如果人烟稀少，就根本不能传播。

人口增加，就要不断地大规模地进入未开垦的土地，和其他动物的接触就会越来越多。人在进化和适应环境，动物和微生物也是如此。近几千年动物和微生物主要需要适应的就是人类。微生物传宗接代最佳的宿主是人，因此很多原来在动物身上的微生物经过变异来到人身上，其中就有传染病的病源。

　　人群之间的交往是传染病得以出现和猖獗的另外一个原因，到现在为止，隔离是对付传染病最好和最有效的办法。人群之间的交流一方面催生新的致病源；另一方面使传染病得以流行开来。因此，早期的传染病绝大多数源于人类文明的发源地和人类交往的中心，中东和小亚细亚最符合这些条件。

　　中东和小亚细亚位处欧亚大陆中部，不仅是人类最早的文明起源地，而且自古以来不断地受到外部的入侵，而中国和西欧则相对闭塞，尤其是中国，在较长时间内和其他地区隔绝。天花等烈性传染病起源于中东和小亚细亚就是这个原因。

　　传染病流行有一个奇怪现象，就是病源在起源地并不厉害，一路传播过去，直到在某个地方突然爆发起来。一种解释是起源地的人和病源长期共处，对病源达成一种适应。其次就是在传播过程中发生变异或者找到适合爆发的环境。就在公元前后，几种烈性传染病达到临界爆发的状态。地跨欧亚的罗马帝国自然难逃这场灾难，当时开通了西域的汉帝国也无法幸免。有疾病临界的天时，加上丝绸之路频繁往来的这个地利，公元以后，欧亚大陆上的疾病开始猖獗起来。

　　这一切都源于开通了丝绸之路。

3. 天女散花

　　天花和鼠疫不一样，它是由病毒引起的。天花病毒刚刚感染人以后没有任何症状，通常在第12天开始发病，病人高烧、头疼、肌肉疼痛和呕吐，到第18天，全身出现斑点。如果病毒攻击心肾肝脑肺等重要脏器，病人在一个月以内就会死亡，死亡率为1/3。存活者有1/6单目或双眼失明，每个人身上都留下永久性的斑点，也就是麻子，多数人因此显得非常丑陋。

　　得过天花的人获得终身免疫，不会再得天花。所以天花在人群中的流行是间隔性的。一次流行中，这个地区从来没有感染过天花的人感染了天花后，病毒流行因为缺乏感染对象而终止了。过了一段时间，天花再次光临时，虽然成人大多具有免疫能力，但是儿童从来没有接触过天花，于是天花就这样周而复始地在各地旅行着，而且以感染儿童为主。

人类历史上已知的第一个天花病人是谁呢？这个问题的确难住了考古学家，直到有一天有人突然开窍了，因为发现了一具木乃伊。

木乃伊是把尸体浸在一种防腐液里面，把身上的油泡干净，表皮洗掉。过了70天把尸体取出晾干，往里面填进香料，外面涂上树胶，然后用布包裹起来。这门手艺讲究的是要在人刚死的7天之内开始制作，否则尸体会腐烂。科学家们一查纸草书的记录，怎么有一位法老去世后两年才被做成木乃伊？

这位拉美西斯五世死于公元前1145年，年仅35岁，统治埃及才4年。专家找到拉美西斯五世的木乃伊一看，浑身上下全是斑点。答案很明显，他是感染天花死的。死后尸体上的病毒依然有感染能力，因此时隔两年才完成木乃伊。

那么天花究竟是什么时候出现在埃及的？人们翻阅纸草书，发现公元前3000年就有文字记载。如今专家们一致认为，天花病毒是在公元前1万年在中非出现的，公元前8000年来到两河流域，再根据人类的迁徙散播到各地。据印度古籍记载，公元前1500年天花出现在印度，应该是由埃及商人带来的。

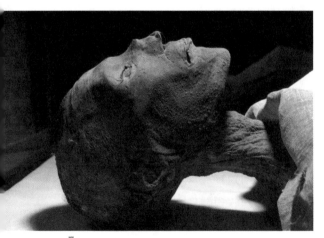

「死于天花的拉美西斯五世木乃伊」

古埃及算是人类文明

史上最古老的国家了，存在了3000多年，最初一直位于埃及，新王国时期开始对外扩张，正逢赫梯王国兴盛，两国开始人类史上第一次世界大战。赫梯人常备军30万，而且武器太先进了，他们是最先使用铁器的国家。

到了公元前1274年，拉美西斯二世和赫梯王国在大马士革东北的卡迭石决战。前一天，埃及军队依然被打得丢盔弃甲，眼看第二天就要一败涂地了。赫梯军队抓了很多埃及俘虏，准备天亮以后彻底消灭敌人。可是到了第二天，往日勇猛的赫梯军队突然不堪一击，埃及反败为胜。这一夜之间发生了什么事？原来从埃及俘虏中传来一种病，一夜之间赫梯军瘟疫大流行，完全丧失了战斗能力。这场改变赫梯一统天下命运的瘟疫就是天花。

此后赫梯王国一蹶不振，只得和埃及结盟，把公主送去和亲，百年之后赫梯瓦解。拥有当时世界最先进兵器的强大国家，竟然灭亡了，这都是拜天花所赐。赫梯灭亡之后，其铁匠散落各地，将冶铁技术传播开来，公元前800年传至印度，公元前600年传至中国。后来汉击匈奴取得胜利，靠的就是铁器。

鼠疫进入中国的时间已经不可考了，但是天花进入中国的时间却可以从书中窥探一二。《封神演义》中讲，姜子牙到了潼关，商纣潼关守将余化龙，率领五子阻挡姜子牙兴兵伐纣，并因第五子余德善妖术，便散播五斗毒痘于周营;多亏火云洞伏羲氏赐丹才得救。余化龙五个儿子全都被周军斩杀，余化龙自杀殉国。后来姜子牙封余化龙为主痘的碧霞元君，元配金氏为卫房圣母元君，五个儿子分别为东、西、南、北、中五方主痘正神，共同掌管人间时疫。后来不知道何时余化龙父子消失了，管天花的就剩下他老婆，叫痘神娘娘，连宫里都供着。

在老百姓眼里，痘神娘娘不是好相处的，看着谁家的孩子长得好看，马上就撒一把痘，侥幸不死就留下一脸麻子。于是每到年除夕晚上，父母都会做一个丑陋的纸面具给孩子戴上，希望孩子别给痘神娘娘盯上。

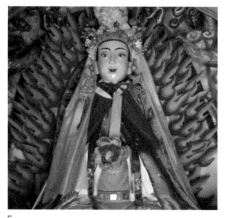

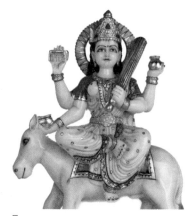

「中国民间供奉的痘神娘娘」　　　　「印度供奉的天花女神席尔塔玛塔」

医学史在中国是一门模糊科学，不要说疾病什么时候出现的，连名医的生卒年代都难考证。直到1932年，伍连德医生与同乡王吉民，花了16年时间用英文写出了一部《中国医史》，在中国历史上第一次系统地整理了散布在各种古籍中的医学史料，让世界第一次了解中医，也因此抢救出很多珍贵的历史资料，其中就找到天花传入中国时间的确切证据，至此才算了了一桩悬案。

4. 何必马革裹尸还

拉美西斯五世陛下的木乃伊是物证，最早的文字材料到底是谁写的？从前公认是公元900多年一位阿拉伯医生第一次记载了天花病例，直到王吉民先生从古籍中找到这样一条记载："比岁有病时行，仍发疮头面及身，须臾周匝状如火疮，皆戴白浆，随决随生。不即治，剧者多死。治得瘥后，疮紫黑，弥岁方灭。"和孙中山同出自香港西医学院的王吉民先生一下把天花的最早记载提前了600年，不仅比阿拉伯人早，而且比此后印度找到的古书记载也早100多年。

这本中国古籍叫《肘后备急方》，作者葛洪是道教的神仙，他爷爷的弟弟葛玄号葛仙公，是三国时有名的方士。生于这样一个名门望族，葛洪长大以后接班当官去了，最后还封了侯，老了以后找个山清水秀的地方大炼丹石，同时还把道教理论好好整理了一遍，学习姜子牙前辈给道家的前辈们挨个封神。

医学起源于巫术，传统医学是医巫不分的，不仅医生都会点道术，道士也都能看病，专业是驱鬼，看病属于副业。葛道长的《肘后备急方》里还有一项世界第一，就是治疗狂犬病。《肘后备急方》里的办法是把狂犬的脑子敷在狂犬病人的伤口上，和1500年后巴斯德研究所救了耶尔森的招数异曲同工，不同的是巴斯德用的是灭了毒的病毒，葛道长也看出狂犬病是狗的脑子有问题，只是太超前了。

葛洪是晋代人，生于西晋太康四年（公元283年），卒于东晋兴宁元年（公元363年）。人们还发现，公元310年中国北方大疫，零星记载非常像天花，虽然葛洪在广东修炼，以天花传播的速度，没多久应该传到岭南了，《肘后备急方》所记载的也许就是这个时候。

葛洪还记录了中国什么时候开始有天花的："建武中于南阳击虏所得，乃呼为虏疮。"王吉民一查，建武是汉光武帝的年号，也就是说天花是东汉初年进入中原的。王吉民经过取证，发现葛洪之所以记载这个，是因为伏波将军马援。

葛洪曾经因为参加了平息在扬州发生的农民起义有功，被任命为伏波将军，赐关内侯。高兴之余自然想到了历代伏波将军，其中最有名的就是马援。马援是名将之后，家谱从三国时的马超可以一直上溯到战国时的赵

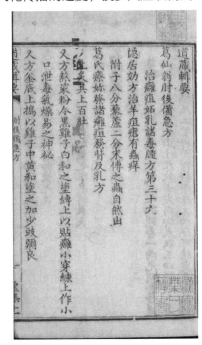

最早记载天花的中国《肘后备急方》

括。纸上谈兵的赵括的父亲有个封号叫马服君，长平之战大败后，赵家无颜面对赵国父老，就改了封号的头一个字为姓。从此才有了马这个姓氏。

东汉初年，匈奴、乌桓又来抢劫了，马援已经54岁，还要求率军迎战，留下一句豪言壮语："男儿要当死于边野，以马革裹尸还葬身，何能卧床上在儿女子手中邪？"再过了9年，马援又出征了，这次真的死在边野，尸体以马革裹着运回来。

王吉民认为马援是得天花死的。丝绸之路开通后，从汉武到光武，天花从西边渐渐传到了武陵，本来这里的居民和中原没什么接触，马援带人去了，全部定性为土匪，军队开进深山老林，战斗基本上是肉搏，之后他还乘胜追击深入疫区，"士卒多疫死，援亦中病"，士兵死了大半，他也死了。死去的士兵就地埋了，可是马将军的遗嘱是马革裹尸还葬耳，如此一来，天花病毒就随着他的尸体来到了中原。正所谓"青山处处埋忠骨，何必马革裹尸还"，如果就地把马将军埋了，或许天花就晚传进中国几百年。

由于天花在人身上留下斑点这个特性，欧洲人称这个烈性传染病为斑点恶魔。自从有了斑点恶魔，人们出生以后命运并不掌握在自己手中，而是掌握在这个恶魔手中，只有得过天花后，生命才是自己的。这个恶魔和鼠疫不一样，鼠疫很久才出现一次，除了大流行期间，鼠疫并不常见，而天花则好像早晚要得一次，它永久性地在人间游荡。

疾病的出现一来是因为人类的交流开始频繁起来，二来是因为人类开始驯化动物。人和驯化的家畜长期生活在一起，于是本来无大害的寄生在人身上的病毒和细菌与寄生在动物身上的病毒和细菌在长期共同生活中发生整合杂交、相互变异，最终形成了或对人或对动物剧毒的变种。

几个世纪前，各国的卫生状况都很差。18世纪末英国的马戛尔尼使团去见乾隆帝时，走到半路队伍扩大了好几倍，因为和一群猪和驴混在一起。1861年李将军最后一次进入美国首都华盛顿请辞美军战区司令时，在城里还得给乱窜的猪和羊让道。动物到现在依然是人类疾病的主要来源，无论是萨斯、新冠还是禽流感，还是禽流感，都是从动物到人的，将来还会有数不清的疾病从动物传来。

人类历史上的疾病，以剧烈论，当属曾经杀死1/3欧洲人的鼠疫，以持久论，当属每隔10年、20年一流行的天花。天花和鼠疫不一样，后者可以在老鼠中潜伏，伺机再度侵犯人类。天花病毒自从变异后，就不能感染任何动物，也就是说它必须在人类中生存，也就是要不断地感染人。因此它的感染力非常强，1970年德国的一家医院收治了一名天花病人，造成17名住院病人被感染，其中一名和该患者隔着三层楼。专家用特殊仪器进行调查，发现天花病毒可以随着空气经过走廊上楼。

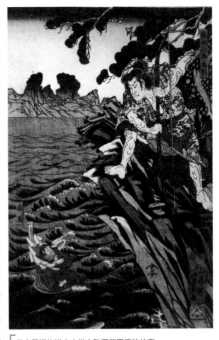

「日本民间传说中人类击败天花恶魔的故事」

几千年里，天花无法治疗，也无万全之策预防，令人闻风丧胆。它也使人面临痛苦的选择，是忘我地照顾患病的亲人，还是选择逃避？经常有患了天花的病人被亲友抛弃，在野地里孤独地死去。

但是在那几千年里，人类并没有放弃。

人类和天花的斗争，特别是最后的1000年，就如同走在一条无比漆黑的隧道中，靠着无数知名和不知名的伟大的人们点燃起一支支火把，最后走向光明。和天花抗争、决斗，到最终消灭天花，是全人类携手谱写的一部关于信心的史诗。

为这部史诗写下最强音的人叫爱德华·琴纳，他在被赞誉为人类历史上最伟大的征服者时，曾发出这样的感慨："从本质上来说，医学家就如同没有安全灯的矿工一样，在黑暗中摸索。"

三、黑暗中的摸索

1. 童贞女王

笔者漂洋过海来到美国，然后定居，所在州的名字叫弗吉尼亚。我从来没深究过州名的含义，直到儿子上学后读他的历史书，才知道弗吉尼亚的意思是童贞女王。这里是英国人最早踏上北美的地方，移民们来到这天高地阔的地方，想念祖国之余，便将之命名为童贞女王来纪念刚刚驾崩不久的伊丽莎白一世，因为这位女王终身未嫁。

英国历史上有两位伊丽莎白女王，除了童贞女王，就是现在在位的伊丽莎白二世。她们两位的统治时间都很长，伊丽莎白一世在位45年，死的时候下一辈有资格即位的都不在世了，只好传给表侄孙。伊丽莎白二世则已经在位60多年了。

若是以功业论，伊丽莎白二世显然不能与一世相提并论。2002年英国民众评选最伟大的100名英国人，伊丽莎白一世名列第7，而且是排名第一的君主，因为她带领英国战胜了西班牙，成为当时世界的主宰。到现在为止，她还经常在影视作品中出现，演员都是照着她的画像化妆的，面容白净，眉毛纤细，一头迷人的红发。

影视作品和真实历史总会有差距的。比如伟大的伊丽莎白女王，在历史学家的笔下是这样的：脸上白白的是比墙皮还厚的粉，用来遮盖一脸的大麻子。红头发是假发，她不仅没有几根头发，连眉毛都没有。其实伊丽莎白早先的模样还是很不错的，她变成麻子是当了国王后，29岁那年发生的。

16世纪下半叶，英国那个脏地方，除了鼠疫就是天花，英国贵族妇女中经常有人突然足不出户了，因为天花痊愈后留下一脸麻子，后半辈子就在黑屋里过了。1562年，年轻的伊丽莎白女王也得天花了，御医们手忙脚乱的，因为英国这些年几乎是闹一次天花就换一回国王。

当时英国医生治天花最常用的办法是给病人吃能呕吐的药，把病给吐出来。这类药成本很低，因此很受下层群众的欢迎，病死了就是吐得还不够。贵族阶层中有些身份的人就不能随便呕吐了，要喝专门治天花的药汤，这种药汤的主要成分是肥皂和绞碎的海绵，起作用的是两味药，一是马粪，二是老鼠胡子。马粪是大众药物，老鼠胡子就比较珍贵了，因此只有中产阶级以上才能承受得起。

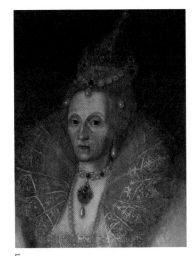

「差点死于天花的英国女王伊丽莎白一世」

伊丽莎白喝了几杯加了超量的老鼠胡子的特效药，吐得没完没了可还是烧得厉害，根本无济于事。御医们一看慌了，该用的都用了，本来就是不治之症，得看自己的造化。这时一位御医提出，现在医学有一项最新的科研成果——从中国传来的新疗法。

这个最新成果的理论基础是热疗法，用热将天花从身体里赶出去。办法是用红地毯将病人裹起来，放在壁炉边上烤，烤到病好为止。火是热的，红色也代表着热。御医们看了一下科研数据，虽然和其他几种方法的死亡率差不多，可是病人感觉暖暖和和的，他们认为值得一试。也有人提出反对意见，说死者里面一大半是给烤死的，不是天花害死的。这个意见被其他人否决了，眼看尊贵的陛下就要死了，什么办法都要试试。

于是，医生们用英国最好的红地毯把伊丽莎白裹严了，把女王搬到宫里最大的壁炉旁边，把壁炉点燃了，不停地添柴，没多久女王就糊涂了，再醒过来病好了，唯一的后遗症就是一脸大麻子和光头。

御医们开始总结这次治疗的成果，准备写成国际水平的论文发表，查资料的时候发现中国刚刚总结出了一种新的治疗方法。

在伊丽莎白的时代，中国出了一位大医生，也当过几天御医，写了一本巨著，叫作《本草纲目》。没错，就是李时珍李前辈。可惜中西交通没有现在这么方便，英国的御医们不知道这本划时代的巨著，结果让他们的陛下多受了不少苦头。不就是吐得厉害吗？吐血都不怕，李前辈的方子是吃人粪。陛下她烤昏过去也不要慌，拿梯子，到房梁上扫一把尘土就是了。唯独陛下受了这场惊吓不好办，要去找吊死的人的魂魄，但是找到了以后怎么装回来，李前辈并没有加以介绍。至于天花，李名医也有妙方——吃49个白色的牛虱子。为什么一定是49个？李名医没有说明。

人类在那几千年中可以说想尽一切办法去对抗天花，无论什么招数都得以一试。清朝官方编辑的医书中有1/10的内容是记载各种治疗天花、毫无疗效的办法，治天花成为一门很大的学问。无论是心灵感应还是巫术，都在天花上显过身手。但是在天花面前，没有一家值得自豪，全部败下阵来。

直到1947年，借助显微镜，人类才第一次看清天花病毒的模样。即便是在牛痘接种法出现的时候，人类依旧不知道是什么东西引起了天花。按欧洲的说法，是斑点魔鬼。按中医的说法，是先天的胎毒。一句话，是不可抗拒的自然。

但是，在漫长的历史中，人们从来不放弃找到对抗天花的秘密武器的信念。就在大约1000年前，一个神秘宝库的洞口被打开了，于是人们开始在漆黑中摸索。

2. 人间昆仑

瑶池阿母绮窗开，黄竹歌声动地哀。八骏日行三万里，穆王何事不重来。

——唐·李贺《瑶池》

这首唐诗追忆的是周朝穆王的时代，穆天子是位探险家，传说他曾经到过昆仑山，甚至见到了昆仑山的仙主西王母。

神话传说不可考，但古时的昆仑山确实是一个非常僻静的所在，总共也没有几户人家。大约在公元950年，这里有一位无名氏，很可能是个女人，尝试了一种治疗天花的方法，就是从天花病人的痘疱中刮下一些，放到健康人的鼻腔中，这位健康人会得一次较为温和的天花，从此就再也不会被天花感染。这种方法后来被叫作种痘。

现在已经无法知道究竟是某一个人还是一些人发明了种痘，是在公元10世纪发明的还是在此之前作为密术已经在民间流传。唯一可以确定的是，种痘之术是由中国人发明的，发明这个方法的人称得上是人类史上非常伟大的人，尽管永远无法知道他（她）的姓名。

这个方法从本质上看，走的是传统的以毒攻毒的路子，和葛洪记载的治疗狂犬病的法子是十分相似的，并没有什么技术含量，关键是敢于以身试天花。种痘不仅仅打开了征服天花的宝库之门，而且开启了人类战胜疾病的心智。在此之前，人类沉浸于天人和一、自然不可抗拒的思维中。种痘则跳出这种思维，开创了人能胜天的先例。

我们可以推测，种痘是经验的总结。发明者是根据得过天花者不会再得天花这个非常普遍的现象，总结出如果能够控制天花的程度、让被接种人得一次对生命无大碍的天花的话，就可以使其终生免除天花的威胁。这个思路非常朴素，但在古代很难被人接受，等于向传统挑战，更何况如何减毒也不是一朝一夕的事，肯定有不少人因此丧命。这个方法是免疫学的前身，现代免疫学就是根据种痘后不得天花的事实而发展起来的。

种痘偶现于北宋，然后消失了，到了明朝隆庆年间再现于安徽，500年间已经多有完善，出现了水苗法。清朝的康熙皇帝幼年得过天花，侥幸存活，继位后将种痘引入宫中，确立皇子种痘制度，在此基础上，种痘技术得到很大的发展。到乾隆年间，对种痘的研究已经很深入了。1752年，太医院编纂大型医学丛书《医宗金鉴》13部90卷。书中专列《幼科种痘心法要旨》一卷："今将种痘一法，细加研究，审度精详，纂集成书，永垂千古。"

人痘接种一共有四种办法，一是"痘衣法"，把得天花的人的内衣给被接种者穿上，这是借助天花病毒极高的传染力，而这样感染的病毒的毒力比较弱的原理。二是"痘浆法"，采集天花患者身上脓疮的浆，用棉花沾上一点，然后塞进被接种者的鼻孔，这就等于直接传播病毒了。三是"旱苗法"，把天花患者脱落的痘痂，研磨成粉末，再用银制的细管子吹入被接种者的鼻孔。四是"水苗法"，把痘痂研成末，然后加水，用棉包起来塞进鼻孔。旱苗法和水苗法都相当于粗制病毒，而水苗法相对更平和、安全，而且有效，成为人痘接种各种方法中最好的一种。人痘接种要选苗，将毒力强的生苗处理成为毒力弱的熟苗，这是根据病毒在传代过程中毒力逐渐下降的原理。

明清两代，种痘之法在中国得到很大的发展和完善，可惜并没有得到广泛推广，只局限在为内廷服务上，百姓并没有享受到这项当时非常先进的医学成果，尤其是清朝皇帝，他们对种痘法的热心是建立在他们的子孙不要再出现因为染上天花而丧命的情况，丝毫没有想到应该让他们的臣民也能普遍受益。

1698年来华的法国耶稣会传教士殷宏绪，通过送礼，从中国宫廷医生那里搞到了三个人痘接种的处方，开始向西方介绍人痘接种术。其实20年前，俄国医生已经在北京学到了人痘接种术，并很快将之传到土耳其。

在其后不到20年的时间内，土耳其一位不知名的伟人对人痘接种术进行了一次伟大的改良，这个改良是在接种的技术上。他（她）将塞鼻的方法改良为划破手臂接种，一针见血，使得接种的成功率更高，这个方法一直沿用下来。

1717年，一位叫玛丽的英国贵妇人来到土耳其，她是随担任英国驻奥斯曼帝国大使的丈夫来到这里的。

玛丽是非常常见的西方女人的名字，例如，1689年和丈夫共治英国的女王就叫玛丽二世。1694年伦敦又流行传染病了。圣诞节前五天，玛丽二世开始发烧，但是谁也没有告诉，她把那些老鼠胡子的药汤统统喝了下去，可是一点作用都没有。玛丽十分悲观，她把宫里没得过天花的全赶出去，自己一个人锁在寝宫里，前半夜给丈夫兼表哥写了一封情意绵绵的信，后半夜把日记和私人信件全烧了，然后等死。

三天后，女王出了一身的疹子，侍从立即把全体御医都找了来，一共9名。御医们来到女王床前会诊，得出了结论：陛下要是运气好的话，得的是麻疹；如果运气不好，就是天花。女王究竟运气怎么样，只有等待。

等了一天就有结果了，是天花。当年治伊丽莎白的红地毯烤肉法失传了，李时珍的49个白牛虱子的秘方没有传过来，御医无计可施。威廉国王小时候得过天花，一脸麻子活下来了，可是父母都让天花害死了，现在妻子又垂危了。威廉国王在玛丽床边支张床，下令全国为女王祈祷，可是12月28日午夜，玛丽二世死于天花。

这时另外一位年方5岁的玛丽正在父亲的城堡里无忧无虑地玩耍着。金斯敦赫尔公爵的女儿玛丽从小就是个美人胎子，长大后婚姻也很美满。到了1714年，玛丽·蒙太古是英国最美的妇人之一，但是当年流行英国的一场天花夺去了她弟弟的生命。她虽然活下来，可是美丽的容颜不复存在，脸上不仅有麻子，连眉毛都没有了。

在此前的1580年，亨利·西德尼爵士从外地办完事回到伦敦的家中，见到的景象让他大吃一惊，他美丽的妻子已经被天花变成了魔鬼。由于痛恨自己的模样，这位也叫玛丽的贵夫人打碎了家中所有的镜子，在一间黑屋中度过了余生。

玛丽·蒙太古没有像那位同名的前辈那样把自己关在黑屋里，满脸的麻子并没有摧毁她的自信，她依旧结交许许多多的朋友，依旧到处旅行，对一切都表示出极大的兴趣。1717年，玛丽跟随担任驻土耳其大使的丈夫，从英国到土耳其赴任。发现天花在这里几乎是无害的，十五六岁的孩子聚会在一起，老妇人们用一根长针把孩子们上臂的皮肤划破，接种一个针尖那么多的天花种子，然后把伤口封好。

玛丽对这个发现非常激动。1718年，在没告诉丈夫的情况下，她找来一个接种的老妇人，在使馆医生麦特兰的观察下，为6岁的儿子进行了接种。

3. 上帝的意愿

一周以后的一次晚餐时，蒙太古夫妻在烛光下细嚼慢咽，玛丽放下刀叉，把接种的事情告诉丈夫，蒙太古先生听到一半差点没晕过去。

第二年蒙太古被招回英国，不过他们一家于1720年才返回伦敦。回到伦敦的第二年也就是1721年，天花又在伦敦流行起来，每周都有数百人死亡。

玛丽的女儿已经3岁了，也叫玛丽。担心女儿可能遭遇和自己一样的不幸，她决定为小玛丽进行接种。土耳其老太婆找不到了，可是麦特兰医生已经掌握了接种的办法。小玛丽接种后没有任何副作用。这个消息被报纸登载了，顷刻之间伦敦的大街小巷议论的全是蒙太古家的接种。

玛丽夫人成为名人，她呼吁所有人都应该接种，在每一个场合都不厌其烦地劝说每一个遇见的人。一天，威尔士王妃、未来的英国王后卡罗琳公主把她请到宫中，详细地询问了接种的细节。卡罗琳公主有两名年幼的女儿，其中一个几乎让天花夺去了生命，因此她很担心她们的安全。玛丽夫人所说的人痘接种听起来非常好，但是英国的小公主不能冒任何风险，而且专业人士对接种的反对意见相对大，皇家的御医们都持反对态度，卡罗琳公主便下令医生们先进行试验。

18世纪的英国，贵族认为自己是人上人，他们的生命和一切要远远比其他人有价值，所以不能轻易接种。

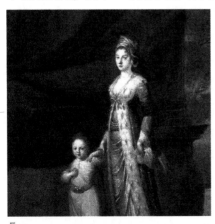

「玛丽·蒙太古为儿子接种了人痘，并在欧洲推广」

1721年夏天，麦特兰医生和御医们来到伦敦监狱，里面关押着数不清的死刑犯。医生们从死刑犯中挑出从来没有得过天花的6个人，3男3女，向他们开出一个无法拒绝的条件：如果接种人痘的话，就可以免死。如果接种后活下来的话，就可以被释放。这6名死囚全部接受了这个条件。在御医的观察下，麦特兰医生给他们进行了接种，这6个人都没有死，重新获得了自由。

接种的安全问题解决了，接下来，医生们要试验接种的可靠性。他们命令其中一名女囚——伊丽莎白·哈里森，去照顾一名得了天花的10岁小女孩。接下来的6周里，伊丽莎白和这位小姑娘生活在一起。小姑娘不停地咳嗽，吐得到处都是，包括伊丽莎白的脸上。

伊丽莎白也是英国女人常用的名字，1562年的伊丽莎白是尊贵的英国女王，1721年的伊丽莎白是可怜的囚犯，是医学试验的小白鼠。

囚犯伊丽莎白没有染上天花。这可以说是第一次严格的医学人体试验，囚犯为医学作出了巨大的贡献。伊丽莎白们并不是第一批为医学做贡献的囚徒，当然也不是最后一批。

卡罗琳公主如果研究科学的话，会成为一名非常严谨的科学家。伦敦监狱的试验结果并不能令她完全满意，因为试验是在成人身上进行的，必须要做更多的试验以证明人痘接种百分之百地安全，尤其是对儿童绝对安全。她下令去孤儿院试验。

御医们奉命来到伦敦一所孤儿院，找了那里11名没有得过天花的孤儿。11名孩子接种后没有发生任何意外，卡罗琳公主终于首肯了。小公主们接种后一切正常，于是伦敦的贵族们争先恐后地效仿最新的"皇家风尚"。

但是，玛丽夫人不是没有敌人的，在英国大多数人依旧对接种持反对态度，因为接种的人会得一次温和的天花，会把天花传播开。教会反对人痘接种，他们认为疾病是上帝用来警告世人的方式，提醒他们信奉上帝。如果采取人为的手段预防疾病，就是违反上帝的意愿。牧师们强调，上帝是用天花来考验我们的耐心。人们不应该抗拒疾病，而是完全听从主的安排。

天花在这一点上和鼠疫截然不同。黑死病如天塌一般的大面积死亡，令人们对宗教信仰土崩瓦解，但是天花经常光顾，而且基本上只伤害儿童。得病的大多数人并没有死亡，因此教会便将之解释为上帝的意愿，甚至出现天花是上帝用来控制穷人人口手段的说法，因此是不能违背和抗拒的，人痘接种是不能被接受的。

但是，玛丽·蒙太古并不是一个轻易服软的人，也不是一个轻易被吓倒的人，以她和夫家在英国显赫的身世，加上和王室的交情，更不是一个可以随便欺负的人。反对的声浪只能激发她的斗志。她给报社写文章，走访接种的人，鼓励更多的医生进行接种，到了1723年，人痘接种开始被更多的英国人接受。

与此同时，在北美殖民地波士顿，也因为接种而出现一场相同的风波，但是和英国本土的情况恰恰相反，接种的提议是由一名牧师发起的。

1721年，天花已经有19年未出现了，波士顿的孩子们不知道天花是何物，直到两艘从西印度群岛来的船靠岸。

科顿·马瑟是波士顿的一位清教徒牧师，19年前天花光临波士顿时，他不幸得病，但活了下来。1706年他买下一名奴隶，领回家后问了一系列问题，其中有一个问题是："你是否得过天花？"

黑奴先回答"是"，然后又回答"不是。"看着糊涂的马瑟，黑奴挽起胳膊，给他看上臂的划痕，告诉他有一种方法叫接种，这个情景一直印在马瑟的脑海中。1721年天花流行时，马瑟向城里的医生建议进行天花接种。

当时波士顿11000人口中，可以被称为是医生的一共有10个，大部分医生都对马瑟的呼吁毫不理睬，因为他们和大多数波士顿人一样，认为天花是上帝的意愿。虽然马瑟是一名牧师，而且是波士顿的著名牧师，但是他的话不代表上帝。此外，医生们也怕会因此传播天花。只有波义耳·斯顿医生接受了劝告，1721年6月21日，他给自己的儿子和两名奴隶进行了接种。

消息传开以后，波士顿人愤怒了，波义耳·斯顿把自己关在家里两个星期，因为大家威胁要吊死他，马瑟家的玻璃也被打得粉碎。

天花在波士顿继续流行，并蔓延到哈佛大学所在的剑桥。马瑟的儿子萨姆正在哈佛读书，目睹了同屋死于天花后，萨姆害怕得要死，跑回家要求父亲为他接种。对于四面楚歌的马瑟来说，这是一个艰难的选择。如果他不替萨姆接种，天花有可能夺去儿子的生命。如果接种失败了，不仅自己，连教会都会受到连累。

科顿·马瑟是早期北美移民中的出色人物，他曾经有一句名言："如果有人问：一个人为什么必须要做好事？我的回答是：这个问题就不像是好人提的。"

现在，对于这个自认为是好人的人来说，他不知道容许儿子接种是不是一件好事。

4. 百分之二

父子亲情最终战胜了对上帝的责任，马瑟请波义耳·斯顿在非常保密的情况下为萨姆接种，躲过了天花。但是波士顿已经让天花折磨得奄奄一息了，街道空了，商店关了，只有殡葬的生意热热闹闹的。一个礼拜之内，马瑟的教区的天花病人人数从202人增加到322人。到了秋天，波士顿人已经被天花吓得顾不上上帝了，他们愿意尝试任何一种对抗天花的办法，接种已经不是要不要的问题，而是是否安全的问题了。

1722年1月天花流行停止，波士顿的11000人中将近一半——5800人患天花，844人死亡，比例近15%。而接种的280人中，只有6个人死亡，刚刚超过2%。

从1730年开始，人痘接种被介绍到费城，本杰明·富兰克林让费城成为人痘接种的中心，然后传到纽约、南卡的查尔斯顿。到了18世纪中叶，在北美，这种方法已经被普遍接受为天花的预防手段。

通过玛丽·蒙太古的不懈努力，人痘接种在欧洲流行开了。但是经过一段时间的观察，人痘接种的结果并非百分之百安全。从1721年到1732年，英国一共474人接种人痘，9人死亡，死亡率近2%，这和1721年波士顿接种的结果是一致的。这是因为痘苗本身的原因，还有医生的技术问题。此外接种人痘等于人为地感染天花，在接种之后一周内必须严格隔离病人。但有时因为隔离不严格，造成了人为的天花流行。

到了18世纪40年代，人痘接种成为一门很不错的职业。一位叫丁穆斯·戴尔的医生因为给俄国女沙皇卡瑟琳接种而获得贵族称号，以及大量珠宝的赏赐。他的手下苏顿父子按25英镑的价格5年内接种了2500人。当年的25英镑差不多相当于现在的3000美元，在英国，只有很少一部分人能承受得起，大多数人也因此没法接种。在北美也是同样的情况，人痘接种是一个有钱人的救命方法，穷人连想都不要想，只能在天花到来时碰运气。

1774年5月，法国国王路易十五得天花而死。一个月后，新君路易十六赶紧接种了人痘。这样一来，法国各地的人们开始接受人痘接种术。回忆起1721年英国第一次接种的历史，法国哲学家伏尔泰曾感慨地说："从这时候起，英国至少有一万万个家庭的儿童，会因为国王和蒙太古夫人而得救，女孩子也幸亏有国王和蒙太古夫人而保持了她们的美貌。"

伏尔泰错了。18世纪，欧洲每年仍有40万人死于天花，当时欧洲人口为7000万，也就是每1000个人里每年死6个人，更多的人被天花毁容，也永远地毁坏了健康的心灵。

人们需要一种更安全、更便宜、更可靠的对抗天花的办法。英国的一位乡村医生发现了这个办法，如果没有他，会有数不清的人死亡，今天的很多人，很可能包括我们在内，根本就不可能出生。

对现在这个世界上起码一半人来说，上帝的名字叫爱德华·琴纳（Edward Jenner）。

18世纪中叶是个动荡的年代，欧洲各国进行了一系列血腥的战争，战火也蔓延到殖民地，美国由此诞生。18世纪中叶又是一个伟大的年代，人们表现出空前的对科学的信仰和追求。1752年，富兰克林进行了一项伟大的实验，证明了闪电是电力。就在这个不平凡的年代，1749年5月17日，一个平凡的男孩在英格兰的乡村里出生了。

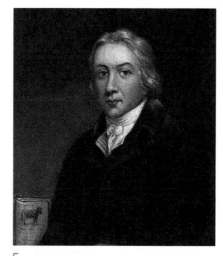

「免疫学之父，英国医生爱德华·琴纳」

这个叫爱德华的男孩是牧师琴纳家九个孩子中的第八个，年迈的双亲在他5岁时相继去世，也是牧师的爱德华的长兄斯蒂芬接管了父亲的教堂，并承担起抚育弟妹的责任。关于爱德华的童年没有任何记载，他本人的日记几乎没有私人内容。

爱德华7岁的时候斯蒂芬把他送进一所私立学校，主要是为了学习希腊文和拉丁文，这是将来上大学所必需的技能。琴纳家在温饱线上下，没有显赫的社会地位，因此拿不到大学的奖学金，也没有钱上大学，斯蒂芬主要希望爱德华接受一点正规教育，同时不要太懒惰。7年后爱德华14岁时，斯蒂芬将弟弟送到附近农村的郎中丹尼尔·鲁德劳处学艺，也就是学习怎么给人看病。斯蒂芬认为弟弟可以靠这个谋生，他绝对没有想到琴纳这个姓氏因为这个决定而变得永垂千秋。

年轻的爱德华和师傅住在一起，读师傅的医书，看师傅怎么治病。英国的郎中很像中国的中医，不必经过任何考试，是靠经验而不是靠学出来的，他们不称自己是医生（Doctor）而称先生（Mister），收费也比医生低多了。

当时医学在英国虽然比在中国的地位高多了，但那是对于毕业于牛津剑桥的绅士们而言的，只有他们才有资格称为医生（Doctor），而琴纳这种没有机会或者没有财力进牛津剑桥的行医者只能称为郎中（Surgeon）。Surgeon现在专指外科医生，在当时指的是所有那些没有牛津剑桥学位的医师。今天的外科医生和当年的郎中们确实有着共同的特点，就是使用刀子。今日的外科医生使用的柳叶刀，在理发店中也能偶尔见到，其实医生的手术刀正是源于英国的剃头刀。

因为正牌的医生不屑动手，给病人开刀缝合的活就得另有人干。当年善于动刀的是理发师，于是很多理发师就变成理发师兼郎中，渐渐地，一些理发师兼郎中便不再理发，变成专职的郎中。虽然在普通百姓眼中他们也是医生，但是在正牌医生和上流社会眼中，他们是下等的工匠。

在旧欧洲，上等人是不屑靠手艺谋生的，所谓"君子动口小人动手"。医生是君子，他们从来不触碰病人，只是问问症状，看看尿样并闻一闻，然后给病人开药。至于开刀手术这类属于手艺的活，是留给郎中去做的。

琴纳的学徒生涯是这样的：每天早上骑上马，跟着师傅到各个固定的医疗点巡诊，发放师傅自制的药，如果需要的话，接骨拔牙什么都干。由于没有止痛药，在师傅给病人开刀时，年轻的琴纳必须使出全身力气按住疼得满地打滚的病人。如果他按不住的话，就要跑到田里找人帮忙。

又过了7年，21岁的爱德华出师了。一般来说，他应该独自开业，作为一名年轻的乡村郎中度过余生。但是爱德华非常喜欢这份职业，他希望成为英国最好的郎中。师傅对此非常支持，为他安排在伦敦的一位郎中——约翰·亨特处继续深造，斯蒂芬同意提供所需费用。

古往今来，没有哪笔投资比这笔投资的回报更为丰厚。

5. 寂寞的10年

从现在开始，我们该称呼爱德华为琴纳了。

从英国皇家陆军退休的约翰·亨特（John Hunter）是英国最好的郎

中，退休以后在家教三两个学生，刚刚发表了牙科学的开山著作——《人类牙齿的自然史》，正在写一本治疗枪伤的书。亨特有一个私人博物馆，收集了大量动物和人体标本，其中最著名的是一具身高2米多，被称为"爱尔兰巨人"的人体骨骼标本。

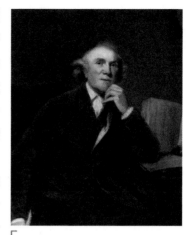

这个人叫查尔斯·欧布赖恩，在他去世很多年以前，亨特就买下了他的骨骼。这个人体标本直到今天还保存在伦敦皇家外科学院的亨特博物馆中。这个

约翰·亨特是英国当时最杰出的科学家和外科医生

博物馆正是为了纪念这位伟大的郎中，正是从他开始，郎中可以被称为外科医生了。

和很多有才华的人一样，亨特的脾气很不好，但他和琴纳一见如故，两个人相处得极其融洽。每天，亨特带学生们到圣乔治医院，让他们接触各种病人。在18世纪，伦敦的医院是非常糟糕的，四五个病人挤在一张床上，房间里难闻的气味让人作呕。显微镜在1670年就发明了，但几乎没有被运用到医学上。

亨特把学生们送到弟弟威廉开设的一个小医学校学习。学生们在这里学习接生，研究化合物成分，最重要的是解剖尸体。解剖学在当时还很初级，主流思想认为人是上帝创造的，所以法律禁止解剖，只有死刑犯的尸体可以被解剖。因此尸体永远不够，和其他医学院的教授一样，威廉只能雇人去盗墓。

亨特教给他的学生们的，除了以上这些外，最重要的是灌输了自己解决问题的概念，直到许多年以后，当琴纳为某个医学难题百思不得其解，写信向老师求教时，亨特在回信中还是这样当头棒喝："想什么？为什么不去做试验？"

亨特从来没有告诉学生做什么试验，他只是不停地灌输给学生让事实说话的道理。

200多年前，亨特先生告诉学生们，不要用你的主观思维去改变事实，而是用事实改变你的思维，去解释事实，当你理解疾病的事实，你就可以治病了。师从亨特，琴纳建立了他的科学观，这是他成功的关键。

3年的学习结束了，亨特希望琴纳留在伦敦做自己的合伙人。但琴纳谢绝了老师的好意，回到家乡伯克利，成为一名年轻的乡村郎中。和师傅鲁德劳一样，他也是风雨无阻地出诊，随叫随到。有一次他在风雨中骑马到10英里外出诊，几乎冻死在路上，到了病人家后，病人家属先得救他，用火和热汤把他缓过来后，才能给病人看病。

琴纳出色的医德让他在家乡很受人拥戴，平和的性格也让他交了很多朋友。空闲时，他常常和好友，也是郎中的爱德华·盖纳一起骑马到山上看日落，然后到音乐俱乐部去拉小提琴、吹长笛。每个月他们会聚餐一次，谈谈自己最近遇到的病例。

1778年，琴纳和盖纳又一起共进晚餐，这次红酒还没开瓶，两个人便口若悬河地说了起来，因为有一个话题是非谈不可的。

10年，整整10年，斑点魔鬼在消失了10年后，重现伯克利。

琴纳不仅在当时不知道天花是由什么造成的，实际上他到死也不知道天花的病因。当时欧洲对天花的成因有两种解释，一是由臭气引起的，二是像中医说的，是胎毒。对抗天花，当时的办法是人痘接种术。

别的医生和郎中开始给付得起巨款的人接种人痘，可是琴纳做不到，并非他不会这门技术，而是他对人痘接种有心理障碍。

由于童年时的某种经历，很多人都有心理障碍。琴纳的心理障碍是刀叉碰撞声，或者叉子掉在盘子上的声音，这对他来说是死亡的声音，让他头疼欲裂。

造成这种心理障碍的原因正是因为8岁时大哥送他去接种人痘，因为有传染别人的危险，他要在接种站住一周。在接种站里究竟发生了什么，琴纳从未对人提起。但我们相信，那是一次接近死神的恐怖经历，让他终生难忘。

人痘接种有一定比例的死亡率，也可能传播天花，但是在当时不失为对抗天花的有效方法，全英国的医生和郎中都在繁忙地为人接种人痘，只有琴纳因为心中恐惧的阴影而做不到，也只有琴纳在想，有没有比接种人痘更安全、更容易的办法，尤其是不用待在那个恐怖的接种隔离站？

真正的医生首先要解决自己的毛病，才能解决别人的毛病，琴纳医生就是要解决自己对人痘接种的心理障碍。

伟大的发现都是从自私开始的。

琴纳就此和恩师亨特书信往来，亨特依旧要他做试验，动手解决问题，但是琴纳无从下手，因为他不知道怎样下手，只好去回想记忆中的事实。

还是跟鲁德劳当学徒时，一次琴纳随师傅出诊来到一家农场，遇见了一位漂亮的挤奶女工，青涩少年爱德华和漂亮的姑娘聊了起来，聊着聊着就聊到天花上。琴纳说起自己小时候种人痘的事，他问姑娘有没有类似的经历。姑娘说没有，又说自己不害怕天花，"我不会得天花，因为我得过牛痘了"。

说者无意，听者有心。是的，在当时的英国，挤奶女工的地位如同今日的模特，她们是永远不愁嫁不出去的，而且往往能够找个好人家，因为她们拥有无瑕的皮肤。虽然挤奶女工都是农村姑娘，可是她们的皮肤没有天花的斑点。而且娶了她们以后，一辈子不用担心妻子会因为天花而毁容。

牛痘是牛的一种不太严重的疾病，只存在于英伦三岛和西欧，琴纳早就在哥哥家的奶牛身上见过，症状是在母牛的乳房部位出现局部溃疡，其他一切正常，只是奶量减少，一周后症状消失。琴纳把这个发现告诉师傅鲁德劳，师傅的回答是，这是挤奶女孩的迷信。几年后，他又和亨特提起，亨特的回答还是迷信。于是这个发现就消失在琴纳的记忆深处了。

将近10年了，这个发现从琴纳记忆的某个地方浮现出来，他认为这是事实，他要让这个事实说话。于是他开始走访10年前的那些挤奶女工。尽管周围的人相继被天花夺去生命，但得过牛痘的挤奶女工没有一个得天花的。

牛痘是不是能够用来代替危险的人痘接种呢？亨特说过，要经过试验才能证明。也就是说，事实终归是事实，必须用试验来验证事实。

他在挤奶女工中进行调查，发现给患牛痘的奶牛挤奶时，如果女工皮肤上有伤口，就很容易得牛痘，皮肤上出现丘疹，慢慢发展成水疱、脓疱，还会出现一些其他的症状，如发热、发炎。症状在第6天消失，大约经过3~4周痊愈，此外没有别的不良反应，更不会丢掉性命。

直到今天，牛痘的出现和消失还是个谜。它总是突然出现，感染这个地区的每一头牛，然后突然消失，几年后再突然出现。琴纳向同行求助，但是每个人都对他用动物病来预防人类病的想法感到不可思议，因此他只能孤身一人继续下去。

下一步，就是老师亨特教的，做试验。

他说服了一些得过牛痘的挤奶女工进行试验，给她们接种从天花病人身上采取的样品，结果没有出现症状。为了证明自己的做法是正确的，他再次给她们接种人痘，还是没有天花症状。但是当他给另外一组得过牛痘的挤奶女工接种人痘时，其中有的人出现天花症状。他还听说有的得过牛痘的挤奶女工也患上天花。这是为什么？

百思不解的他利用一切机会向其他医生请教，医生们被骚扰得忍无可忍，威胁如果再说牛痘的话就将他从聚会中驱除出去，琴纳只得闭口。

最后，无比孤独而又不放弃的琴纳继续观察，继续问自己一个问题：为什么牛痘对有的人有效，对有的人无效？

就这样又过去了10年，对琴纳来说，那是非常寂寞的10年。

6. 那一夜的星光

孤独的10年过去了，1788年，39岁的琴纳迎娶了一位地主的女儿卡瑟琳·金斯柯特。1792年，苏格兰圣安德鲁斯大学授予琴纳医学博士学位，他终于可以被称作医生了。圣安德鲁斯大学的学位只需要他送上一笔现金作为礼物，外加两名医生的推荐信，表明他们了解申请人，并证明申请人完整地听了医学几个分支的讲座。这纯属是个野鸡学位，如果琴纳能料到十几年后全世界的大学会争先恐后地把博士捧给他的话，他绝对不会去申请这个学位。

空闲时间里作为爱好，他研究鸟的习性，并制成标本送给亨特。两个人始终维持着深厚的友谊，亨特患有心绞痛，于是琴纳开始研究这种病，解剖了两名死于心绞痛病人的尸体，得出的结论是该病是食物中的脂肪造成的。因为怕亨特紧张，他并没有告诉亨特他的发现。1793年，亨特死于心绞痛。就在这一年，琴纳想通了。

亨特不停地让他做试验，十几年了，琴纳做了试验，得到了事实，此后便停滞在为什么因人而异上。这一年牛痘又出现了，琴纳家养着一头奶牛，提供一家人吃的牛奶，他有时亲自挤奶，不过主要由佣人干。现在，这头牛也得了牛痘。

一天夜里，琴纳清理完谷仓。四周的一切都那么平静，只有母牛懒散的喘气声。经过漫长的一天，干完活的琴纳坐在一个木桩上，打算歇息一下再上床睡觉。

琴纳无目的地坐在那里，放松身心享受那一刻的宁静，那个困扰他十几年的答案就在这时出现了。

是牛痘病毒本身生长的问题，如果在牛痘早期时感染，病毒本身不强，不足以抵抗天花。如果在牛痘晚期感染，病毒已经被牛的免疫系统弱化了，同样不能抵抗天花。只有病毒在牛身上繁殖最高峰的时候感染牛痘，才能彻底抵抗天花。

尽管当时琴纳和世界上所有的人一样不知道病毒为何物，但是他在那一个夜晚所总结出的结论是正确的。

1793年的那一夜，星光格外灿烂。

为了验证他的答案，他还得按亨特说的：做试验。可是就在他准备验证的时候，1793年秋天，牛痘又突然消失了。

琴纳知道牛痘早晚会回来的，在等待中，他开始设计试验。牛痘一旦出现，几乎所有的牛都会被感染，选择牛痘高峰期的牛没有问题。但是，牛痘还会消失，如何保存毒株？也就是说在没有牛痘时，如何预防天花？

他决定用从手臂到手臂的方法，当一个人手臂上长出牛痘后，从中取样接种到另外一个人的手臂上，也就是由从牛到人变成从人到人，沿用人痘接种的方式，只不过用的不是人痘而是牛痘。

一切准备就绪，牛痘也如预料一样于3年后再度出现。

1796年5月14日，他看到19岁的挤奶姑娘萨拉·内尔姆斯手上长出了大大的脓疱，他知道机会来临了。

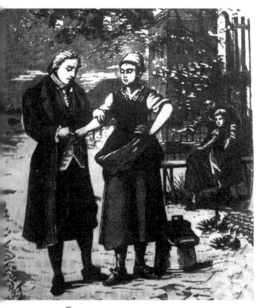

「琴纳从一个挤奶女工手臂上取出牛痘疮疹中的浆液」

这个伟大的机会，琴纳已经等待了将近30年。

一切都准备好了，包括被接种的人。

谁？看看下面这段很权威正统的说法："正当琴纳为找不到试验对象而犯愁的时候，一位叫菲普斯的太太带着8岁的儿子詹姆斯·菲普斯来到了诊所……"

这段史实出自琴纳的笔记，在笔记中他是这样写的："材料来自一位被主人的奶牛感染的挤奶女工手上的疱中，于1796年5月14日在男孩的手臂上接种两次，各有半英寸长。"

事后，在给好友盖纳的信中，他提到男孩的姓名：詹姆斯·菲普斯。

詹姆斯·菲普斯和萨拉·内尔姆斯的名字因此被牢牢地印在历史上。此外还包括感染萨拉的牛，它的皮现在还保存在圣乔治医院的图书馆内。

萨拉是供方，没有什么问题。作为受方的詹姆斯自己愿意名留青史吗？或者说是他母亲主动提出让他做琴纳的试验品的吗？

西方的科学家们并没有因为琴纳的伟大而为他避讳，有不少人指责琴纳将詹姆斯作为试验的豚鼠，与75年前卡罗琳公主如出一辙。卡罗琳公主当年用的是判了死刑的囚犯和无依无靠的孤儿，詹姆斯自然不属于这两类，但是，詹姆斯的父母为琴纳家打零工已经很多年了。

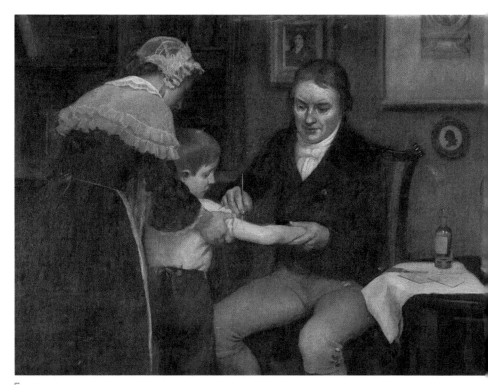

「琴纳为小男孩菲普斯接种牛痘」

琴纳从来没有解释他是怎么说服詹姆斯的父母的。琴纳相信牛痘是无害的，也有很多挤奶女工作为先例，但这是连当时的医生们都不相信的，更何况没有受教育的菲普斯夫妇。琴纳也许只是直接提出了这个要求，作为菲普斯夫妇的衣食父母，他的要求是很难拒绝的。

科学的前进中有很多勇敢的牺牲，也有很多无奈的牺牲。伟人也会有缺陷，但这并不妨碍他们成为伟人。

从琴纳的角度，这样做对詹姆斯一点坏处都没有。以他家的经济状况，是不可能接种人痘的。英国的孩子通常在7岁左右得天花，詹姆斯正处在这个岁数，不接种牛痘的话，他也许很快就会得天花，死亡的可能性为1/3。接种成功，就会使他终生免得天花。牛痘在女工身上是无害的，但在孩子身上的反应从未经过证实。

接种后，琴纳记录了詹姆斯的反应：第7天抱怨胳膊不舒服。第9天发冷，没有食欲，有点头疼，整整一天不舒服，晚上难以入睡，但是第二天全好了。

不久，詹姆斯出痘，然后脱落。换句话说，他出现牛痘的症状，然后恢复过来了。这说明牛痘接种是安全的，然而真正的试验还没有开始。恰恰在这时，天花在伯克利出现了。7月1日，琴纳在詹姆斯的双臂

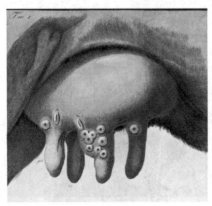
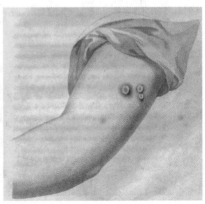

「长有牛痘的牛乳房和接种牛痘的人手臂」

上接种了人痘，没有出现任何症状。一年之内，琴纳一共给詹姆斯接种各种人痘20次，詹姆斯没有出现任何天花症状。

兴奋异常的琴纳做了一件事，他在自己家旁边盖了一间木屋，送给詹姆斯。

1796年夏天，在英国的乡村，有人作出一个选择，于是有一头母牛，一位挤奶女工，一位男孩，一场试验，一间木屋，以及一项伟大的发现，被载入史册。

初次成功之后，琴纳还要做更多的试验。1798年，天花和牛痘在伯克利一同爆发，让琴纳有了充分的试验机会。他先给7岁的姑娘汉娜接种牛痘，等症状出现后，从汉娜身上取样给另外4个孩子接种，其中包括自己一

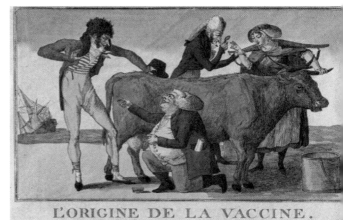

「法国人画的《牛痘的起源》」

岁半的儿子罗伯特。每次接种牛痘后，他都立即给孩子们接种天花，孩子们都没有出现天花的症状。大功告成！

琴纳终于有一种解脱的感觉，作为忠诚的教徒，他认为这是上帝选择他来完成一项伟大的使命，是上帝让他教会人类用牛痘消灭天花，所以他从此自称是世界的免疫员。

1798年底，琴纳将牛痘接种的结果写成小册子，题目叫《牛痘的起因与后果——英格兰西部某些郡的调查》，1799年出版了第二本小册子《牛痘的进一步观察》，1800年出版了第三本小册子《与牛痘相关的事实和观察的继续》。

第一本小册子问世后，在英国医学界引起了广泛的关注。牛痘接种看起来比人痘接种更为有效和安全，医生们更看重琴纳的方法和旧方法的区别，1803年里查德·杜宁医生首先称牛痘接种为"疫苗接种"（Vaccination）。70年后，伟大的科学大师、法国的路易·巴斯德为了对琴纳表示尊重，把用接种来刺激免疫以抵抗疾病的办法称为"疫苗接种"（Vaccination），所用的叫"疫苗"（Vaccine）。

琴纳的发现并不仅仅是人类征服天花这个大敌的开始，而且使人类在思想上石破天惊，人类第一次意识到疾病是可以被预防或者治愈的。疾病一直以来就被认为是和吃饭睡觉一样，是生活中必不可少的一部分。正是从琴纳开始，人类意识到自己能够拥有战胜疾病的力量。连斑点恶魔这种凶恶的疾病都可能被征服，那么还有什么不能被战胜或者征服？人类从琴纳那里得到前所未有的信心和胆量。

这个信心与胆量就是我们今天所享受的现代文明的源泉。

7. 墓碑的重量

琴纳一下子多了很多朋友。英国的医生们如潮水般向琴纳涌来，向他讨教种牛痘的技术，讨要牛痘疫苗。通常琴纳会寄去一个小管子，里面装有一支针，针头是牛痘疫苗。因为牛痘在体外只能存活几天，如果幸运的话，医生们能够成功地接种，然后用从手臂到手臂的办法延续下去。

琴纳也一下子多了很多敌人。很多人包括一些医生认为接种违背上帝的意愿，他们甚至认为天花是上帝的礼物，用以减少穷人的数量。如果人为地战胜天花的话，穷人的数量就会失控。

另外一部分敌人是那些因为接种人痘而发大财的医生们。因为担心如此方便低廉的牛痘接种会断了他们的财路，他们到处散布谣言，说牛痘接种更危险，会杀死人，会把人变成母牛。一会说某位姑娘举止跟牛一样，一会讲某个男孩长出牛脸了。

但是，多数人是站在琴纳一边的，他们从朴素的角度考虑，既然吃

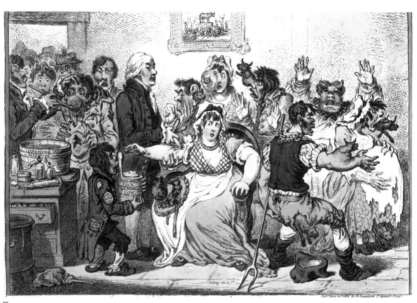

这张1802年的漫画宣传说接种牛痘后人会发疯，变成怪物

牛排喝牛奶都没有问题，为什么接种牛痘就会有问题？

反对的观点很快被公认为迷信。19世纪初英国公众的勇气和对新生科学的信赖让今天的我们惭愧。

琴纳的小册子一发表，马上被翻译成法文、德文、西班牙文、荷兰文、意大利文和拉丁文。尽管整个欧洲都在和法国交战，但大家不约而同地以最大的热情关注琴纳的发现，国家之间的战争与人类和天花的战争相比，实在是渺小得可怜。

首先获得牛痘样品的是奥地利，卡罗医生写信向琴纳索要样本，琴纳很快寄了给他。卡罗和奥地利要人关系很好，样本得以用最快的速度传递——一到丹麦港口，立即马不停蹄送到他手中。接种获得成功，卡罗将牛痘疫苗传入波兰、匈牙利、俄国和意大利。

俄国沙皇亚历山大一世在证实牛痘的效果后，下令全国接种，俄国成为第一个全面接种牛痘的国家。每个城镇都成立了接种委员会，为了确保自己的命令得以执行，亚历山大专门组建皇家医学警察对这些委员会进行监督。第一位接种牛痘疫苗的孩子被命名为"Vaccinov"（疫苗之子），专门用黄金车接到首都。俄国医生一共接种了200万人左右，沙皇特地送给琴纳一条昂贵的钻石项链。

在意大利，主要是教会在大力宣传支持。为了证明牛痘的神奇，医生让接种了牛痘的孤儿和患了天花的孩子睡在一张床上。在没有医生的农村，牧师在教堂里接种。

拿破仑派遣医生欧伯特到伦敦专门学习牛痘接种，受到英国官方的欢迎。尽管琴纳没有和欧伯特见面，但当他听到这个消息后，说了这样一句话："科学没有战争。"

欧伯特回到法国后，拿破仑下令全军没有得过天花的士兵都要接种牛痘。这个决定获得英方的大力赞扬，因为这样一来就不用担心法国战俘带来天花。

法兰西帝国的皇帝拿破仑一世曾收到了英国一名乡村医生的来信，请求他释放几名英国战俘。当时英法正在争夺欧洲的霸权，战俘是要用来交换的。通常这种请求，拿破仑一概不理会，而且他一向瞧不起医生，每次见到一名医生，他的第一个问题永远是："你在行医中已经杀了多少人了？"因此这一次，手下认为皇帝陛下肯定和往常一样，将这封信顺手扔到壁炉中去。

没想到，拿破仑一看签名，便脱口而出："我无法拒绝这个人的任何要求。"

一代天骄拿破仑，打遍欧洲无敌手，连远在大洋彼岸的美国，年轻的军人们也以他为偶像。拿破仑眼高于顶，目无余子，纳尔逊·威灵顿等一代英国名将皆不在他的眼里，但只折腰于英国西部伯克利的一名乡村医生，因为他叫爱德华·琴纳。旅行者还常常携带他写给拿破仑的便条，如同特殊通行证一样，在法国任意旅行，不用担心被捕。

不仅是拿破仑，欧洲各国的君主，无论是西班牙的卡洛斯四世，还是俄国的亚历山大一世，对他的请求都无法拒绝。他的另外一名崇拜者，当时的

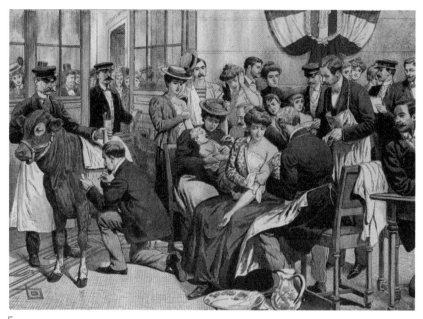

「法国积极推广牛痘接种」

美国总统杰斐逊在给他的信中是这样说的:"人类将永远不会把你遗忘。"

牛痘从法国传入西班牙,西班牙国王卡洛斯四世特意派遣一支舰队把牛痘疫苗带到西班牙在美洲的殖民地。为了确保疫苗的活性,船上载了22名来自孤儿院的男孩,开船时接种两人,以后每周接种两人,10周后舰队到古巴后,再换上一批男孩。就这样西班牙舰队把牛痘带到墨西哥和南美,再从那里驶向菲律宾。从1803年到1806年,这只舰队的医生一共接种了23万名儿童。

美国波士顿的本杰明·沃特豪斯医生成为美国的琴纳。1800年根据琴纳的小册子,他为四个儿子接种牛痘,然后用人痘进行验证,确认效果后,用波士顿卫生局送来的19名孤儿进行重复试验。然后为了证明所用的人痘还很危险,他进行了一项琴纳没有做的试验,把这些人痘给两名从来没有得过天花和从未接种牛痘的孤儿接种,两个孩子后来都得了天花,虽然活了过来,可是脸上留下了斑点。

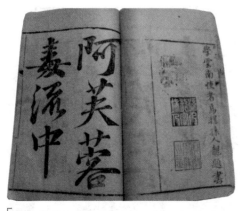

「《引痘略》书影」

孤儿们一而再再而三地为人类征服天花而不自愿地牺牲着。沃特豪斯用这种今天的医生和科学家想都不敢想的残酷方式向美国人证明了牛痘的效果。沃特豪斯将这个结果告诉了美国第三任总统托马斯·杰斐逊，杰斐逊马上让全家进行牛痘接种。

1805年，葡萄牙商人哈维特将牛痘从菲律宾带到澳门，东印度公司的医生皮尔逊得到牛痘后，成功地为中国人接种。他的助手邱熺1817年所著《引痘略》，是第一部中文的种痘全面介绍。邱熺一生接种上百万人，他为两广总督阮元之子进行了成功的接种，使牛痘疫苗获得官方的支持。阮元在严禁贩卖鸦片时，高度评价了洋人带来的另外一种东西——牛痘的救命功效，倡导全国接种，并赋诗云："阿芙蓉毒流中国，力禁犹愁禁未全。若将此丹传各省，稍将儿寿补人年。"

尽管还有很多敌人，但从1801年开始，琴纳便开始被荣誉包围了。这一年除了沙皇的项链外，他还获得几个奖牌，包括来自英国皇家海军的。1802年他获得皇家的奖金1万英镑，1806年再次获得2万英镑，以弥补因为研究和接种牛痘而损失的行医收入。

1802～1803年，琴纳在伦敦待了几个月，然后回到伯克利。1805年，伦敦的一群医生希望他搬到伦敦，并保证让他通过给富人接种而富甲英伦。

琴纳拒绝了这个邀请，因为生活在伦敦那个喧闹的城市，他会失去在伯克利的快乐。他所追求的就是在家乡有家人和朋友、受到人们的爱戴和尊敬，这就足够了。

在那个科学发现的黄金年代，很多人因为一项发明而成为名人，也有很多发明家迷失在功名中。

当年人们视种痘为买命，琴纳完全可以靠牛痘接种这个安全、没有任何症状、不用隔离的办法成为古往今来最富有的人，但是他依然坚持作为一个乡村医生的快乐。

多么廉价的快乐，多么伟大的快乐。

琴纳依旧很努力地工作，比成名以前还要努力。每天早上早早起来，回复各国的来信，1806年他从一封来信中得知在中国接种牛痘成功后非常高兴，他认为在中国这个种痘的故乡进行普遍接种要比在英国容易得多。可惜事实并非如此。

欧洲和美国所有的医学协会都请他加入，大学授予他名誉学位，1813年牛津大学也破例授予他医学博士的学位，琴纳医生终于名副其实。这些学位在授予时都要求被授予人做书面答复，每一次，这位依旧在伯克利乡间行医的郎中总是自我介绍为：世界的免疫员。

每周固定的某一天，他都会为穷人免费接种。无论刮风下雨，穷人们早早来到他的门前，常常有300人之多，仆人们让大家在花园里被琴纳称为"接种天堂"的木屋门口排好队。忙碌的一天结束后，他忘不了感谢上帝让他为这么多的人免除斑点恶魔的危害。

琴纳1811年得了一场大病，1815年他的妻子去世，他也开始衰老了。1820年琴纳中风，但恢复过来。1821年被英王乔治四世封为御医，1822年被选为伯克利市长和和平法官。

1823年1月25日，中风再次光临，次日，琴纳去世，终年74岁。

在琴纳的葬礼上，无数为他所拯救的人从各地赶来，詹姆斯·菲普斯站在最前排。

之后将近200年，人类出现了很多科学巨人。但是无论他们取得多么伟大的成就，无论他们多么狂妄，每当他们想到英国伯克利那块墓碑的时候，都会变得无比的谦逊。

那块墓碑上刻着："这里是人类最伟大的医生的长眠之地，琴纳以他的智慧把健康和生命带给全世界半数以上的人。"

在这个星球上，绝对没有第二块墓碑能够承受如此的重量。

8. 恶魔被征服了吗

对于牛痘接种的前景，琴纳自信地预言："虽然我没有十足的信心，但请容许我祝贺国家和普通大众，一种解除天花的方法，将能使一个每小时都夺走人生命的疾病、一个被视为人类最严重灾祸的疾病，从地球上永远销声匿迹。"

事实证明他太乐观了。

杰斐逊担任美国总统期间，曾下令军队为印第安人接种，可惜由于联邦经费紧张，这个计划夭折了。30多年后，汽船把天花带给西部的印第安人，五年之内印第安人人口暴减，使得白人西进毫无阻碍。

欧洲国家开始硬性规定，儿童上学前必须接受免费的牛痘接种，天花开始从欧洲消失了。1895年，瑞典成为第一个无天花国家，1899年波多黎各成为第二个，1920～1940年，所有欧洲国家相继消灭天花。

可是在美国，疫苗接种的阻力非常大，因为一部分人出于宗教信仰拒绝接种疫苗，另一部分人则认为接种疫苗侵犯了他们的民权。但是1947年的一场意外改变了这一切。1947年3月，一位去过墨西哥的美国商人倒在了纽约的公车上，被送往医院，直到去世，医生

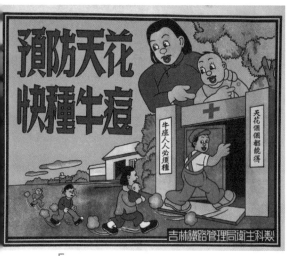

「中国在上世纪50年代接种中牛痘的宣传画」

才意识到他得的是天花。有无数人在公车上和医院里接触了这个天花患者。消息在报刊上刊出后，纽约全城陷入恐慌，市政当局紧急开展全体市民天花疫苗接种行动，在陆军、海军的帮助下，到4月20日，345万纽约人接种了天花疫苗，没有再出现一例天花病例。从此，美国的天花疫苗接种进展顺利，到1951年，美国只出现11例天花病人。

但是由于以亚非为主的国家没有现代化的医疗系统，缺乏政府的重视，以及出于宗教信仰等原因，20世纪，天花还是夺去3亿人的生命，平均每年300万。对天花还是

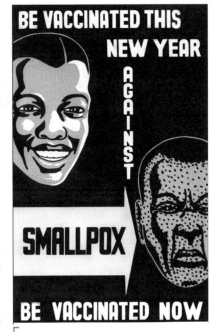

美国宣传接种天花疫苗的海报

没有特效药，唯一的办法，就是牛痘接种。琴纳的牛痘病毒在漫长的岁月中出现了变异，变成一株新的病毒，但对天花还有效。

科学在飞速发展，巴斯德建立了免疫学，病毒学也随即诞生了。牛痘接种也经过不断的改良。琴纳本人已经注意到从手臂到手臂的办法会传播其他疾病。1843年意大利的医生加以改良，把牛痘种在牛身上，然后牵着牛到处给人接种，但是使用同一针头接种不同的人还是会传染疾病。直到20世纪，一次性针头出现后，才彻底解决了传播其他疾病的问题。可是在中国，由于很晚才开始使用一次性针头，导致中国成为肝炎大国。

1966年，在美国医生唐纳·亨得森的领导下，世界卫生组织（WHO）开展全球消灭天花行动，主要在亚非拉国家全面接种牛痘，使天花找不到新的载体而自然消失。这个计划一开始很不成功，无论怎么

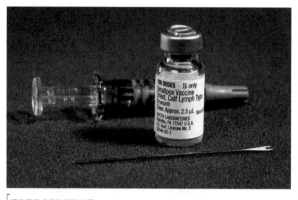

「现代天花疫苗和接种工具」

努力，天花还是能找到新的感染者。

1968年，运载疫苗的船没有如期到达尼日利亚，当地的医学工作者不得不采取变通的办法，因为疫苗有限，他们只能针对重点。医疗人员散发天花病人的照片，一旦看到病人马上报告。病人出现后，对其所住的村庄全面封锁，全村人无论是否接种过都要再接种一次，直到病人恢复，没有新的病例出现为止。这个直接切断天花流行链的重点接种相当成功，三年半时间内，中非和西非消灭了天花。

在亚洲，最大的困难是在印度，1974年春天的一场流行杀死了25000名印度人。印度的最大问题是他们崇拜天花女神，认为牛痘接种违反了自然，就算清除了天花，女神的怒气也会从其他方面表现出来。医疗人员只能以毒攻毒，大力宣传牛痘接种是获得天花女神同意的。其次挨村乞讨的乞丐是天花传播的主要途径，医疗人员为那些得天花的乞丐提供食物和住处，直到他们没有感染性为止。1975年7月4日，印度天花灭绝，也标志亚洲天花灭绝。

1977年索马里的厨师马林成为最后一名自然感染的天花病人。1978年，英国一家实验室的天花病毒意外泄漏，医学摄影师珍妮·帕克和她的母亲被感染，帕克死于天花，该实验室的负责人也因此自杀。天花就这样在英国这个牛痘发明地寿终正寝。1979年，世界卫生组织宣布天花绝迹。

琴纳的梦想在180多年后终于实现了。

但是新的问题出现了。琴纳一直以为牛痘对天花的免疫性是终生的，尽管当时出现过接种牛痘后感染天花的例子，他都认为是接种的问题。其后，科学家证明牛痘的免疫不是终生的，具体能有多长并不清楚，有人认为10年，有人认为30年，也许能够让人躲过儿童这段对天花最易感的时期。免疫系统能够记忆，也能够忘记。

以美国为例，1972年停止牛痘接种，现在有42%的人没有接种过牛痘。1980年以后世界卫生组织不再建议接种牛痘，从那时起，几代人没有接种牛痘。加上免疫失忆，天花完全有可能像西班牙人来到新大陆时那样，引起全球性的大流行，死者会以亿为计算单位。

世界卫生组织虽然宣布天花灭绝，可是严格来说，天花没有被灭绝。1980年世界卫生组织要求各国毁掉保存的天花毒株或者送到美国和苏联保存。英国把毒株送到美国，其他国家同意销毁。美国的天花病毒保留在亚特兰大的美国疾病预防控制中心，苏联的天花病毒保存在西伯利亚的国立病毒和生物技术研究所。两国都保证不将其用于生物战。

在军事家眼中，天花和鼠疫一样，是一个可以在很短时间内消灭上百万人的最有效的生物战武器，而且天花更为适用。除了英军对印第安人的所作所为外，历史上还有一起用天花作为生物袭击的例子。

1864年冬，林肯再次当选总统后，南方政府便开始策划把天花病人用过的衣服送到华盛顿。林肯在葛底斯堡做那个著名演说时，一名南方的女间谍化装成烈属，和他亲吻了一下，结果林肯在回程的火车上出现低烧。这个女人患有天花，幸好感染力没有那么强，这次生物袭击没有成功。冷战时期，美军和苏军的实验室里都在努力研究如何使用天花作为武器。

美俄两国共有大约600个冷藏管，装着这个世界上仅有的天花病毒。世界卫生组织1986年开会决定，于1993年底销毁这些剩余的病毒，但是最后期限过去了14年，病毒还没有被销毁。原因是正反双方争论不休。一方希望彻底抹去天花，一方认为从研究的角度，保存天花病毒是必要的，因为它有可能卷土重来，到那时就用得上了。

当然，我们也不能排除有些国家秘密地保存着天花病毒。而且，这个可能性非常大，大到可以肯定的程度。

2014年，美国意外地发现几管天花病毒，是当时忘记销毁的。在世界其他地方，是否还有这些漏网之鱼？

1991年海湾战争期间，当得到萨达姆有可能使用天花作为武器的情报后，老布什总统发出威胁，如果这种情况发生，他将不惜对伊拉克动用核武器。

于是世界卫生组织把天花毁灭的期限一再延长，1994年，1995年，1999年，2002年。在2002年期限到来之前，2001年4月，美国政府宣布购买了4000万份天花疫苗，将现有储备翻了两番。

2001年9月11日，美国遭遇恐怖袭击，然后是炭疽。2001年11月，布什总统下令不得销毁现有的天花毒株。2002年1月，世界卫生组织将天花病毒销毁期限无限期延长。2003年美国政府将4000万份的天花疫苗采购计划改为2亿份。

美国政府终于宣布最后计划，陆续购买8000万份天花疫苗，可用于4000万人免疫，加上原有的储备，足以应付针对美国的恐怖袭击。

天花病毒很容易复制和传播，确实是有力的生物武器。美国对此已经做好了准备，其他国家呢？

琴纳在天上流下了眼泪，他终于明白，自然界的斑点恶魔是能够被征服的，可是人心中的斑点恶魔是永远无法被征服的。

附：历史上著名的麻子

1. 明太祖朱元璋

根据《明史》本传记载，明朝开国皇帝朱元璋长得"姿貌雄伟，奇骨贯顶"，这个形容就是长得非常丑的意思。《明史》是清人所做，当然用不着遮掩什么，因此我们大可以相信这个形容是接近历史事实的。

历史上流传下来的朱元璋的画像有两张，其中一张端正慈祥，连眉毛都一边齐，满脸和气，慈祥仁爱中显得威严沉稳。另外一张黑黑的大脸，额头和太阳穴高高隆起，颧骨突出，宽阔的下巴要比上颚长出好几分。大鼻子，粗眉毛，一对眼睛鼓鼓的，放射出冷酷凶狠的光芒。

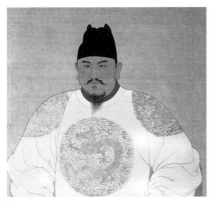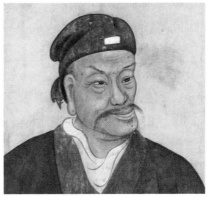

「两张差别极大的朱元璋画像」

慈祥仁爱的这张图，是宫中的天子标准相，据民间传说，这张画像是在杀了两位画师后才画成的。那张丑图估计是元朝颁发的剿匪告示：通缉朱匪元璋一名。画像是根据采访皇觉寺的老和尚、郭子兴的儿子以及被朝廷招安的朱军官兵而得来的，可信度为99.99%。

其实民间还有几张朱元璋画像，共同的特点除了极度地包天的下巴之外，就是一脸的麻子，标准相是脸上要点上36颗红麻子。这个也是有历史根据的，因为他小时候全家都让鼠疫给害死了，而他自己也是劫后余生，得了天花没死。

如果按阶级划分，几千年来这么多帝王，老朱是最根红苗正的，绝对是赤贫的无产阶级。除了要饭的破碗之外，只有一脸麻子。他为什么没有获得朱麻子的外号？主要是因为他其他地方长得更吸引人，相比之下脸上有麻子不算太大的缺点。

历代开国以后的最大问题是如何处理一道打江山的功臣们，皇帝只能一个人当，总会有人心理不平衡，当上皇帝的更是睡不好觉。因此新帝会想出各种手段来处理这些功臣，有温和的也有血腥的，而最暴力的非朱元璋莫属。他几乎将功臣宿将全杀光了，结果四儿子燕王起兵造反的时候，继位的大孙子手下连个能领军打仗的都没有。

朱元璋的所作所为几百年来为后人议论不休，他的行为似乎可以理解，也似乎不好理解，因为大家没有考虑到天花对朱元璋的心理造成的影响。

天花和鼠疫不一样，鼠疫是剧烈的短痛，而天花则是毕生的心伤。

朱元璋有一首咏燕子矶诗："燕子矶兮一秤砣，长虹作竿又如何。天边弯月是挂钩，称我江山有几多。"看似气势磅礴，其实也从侧面说明他本人的精神处于一种癫狂状态。

明朝历代的皇帝，如果举止正常的话反倒让人觉得不正常，似乎朱家的正统后代都应该精神异常。很多学者认为朱元璋有精神病，该基因显性遗传下来，造成有明一代的乌烟瘴气。其实明太祖精神上的毛病不是在基因水平的，而是心理上的阴影。

天花对幸存者的最大影响是毁容，尤其是麻子比较严重的那些人。由于天花基本上是在幼年患上的，这些麻子是在人们厌恶的眼光中成长的，在心理上有很强的自卑感，同时也有很强的报复心理。从穷光蛋到皇帝，从任人欺凌到天下一人，他的自卑和报复心理便时不时地强烈爆发一下，屡兴大案，每次不杀几万人不罢休。后来的荣华富贵并不能弥补朱元璋儿时的心理创伤。终其一生，他都生活在天花未痊愈的伤口之中。

2. 康熙大帝

清兵入关得了天下，气焰嚣张的多尔衮正当壮年的时候病死了，顺治憋屈了好多年，终于熬出头，先挖了多尔衮的坟，然后把多尔衮的党羽杀的杀赶的赶，好日子刚刚开始就得了天花。

皇帝得天花，太医束手无策，没几天连顺治自己都明白要准备后事了。满清在东北的时候很少见到天花，看起来事关江山社稷，顺治问太医怎样才能躲过天花，太医启禀皇上，只有得过天花的人才能躲过天花。顺治把儿子们都叫到床前，挨个看去，好，皇位就传给三儿子。

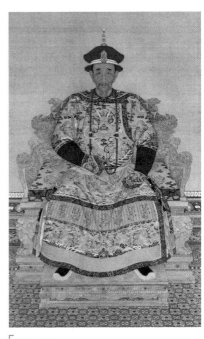

「康熙皇帝画像」

三儿子登基，就是中国历史上很成功的皇帝之一康熙，杀鳌拜平三藩，收复台湾平准部，连俄国都不敢造次，对内也没有兴起大狱，自己儿子们的案子也没有牵涉多少人，满清在中国的统治在他这一届根深蒂固了。朱元璋的心理阴影康熙没有，是因为他出身高贵，变成麻子以后旁人对他还是毕恭毕敬的。

但康熙的心病还是天花，满族入关前几乎没有天花，入关后天花成了满人的一大杀手，宫中也常有死于天花的。康熙希望找到对付天花的办法，很快种痘术便传入宫中。满清皇室肯定和英国皇室一样，认真地进行了人体试验。证明了种痘的安全性和可靠性之后，康熙在宫中建立了皇子种痘的规矩，这样一来其后的满清皇帝王爷们既不会和顺治一样死于天花，也不会和康熙一样变成麻子。

康熙于文治武功之外，最为人称道的是热爱科学，除了对种痘的研究达到大清科学院院士的水平外，对西洋科学也有非常深的造诣。据说当时西方深奥的科学著作在他眼中和科普读物差不多，于是就出现了历史上一个非常奇怪的现象，中国好不容易出了一个非常能干也非常热爱科学的皇帝，可是中国的科学技术和西方的差距依旧越来越大。相比之下，俄国出了一个彼得大帝，一下子从半原始社会进入了半现代化社会。中国出了康熙大帝，其综合指数毫无疑问在彼得之上，而且中国的底子比俄罗斯好多了，为什么没有出现同样的跃进？

理由很多，历史的大规律也被探讨了，唯独没有考虑到康熙自身的原因，也就是麻子的心理。康熙虽然是位很幸福的没有被歧视过的麻子，其心理成长和朱元璋比起来要健康100万倍，但归根结底他还是麻子，一照镜子就会暗暗提醒自己，脸上的坑坑洼洼总会让他心里不痛快。

康熙热爱科学，完全是限于个人爱好，并没有从国家富强的角度去考虑，就和他大力推广种痘术一样，为的是朕而非天下。

如果拿康熙和拿破仑的对头俄国沙皇亚历山大一世相提并论，很多人会感到不解，因为前者是中国历史上少有的贤君之一，后者则是俄国平庸的沙皇之一，但是在天花这件事上，两人不仅可以相提并论，而且亚历山大一世的所作所为要比康熙伟大得多。

因为亚历山大一世，俄国成为世界上第一个普及接种牛痘的国家。很短的时间内就有200万人接种，沙皇动用国家机器和独裁手段，扫除了对种痘的反对和阻碍，使种痘在俄国雷厉风行地推动起来。由于他的努力，起码有数百万俄国人免于死亡，对俄国的昌盛也起了很大的作用。

亚历山大一世推行的是牛痘，康熙在世的时候是人痘，但是从接种技术的角度并没有本质的差别，在牛痘出现以前，在海外的英军已经达到全军接种人痘的水平，说明大规模人群接种不成问题。由于要对皇子的安全负责，清朝太医院对种人痘的研究极为详细，其水平也很高很精，这种皇家推动的研究比琴纳个人的探索要全面得多，加上中央集权的体制，完全可以迅速推广到全国，让亿万人受益，与此同时推动中国科学技术的革命。

我们今天所颂扬的种痘法被康熙大力提倡之事，其实是把民间秘法变为宫中秘技，其成果只供皇室独占，和民间没有丝毫关系。天下为公这四个字在皇帝的眼里是痴人说梦，亚历山大一世如此，康熙也如此，但是在推广种痘上，于公于私都有益。亚历山大一世在全国范围推广种痘，恐怕主要是基于人力的考虑，希望天花不再影响他的兵源。拿破仑下令全军种痘也出于同样的目的。而康熙连这种私心都没有，更不要说西班牙的卡洛斯四世派舰队给殖民地接种这种履行君主义务的事情了。

以种痘来说，推广起来不是什么难事，但是在康熙的意识里，在号称勤政的满清皇帝们的脑袋里，是不可能的事，不是因为他们的私心，而是他们的愚昧和短视，使他们看不到这件事对他们的江山社稷的好处。不管受过多少汉文化的熏陶，满清皇族从骨子里依旧是白山黑水的野人。

3. 华盛顿

1776年，英军放弃波士顿，华盛顿兵临城下，面对空城迟迟不进去。因为据可靠情报，英军在城里布下了天花。对这个情报，华盛顿深信不疑，因为13年前，这个生物武器英军已经用过一次了。

1763年，北美的英军西进开拓新的殖民地，经常被印第安人攻击，而且还有一支部队被人家团团围住。总司令杰弗里·阿默斯特（Jeffrey Amherst）给守军司令亨利·保魁特

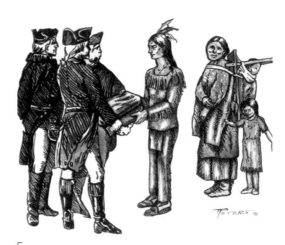

「英军把天花病人用过的毛毯送给印第安人」

写信，建议把天花传给印第安人。亨利便借着和谈的机会，把天花病人用过的毛毯送给印第安人首领，不久印第安人的进攻就停止了。

华盛顿倒是不怕这个，因为他也是个小麻子。中国人认为麻子是天女散发的，中亚的说法，麻子是因为骆驼把吐沫吐在你的脸上。美洲没有骆驼，而且华盛顿知道自己是怎么变成麻子的，这是成年后患上天花的缘故。13年前他是英军的一名军官，知道天花的厉害，也知道英军敢这么做的原因，因为英军全军接种了人痘。

华盛顿在波士顿城下踌躇再三，最后下令全军没得过天花的人全部接种人痘，这是历史上第一次大型免疫接种，在某种意义上改变了战争的进程。虽然华盛顿的军队在训练和装备上都落后于对手，但始终保持着战斗力，赢得了最后的胜利。

华盛顿习惯上被称为国父，其实美国的国父是一群人，其中杰斐逊等人最担心的是建国以后出现独裁，因此在草拟《独立宣言》时就处心积虑地限制领袖的权力。华盛顿本人的观点与其相反，是推崇大政府的，但是并没有拥兵自重而坚持自己的政治主张。虽然手下衣衫不整、被拖欠了很久军饷的官兵们对政客怨声载道，华盛顿还是在获得最高荣誉之时表现出对民选立法机构的无私的谦恭，立即解甲归田。他后来出山任美国第一任总统，连路费都得自理，为此还需要借债，连任后再次急流勇退。这种事在当时的中国人眼中，只有上古的尧舜才能做到，福建巡抚徐继畬在《瀛寰志略》中对此击节赞赏。

"华盛顿，异人也。起事勇于胜广，割据雄于曹刘。既已提三尺剑，开疆万里，乃不僭位号，不传子孙，而创为推举之法，几于天下为公，骎骎乎三代之遗意。其治国崇让善俗，不尚武功，亦迥与诸国异。余尝见其画像，气貌雄毅绝伦，呜呼，可不谓人杰矣哉！米利坚合众国以为国，幅员万里，不设王侯之号，不循世及之规，公器付之公论，创古今未有之局，一何奇也！泰西古今人物，能不以华盛顿为称首哉！"

其实华盛顿不传子孙一是宪法禁止，二来是自己没有亲生子女。华

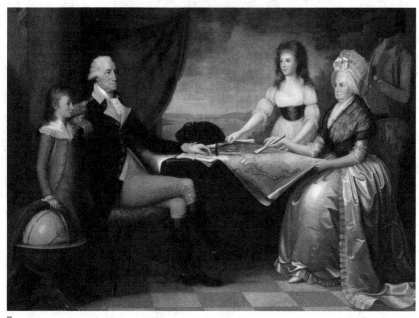

华盛顿和家人在一起

盛顿因为天花丧失了生育能力，解甲归田后与带着两个孩子的富孀马莎结婚，并一直抚养她前夫的孩子。在玛莎的儿子死去后，还继续养育了他的儿子和女儿。玛莎的女儿3岁时早夭，儿子卡斯蒂斯的独生女则嫁给了李将军。现在美国到处都以华盛顿为地名，他和他的战友们把天下为公传进一代代美国人心中。

　　华盛顿对名利异乎寻常地淡漠，只想当一名农业技术员，这也离不开天花对他的影响。华盛顿因为是成年后患天花，大难不死加上麻子不严重，让他对人生看淡了许多。率军争取独立是他作为殖民地人的责任，出任总统是他作为公民的义务，在他的心里，没有坐拥天下这个概念，因为对他来说，经历过天花之后，生命本来就是上天的礼物，除此之外他再没有什么值得要求的了。

　　古往今来，最伟大的麻子非华盛顿莫属。

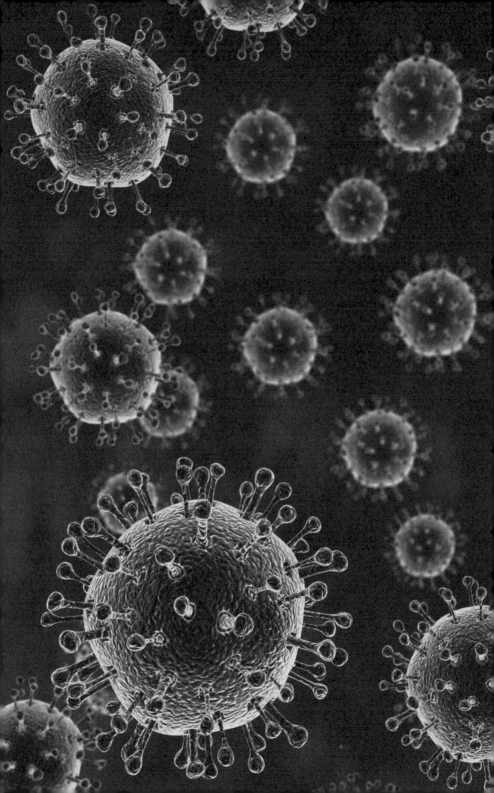

03 魔鬼之舞

大流感，让1918这个年份成为无数人心中的噩梦。那一年，美国人均寿命是39岁。这场为期一年的流感所杀死的人，要比黑死病在200年中杀死的人多，要比艾滋病在过去四分之一世纪杀死的人多。然而同样拜流感所赐，德国征服世界的野心终成泡影。流感过后，人类寻找引发这一场浩劫的原株病毒的漫长过程，也成为举世瞩目的传奇。

一、神秘女郎

1. 故意遗忘的历史

人在旅途，经常发生的事情是等待，最难打发的是时间。30多年前的一天，在美国华盛顿州州立大学的图书馆里，有一个人百无聊赖地站在书架前，打算消磨那天剩下的时间。此人名叫阿尔费里德·克瑞斯比（Alfred Crosby），是到此出差的得克萨斯大学奥斯汀分校的教授。克瑞斯比是一名历史学家，他面对着的是一排世界历史编年书。尽管这种科普读物对克瑞斯比教授来说太小儿科了，可是他还是停步不前。面对一排编年书，克瑞斯比犹犹豫豫地不知道选哪本。最后，他选中了标着1917的那本。

克瑞斯比无目的地翻阅着，最后停留在美国的内容上，书上记载：1917年美国人均寿命51岁。克瑞斯比若有所思，看来那时候的生活已经算不错了。他放下这本，又从书架上拿起标着1919的那本，在同样的地方找到：1919年美国人均寿命同样是51岁。他再放下这本书，顿了一下，拿起标着1918的那本，轻轻地翻到相同的地方，小心翼翼地看：1918年美国人均寿命是39岁。

那天剩下的时间，克瑞斯比一动不动地坐在华盛顿州立大学图书馆里，脑子里只有四个数字：1918。夜幕降临的时候，他终于明白了为什么自己最后拿起1918年那一本，因为对他来说这一年好像没有存在过，他父亲从未谈过那一年，经历过那一年的人也同样避口不谈那一年，1918年似乎根本不曾存在过。

从这一天起，克瑞斯比开始收集这一年的资料，他发现这一年是多数历史学家闭口不谈或者轻描淡写的一年，好像集体性地想把它遗忘掉。为什么相去不远的历史让人有意识地视而不见？终于他豁然开朗，造成这一切和美国人均寿命下降12年的原因，就是在那一年凭空出现了一个神秘莫测的女郎，他决心从历史资料和幸存者的记忆深处重新挖掘1918年。1989年克瑞斯比的《被美国遗忘的灾难》（America's Forgotten Pandemic: The Influenza of 1918）出版，让全世界回眸1918年。

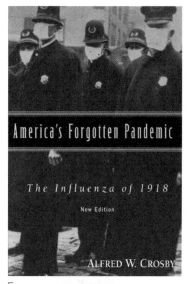

「《被美国遗忘的灾难》封面」

几年前，笔者在图书馆借到了这本书，正要转身离去，身后传出一声深深的叹息，刚刚把书递给我的那位老妇人幽幽地自语："那一年，我失去了三位亲人。"

1918年是许许多多经历过的人毕生不愿意提起的一年，是许许多多幸存下来的人希望从记忆中抹去的一年，也是对许许多多后来者一片空白的一年，在某种意义上来说，它是人类丢失的一年，因为绝大多数的身临其境者都希望那一年根本不曾存在。

记得网上有个贴子叫你最希望生活在什么时代，这个不好回答，不过要是问我最不希望生活在哪一年，答案一定是1918年。那一年对地球人来说是鬼域，因为没有任何一年里，包括黑死病最猖獗的1348年，也没有那么多的人失去了最宝贵的东西：生命。

20世纪初的历史对今人来说并不遥远，似乎就是昨天。1911年东北大鼠疫被伍连德控制后，人们从对黑死病的恐惧中挣脱出来，重新扬起生活的热情。在中国，满清王朝被推翻了，进入了民国。皇帝没有了，可是战乱频仍，小规模的鼠疫、霍乱还在不停地流行。而全球范围，人类活动的频率快速增加，全球化的趋势越来越明显。处于人类文明前沿的欧洲剑拔弩张，终于在东北大鼠疫之后的第三年——1914年爆发了全面战争，也就是第一次世界大战，一打就打了4年，到了1918年。

在世人印象里，1918年是战火纷飞的一年。牵引着人类文明车头的欧洲硝烟弥漫，第一次世界大战进入了第四个年头，也是变数横生的一年。

美国在战争的前几年一直置身事外。1917年1月17日，英国情报机构截获了德国外交部长亚齐默曼传给德国驻华盛顿大使贝伦朵尔夫、然后转交给墨西哥总统加汉扎的密电。内容是德国将在2月1日重新开始无限制海战，用潜艇攻击各国商船。为了阻止美国因此参战，德国建议墨西哥入侵美国，并承诺帮助墨西哥从美国手中夺回得克萨斯、新墨西哥和亚利桑那三州。德国还要墨西哥说服日本共同进攻美国，德国将提供军事和资金援助。

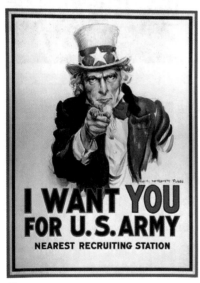

「美国的征兵海报」

得知电文内容后，1917年4月6日美国正式参战，整个国家开始进入战争状态。虽然只有不到20万部队，可是这个国家有庞大的资源。在英法的帮助下，潘兴拼命地训练部队。各种装备和供应也源源不断地运到欧洲，其中仅简易厕所一项，除了给在法的美军配备之外，还为法军全军配备，多余的简易厕所在法国港口堆积如山，而五角大楼还在拼命地装船运输，以致潘兴十万火急地给五角大楼发报：不要再运马桶了，已经没有地方放了。

德国心知肚明，一旦美国这台庞大的战争机器完全运转起来，战争就结束了。在美国还没有准备好以前，德国必须找到出路。

天无绝人之路，德国的釜底抽薪之计终于成功了。十月革命成功，苏维埃接受了德国的条件，签署了布列斯特和约，东线的战事结束了。

德军的真正统帅鲁登道夫决定让1918年成为决定性的一年，德军在

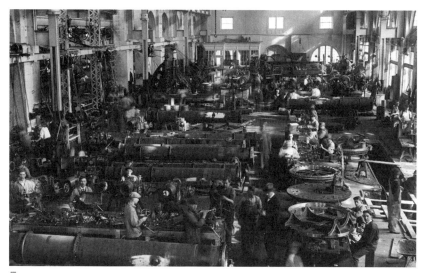

「美国的工厂加紧生产武器装备」

西线集中了能动员的所有部队。1918年3月21日开始米夏埃尔行动，3月27日，德军距巴黎仅32英里。第一次攻势取得效果之后，鲁登道夫决定继续进攻，趁美军进入状态以前击败英法，结束战争。

1918年从春到夏，德军攻势如潮。鲁登道夫完美的计划将德国推到赢得战争的顶点，可是他没有看见，在满天弥漫的销烟中，一个神秘的女郎在悄悄地微笑。

2. 一笑倾城

正当鲁登道夫紧锣密鼓准备毕其功于一役时，大洋彼岸的美国也在抓紧时间征兵训练，成千上万的美军源源不断地来到欧洲战场。尽管没有战斗经验，可是他们给英法提供了急需的人手，可以替换下守护不重要的地点的英法军队，以便英法能够集中力量对付德军的进攻。

全美紧急动员，到处征兵。各个军营里拥挤不堪，来自各地的年轻人在这里集中受训然后运往欧洲战场。堪萨斯的赖利要塞也是一样，不仅住了26000多名士兵，还有大量的马匹和骡子。赖利要塞的周围是牧场，有数不清的牲畜，农民焚烧牲畜粪便产生的浓烟源源不断地漂到营地上空，害得士兵们不停地咳嗽，叫苦不迭。

1918年3月9日，大风。45岁的上校军医施里纳站在风中忧心忡忡。除了营地里缺乏供暖、热水和卫生间之外，施里纳现在开始担心起呼吸道疾病来了。军医的医院里已经经常出现肺炎、麻疹和流感等病号，他决定马上写信向国防部反映他的忧虑。

施里纳的信刚刚发出去，他的忧虑便成为现实。3月11日凌晨，炊事兵盖提彻因为发烧、头疼、咽喉疼、肌肉酸痛来到医院，医院马上对他进行隔离。一个小时之内，几名相同症状的病人陆续住院，等到午饭时，医院一共有107名流感病人，到了周末，病人人数达到522人。赖利要塞流感开始流行起来。五周之内，一共有1127名士兵患病，46人死于因流感引发的肺炎。与此同时，美军其他基地和海军也出现流感流行，海军军舰上的病号躺满甲板。

4月，新兵训练完成，士兵离开各个要塞，上船前往欧洲。运送美军第15骑兵师的军舰上首先爆发流感。在赖利要塞受训的92师5月初到达法国后，流感开始在法国流行，并迅速传到欧洲各处。5月中旬，海外的美军医院住满流感病人，流感的绰号是"三日烧"。在美国，流感只限于军营内，随着这些士兵出发，流感也不见了。对于正在准备反攻的法国，"三日烧"不值得重视，现在已经到了大战最后的关头，因此这个疫情被掩盖下来，只不过司令部担心

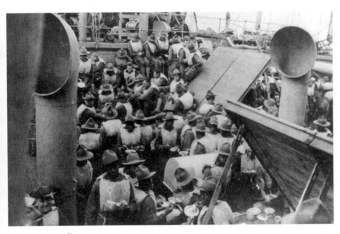

拥挤的运兵船使流感在士兵中快速蔓延并将其带到欧洲

部队减员，要求各部队用电报上报所有的流感病例。

可是在中立的西班牙，因为没有军事管制和新闻控制，流感几乎在一瞬间流行到各个角落，包括国王在内全西班牙共有800万人患流感，也就是每三个人里面有一个人患了流感。在这种情况下，整个欧洲的流感流行再也掩盖不住。"三日烧"便有了正式的名字：西班牙流感，而另外一个名字则更为浪漫："西班牙女郎"。

西班牙人从一开始就喊冤，因为流感是从外国传进来的，只不过那些交战国家为了不让对手探听虚实，严格控制着新闻报道。多少人患流感不得而知，但是交战双方的军队渐渐地丧失了进攻能力。美军的不少军舰只能停泊在基地，因为一多半水手躺倒了。无敌的英国皇家海军在5月份整整三周不能出海，因为1万多水兵患着流感。到了6月，英国陆军患病人数超过3万人，是一个月前的6倍。原定于6月30日发动的对德军的一次进攻不得不取消。在白金汉宫的乔治五世这一次也和他的士兵们同甘共苦，躺在床上动弹不得。

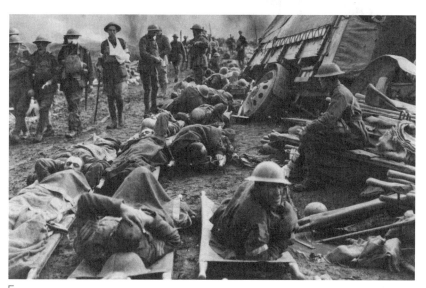

被伤病折磨的士兵丧失了战斗能力

德军原定7月发动的对协约国左翼的进攻也只能取消。不少历史学家相信，如果这场进攻成功的话，德国便赢得了战争。鲁登道夫的计划功败垂成，在给也正在患流感的德皇威廉的报告中，他把使德国失去赢得战争的最后机会的罪愆归于西班牙女郎，由于患流感的士兵多得数不胜数，德军完全丧失了进攻能力。交战双方流感满营，连站岗的人都快找不到了。

此时，西班牙流感如旋风一样飞翔，6月在中国和日本流行，当时在上海的一位外国医生形容流感如同雷达电波一样。与此同时，俄国、奥匈、德国、土耳其、印度、菲律宾等各国，仿佛没有一处不被西班牙流感关照。

就在全球陷入恐慌的时刻，1918年夏天的某一天，微笑了4个月的西班牙女郎在夺去了上万人生命后突然消失了，留下拥挤的医院和虚弱的人们。医生们发现流感已经开始变化，特别是死者出现肺部症状，过去几个月的流行已经比过去几次流感大流行更为严重、死亡率更高。人们喘着气，庆幸西班牙女郎无影无踪，甚至开始憧憬战后的生活。谁又料到，这仅仅是开始。

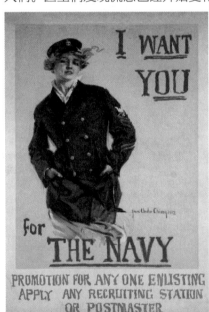

这一波流感并没有引起太大的关注，因为战争还在进行着。

战争已经到了关键时刻，后方的爱国热情空前高涨。1918年夏天的波士顿沉浸在爱国的热浪中，海员、士兵和平民，加上被喧闹刺激的老鼠，这个城市在高昂地等待着什么？

8月29日，海军医生布莱恩向

「战时狂人的爱国热情掩盖了疫情

华盛顿递交了一份报告，对于波士顿海军基地里军民混杂、卫生条件恶劣的现象，他担心不能预防流感的流行。第一波流感流行对美国民众没有什么影响，那是因为只在军营中流行，随着部队开拔去欧洲，流感也不见了。而他万万没有料到，就在这一天，在他的管辖区内，出现58名流感病人。

布莱恩不知道的是，一个星期前美军在欧洲登陆的主要港口——法国的布伦斯特，西班牙女郎重现，6天之后西班牙女郎便抵达波士顿。到9月3日，发病人数已经上百。而正是在这一天，4000人包括1000名水兵参加了波士顿"为自由赢得战争"的游行。两天后，数千人参加了哈佛大学海军广播学校开幕式，舞会一直到半夜。

9月8日，波士顿有3名病人死于流感，西班牙女郎又开始微笑了。

9月11日《波士顿环球》报有一篇讣告，纪念一位叫凯瑟琳·考拉汉的志愿者，因为照顾士兵过度劳累而去世，讣告还提到凯瑟琳的母亲和妹妹也因为肺炎而住院。

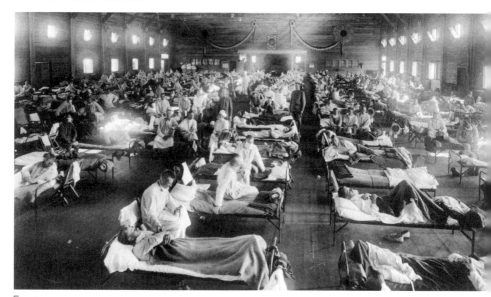

「美国医院里人满为患，这是美国的一所临时医院」

此时，波士顿卫生当局还在尽可能地避免引起市民的心理恐慌，市卫生局长伍德沃德签署了一个温和的公告，告诉市民一旦感冒便卧床休息、服用非处方药。然而到了9月18日，伍德沃德估计全城起码有3000名流感病例，在过去的24小时，共有40人死于流感。伍德沃德不得不宣布全城进入紧急状态。

城市的街道一下子陷入死亡一般的沉寂，所有的游行和聚会都无限期延期，临时的医院里挤满了咳嗽不止的病人。医生们注意到有三种情况，一种是发病很温和，病人以为很快就会痊愈，但是一两天后体温突然升高，病人死于肺炎。第二种病发很严重，接下来是肺病症状，然后痊愈。最后一种情况病情十分严重，呼吸困难，肺部积液，病人因为缺氧而面部青紫，在36~48小时内死亡。

进入10月，流感在波士顿进入高峰，到16日，已经有3700多人死于流感。城里医护人员奇缺，有关人员大声呼吁，要求健康的人们挺身而出志愿护理病人、开救护车、承担无数没有人干的公共事物。因为很多老师生病，学校不得不关闭，城里的火车根本无法正点运行。由于800多名接线员生病，市政府要求市民少打电话，以便有能力接收急救电话。马萨诸塞州副州长要求邻州提供急需的医生，可是在美国东部已经找不到没事干的医生了，各地的医生都让一群一群的流感病人搞得焦头烂额。

为了减少人与人之间的流感传播，市中心的剧场关闭了，商店和理发馆关闭了，旅馆和酒吧虽然依旧开放，可是不容许跳舞。而有一些行业忙得不可开交，棺材不够用，没有足够的挖墓人，城里送葬的队伍川流不息。

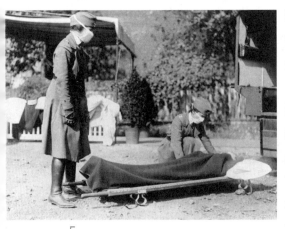

「医护人员在示范如何处置流感患者」

美国的公共卫生部门现在希望的是流感只局限于新英格兰地区，哪怕是局限于密苏里以东，可是西班牙女郎如旋风一样已经横扫美国，所有的美军基地病兵满营，有的城市超过一半的人患流感。

此时，全球几乎所有的国家都被西班牙女郎的霓裳笼罩着。

3. 再笑倾国

在战火纷飞的欧洲，美军和德军正在圣米耶尔和阿尔贡森林激战，双方在某些关键地点已经到了肉搏的程度。德军一退再退，西班牙流感也从美军传给德军。本来在人力上就处于弱势的德国在西班牙女郎的二次微笑中再也无法补充前线的消耗，而他的对手们也在愤怒地指责德国使用化学武器，造成士兵吐血窒息。

在美国，对德国人的愤怒和恐慌更是日益增长。德国药厂把瘟疫细菌放在阿斯匹林里，德国舰艇偷偷地在波士顿释放毒气，德国间谍在剧场里面打开细菌管……诸如此类的小道消息堂而皇之地出现在报纸的头条，被政府有关负责人证实着，无辜的德国移民被人杀死。

与此同时，费城的20万人照旧观看了9月28日的大游行。第二天西班牙流感马上在全城各处出现，到10月中旬，一周之内费城死亡2600人，下一周是4500人，尸体无法处理，只好放在教堂

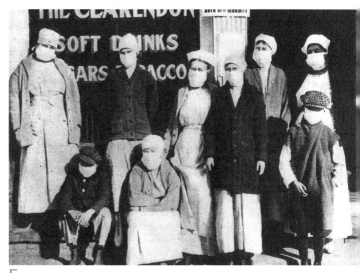

西班牙流感死亡的人中一半为身体健康的年轻人，人们都戴上口罩来尽量保护自己

的停尸房。由于尸体太多，只能四具四具地摞起来。从9月28日到11月2日，费城共有12162人死于流感。同样的事情在别的城市一模一样，10月12日，威尔逊总统亲自主持纽约的大游行，没过两周，纽约全城流感。

而专家们则有更精辟的解释。芝加哥的一位学者是这样解释的：流感是因为欧洲的战争中大量的气体被使用、被污染了。在南非，白人指责是黑人造成流感流行，或者是风传播的。

科学家开始大显身手，疫苗很快被研究出来并开始注射，然而，这些疫苗对西班牙流感根本没有一点作用。各种秘方也出现了，从酒精、氯仿到烟熏。这里让病人晒太阳、吸新鲜空气，那边让病人好好休息多吃东西。图书馆关门因为书籍传播流感，发廊关门因为理发造成流感。各种预防治疗流感的办法包括穿干净睡衣、吃冰激凌、不吃糖、光喝水、吃辣椒、吃洋葱……尽管已经发现口罩是无效的，旧金山市还是对不戴口罩者罚款100美元。

西班牙流感于1918年六七月间抵达中国，上海患流感者很多，街上均是戴白口罩的人，医院也塞满患者。自广州至东北，由上海至四川，蔓延广泛，北平警察患病过半，哈尔滨40％人被感染，学校停课，商店歇业。当时中国报界称此疫为"骨痛病""五日瘟""时疫"。煤都抚顺因为患者太多，产煤仅及平时1/4。齐齐哈尔及长春每日死亡者数百，棺材供不应求。

世界各地的人们尽了一切努力，还是不能

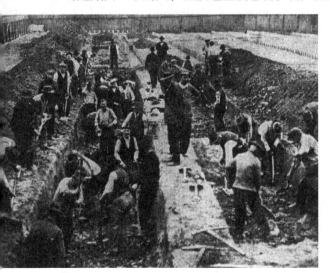

「由于死亡人数太多，只好集体掩埋死者」

逃避流感的侵袭。这一波的流感似乎专门对健康的青壮年下手，常常是早上生龙活虎地出门，晚上便死于流感。还有的人刚刚问完路，说声谢谢，便倒地而死。末日景象笼罩着全球，侥幸活着的人们只有靠烈酒来麻痹自己。

人们不停地祈祷，可是万能的上帝，此时却无声无息。在遥远的西藏高原，庙里的鼓声日夜不停，期望唤醒昏睡的病人，不要被魔鬼带走。

在人类的空前恐惧中，西班牙女郎尽情起舞。1918年的秋天，战火和瘟疫使这个星球如同炼狱。

4. 三笑倾城又倾国

往往在最绝望的时候会出现奇迹。正当人们丧失了与瘟疫抗争的勇气的时候，德国因为流感大流行而彻底丧失了战争能力，不得不宣告投降。

1918年11月11日，德国以外交大臣为首的代表团走上联军总司令、法国元帅福煦乘坐的火车，签订了十分苛刻的停战条约，这场历时4年夺去1500万人生命的世界大战在人类最灰暗的时分结束了。

人们一下子从西班牙女郎的阴影中解脱出来，战争结束了，一切都会光明起来。尽管在欧洲，第二波流感刚刚开始，可是在美国，流感的自然传播已经进入了末期，患病的人越来越少，城镇的生活渐渐恢复正常，剧院、发廊、学校和图书馆重新开放，对美国人来说，胜利来得正是时候。

汽笛长鸣，旗帜飞扬，欢声笑语一下子充满了美国所有的角落，庆祝活动从白天持续到黑夜，兴奋异常的美国人以为战争和流感都过去了。然而结束的仅仅是战争，第三波流感开始于当年年底，已经下降的流感病例重新上升，纽约市1918年12月到1919年1月共有3000人死于流感。

在被战争折磨得麻木的欧洲，尽管巴黎在1918年12月和1919年1月之间也有3000人死于流感，巴黎和会的新闻彻底掩盖了流感的存在。1919年1月，在巴黎召开国际会议，经过6个月的争吵，最后制定的《凡尔赛条约》一方面对德国大肆勒索，一方面没有彻底防止德国重新武装，同时在各战胜国中制造了新的矛盾。正如福煦所说："这不是和平，这是20年休战。"果不其然，整整20年后，第二次世界大战爆发。

美国总统威尔逊是这次和会的倡导者，他带去的"十四点计划"强调重建国际秩序和制约，但是除了没有多大用处的国际联盟外，其主要内容都被改得面目全非。战后实力最强大的美国在巴黎和会中并没有起到主导作用，而且威尔逊这位当时世界上最有影响的人在和会期间屡次举止怪异。

原来在巴黎和会期间威尔逊突然病倒，咳嗽、高烧，呼吸困难，他的私人医生首先想到的是中毒。发病最初12小时内，总统一度生命垂危。威尔逊躲过西班牙女郎的致命诱惑，可是他的身体和精神再没有恢复过来，于1919年秋天因流感后遗症诱发中风，很快从公众的视野里消失了。他如此不巧地病倒在关键时刻，让本来应该消除隐患的会议成为下一次战争的引子。

最后的艳舞之后，西班牙女郎终于消失了，人们也终于能够清点一下这一场浩劫了。

在短短的10个月里，西班牙流感成为人类历史上最凶狠的瘟疫，从来没有一种疾病在这么短的时间内杀死这么多人。据估计全球有1/5的人被感染，最初估计共有2000～4000万人死亡，目前的估计是5000万～1亿人。全球所有的国家和地区无一幸免，只有南大西洋上的小岛——特里斯坦-达库尼亚群岛是唯一没有被西班牙女郎光顾的有人居住的地方。相比之下，历时四年的一战的死亡人数为1500万。

在美国，28%的人感染流感，部队的感染率更高，海军为40%，陆军为36%，可以说是西班牙流感导致交战双方不得不停战。西班牙流感的感染者2.5%死亡，比正常流感的死亡率高25倍。美国的死亡人数为60多万，超过一战死亡人数10倍，也超过美国历次战争死亡的总和。

有些地区更为严重，以阿拉斯加为例，很多因纽特村落死亡率达到

90%，几乎遭受灭种之灾。

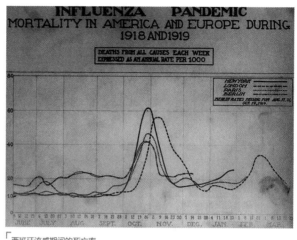

INFLUENZA PANDEMIC
MORTALITY IN AMERICA AND EUROPE DURING
1918 AND 1919

DEATHS FROM ALL CAUSES EACH WEEK
EXPRESSED AS AN ANNUAL RATE PER 1000

NEW YORK
LONDON
PARIS
BERLIN

「西班牙流感期间的死亡率」

　　1919年春天，西班牙流感彻底地在地球上消失了，也很快被人们遗忘了，包括当时参加防疫的专家们，他们很少提起，因为惨状让他们不敢回忆，希望永远地把这一切忘掉。甚至在专业教科书内，对这一场大流感最多就是三言两语的带过。

　　这场为期一年的流感所杀死的人，要比黑死病在200年中杀死的人多，要比艾滋病迄今为止杀死的人多，也就是说从来没有任何一场灾难或者瘟疫，能够在这么短的时间内杀死这么多的人，而且让这个星球的每一个有人存在的角落，都付出了惨重的代价。

　　西班牙女郎真的永远消失了吗？

　　那曾经如魔如妖的女郎的身影沉没在美军的病理样品库里，消失于挪威外岛的十字架下，隐藏在阿拉斯加的永久动土中，在静静地等待着。

　　等待着柯尔斯蒂·邓肯的飘逸柔丝。

　　等待着杰夫瑞·陶本伯格的童真笑容。

　　等待着乔汉·赫尔汀的萧萧白发。

二、一个传奇

1. 开始

这一章要讲一个传奇。

世界上许多传奇的开场都平平淡淡，就像我们要说的这个传奇一样。

每个人都要吃午饭。利用午饭时间和朋友同事天南海北，是中西方都很习以为常的事。只不过中国人关心食物，外国人更关心谈话罢了。我们的传奇就开始于一次寻寻常常的午餐。

1950年1月，美国爱荷华大学医学院的餐厅里，微生物系的四位教师和三名学生与系主任波特教授一起，同来访的布鲁克海文国家实验室的著名病毒学家黑尔共进午餐。因为是工作午餐，餐桌上的话题当然集中在进餐者所熟悉的科学内容。

客人是餐桌上的主导，陪同的学生所做的课题全是病毒学方面的，作为病毒学的前辈，黑尔逐个询问了他们的课题进展情况，并且在这些课题的基础上海阔天空地聊着。在得知其中一位正在从事流感病毒的研究时，黑尔的思路一下子跳跃到1918年。

32年过去了，科学家们已经认定那场造成当时世界上每100个人中就起码有一个人死亡的瘟疫是由流行性感冒病毒引起的，科学家也掌握了流感病毒的分离培养方法，美国于1944年开始进行流感疫苗的免疫注射，世界卫生组织于1947年建立全球流感监测系统。但是，对究竟是什么样的流感病毒变种造成这场人类历史上最大的瘟疫，科学界依然一无所知。

前事不忘，后事之师。如果能找到这株变种加以研究，可以避免悲剧重演。但是在1918年，病毒学才刚刚起步，人们不知道如何分离病毒，也没有刻意保持样本。黑尔感慨地说，所有的努力，该做的都做了，可是依旧无法获得西班牙流感病毒。剩下唯一的希望是去世界最北的地方，找到冻土内当年死于流感的人的尸体，如果保存完好的话，病毒可能还有活力，也许能够分离出那株病毒。

话题很快转移到别的方面，类似的假设在过去的32年肯定有人说了无数次，也让风吹走了无数次。因为假设归假设，要实施起来困难重重，首先要知道哪里有冻土，然后要知道哪处冻土有人类的痕迹，哪里埋着1918年的流感死者。还要知道怎么取得死

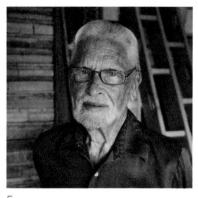

「美国瑞典裔病理学家乔汉·赫尔汀」

者亲属的同意，知道如何挖掘冻土，如何取出样品，怎样妥善保存样品，最后是怎样分离培养病毒，更重要的是从事这件事的人除了具备人类学和病毒学专业知识外，必须具备浪漫的、不屈不挠的冒险气质。具有这些条件的人在当时乃至现在有吗？连黑尔本人也不抱丝毫希望，只不过当作餐桌上的谈话佐料而已。

一餐吃罢，各奔东西，说者和听者全忘得干干净净，类似的情况从古到今重复着无数次。可是这一次，就是那么凑巧，当时世界上也许唯一具备上述这些条件的人，恰巧坐在这张餐桌旁，恰巧听到了这个改变他一生的假设。他就是那位研究流感病毒的学生，名叫乔汉·赫尔汀（Johan Hultin），是从瑞典来爱荷华大学医学院短期进修的医学生，时年25岁。

有的人一生的成长似乎是专门为了一件事而准备的，赫尔汀人生的最初25年正是为北上阿拉斯加而准备的。他出生在斯德哥尔摩郊区的一个富裕家庭，童年一直生活在上层社会的小圈子里，直到10岁时他母亲改嫁诺贝尔医学奖遴选委员会主席、卡罗林斯卡研究所医学教授纳斯路德，外面的世界才向他敞开。继父引导他立志成为医生，高中毕业后赫尔汀进入尤普苏拉大学学医。赫尔汀身上有一种冒险精神，二战一结束，他马上利用假期周游世界，几度出生入死而乐此不疲。

大学期间赫尔汀和高中时的女友结婚，旋即来美短期进修。他之所以选择爱荷华大学，是因为它在美国中部，当地有瑞典人社区，更重要的是这所大学出了一位因为从事流感和流感病毒之间关系的研究而闻名于世的科学家萧普，赫尔汀来美国想做的正是流感病毒的研究。

赫尔汀夫妻于1949年春天启程，购买了双程票抵达美国。他们计划在秋天学校开学前走遍北美，然后在美国进修6个月。向妻子的姑姑借了一辆汽车和一些钱，两个人风餐露宿，9月以前逛遍了美国各个州和加拿大的大部分省。

当他们在加拿大向北旅行时，幸运地赶上加拿大政府开放阿拉斯加公路，两个年轻人披星戴月，一路以烤鱼为食物，终于来到费尔班克斯。为了省钱，他们住进了因为暑假而空置的阿拉斯加大学分校，一天的住宿费为50美分。在这里，赫尔汀竟然找到一份工作，做著名古人类学家盖斯特的助手，除了住宿免费外，还可以借机游览万古不变的阿拉斯加荒原。

盖斯特正在做古马的挖掘。接下来的几周，赫尔汀跟随盖斯特在阿拉斯加进行挖掘，熟悉了冻土的挖掘方法，也知道因纽特人村落的所在。夏天结束了，赫尔汀来到爱荷华大学开始进修。

几个月时间很快过去了，正当赫尔汀夫妻开始整理行装准备返回瑞典时，黑尔来访，在参观实验室时他对赫尔汀改良的酒精灯很感兴趣，因此系主任波特教授在安排午餐人选时特意加上赫尔汀。正因为赫尔汀在研究流感病毒，黑尔才说出这个假设，赫尔汀这位当世绝无仅有可以做这件事的人完完全全地被这个假设所吸引。

我们的传奇就始于这样一个绝无仅有的瞬间。

当赫尔汀来到导师阿尔伯特·麦基副教授的办公室，提起几天前的那次午餐时，麦基早就把那天的谈话内容忘得一干二净了。当麦基听到赫尔汀真的打算按黑尔的建议去行动时，当即怀疑这位瑞典学生是不是没有睡醒。万幸的是，麦基是那种从不对任何建议说不的人，他建议赫尔汀再好好考虑一下这个想法。

赫尔汀早就决定了，那次平平淡淡的午餐，让他陷入白日梦里，从早到晚脑子里全是西班牙女郎。他感觉自己是完成这一推论的最佳也许是唯一的人选。几天后赫尔汀再次来到麦基的办公室，拿出自己的方案。

麦基看了赫尔汀的方案大吃一惊，一个原本天马行空的假设，竟然让赫尔汀变成了可以操作的现实。影响这个假设有四个前提条件，其一是定位永久冻土，联邦政府已经绘制完成永久冻土地图，其余三个即找到建立在冻土上的因纽特人村落、从中选择保存1918年死亡记录的村落以及获得他们的同意进行挖掘，能够帮助赫尔汀做到这些的正是赫尔汀去年夏天在阿拉斯加大学费尔班克斯分校打工时的老板——古人类学家盖斯特。

麦基建议赫尔汀先联系盖斯特，赫尔汀立即给盖斯特去信，信中讲了黑尔的推论，希望盖斯特能予以协助，他认为因纽特人应该保存有当年的死亡记录。盖斯特很快回信，提供了人名和地址，赫尔汀可以用他的名义直接给他们去信。

赫尔汀放弃了按时回瑞典的计划，继续留在爱荷华大学医学院进修。在接下来的一年内，赫尔汀白天在实验室搞研究，晚上就在写信回信、寻找冻土中度过。因纽特人村落相继回信了，大多数说根本没有记录，因为1918年流感杀死了村里90%的人，幸存者连埋葬死人都来不及，更不要说记录了，幸好有小部分村落保留了死亡记录。系主任波特教授的姐夫是国会议员，他帮忙从部队搞到阿拉斯加的气温记录，据此可以计算出永久冻土带。经过一年的辛劳，赫尔汀终于确定了三个地点。1951年3月，他向美国国立卫生研究院（NIH）递交了基金申请。

3个月过去了，美国国立卫生研究院那边无声无息。波特教授写信前去询问，美国国立卫生研究院的回答是基金申请人太多，审核需要很长时间。波特顿生疑惑，找到议员姐夫，打听一下究竟有什么隐情。议员很快发现了真相，原因是一位神秘的乔治先生。

2. 与"乔治"竞赛

原来，美国国立卫生研究院把赫尔汀的基金申请交给军方，引起军方的极大兴趣。如果能够找到1918年剧毒的流感变种，不仅可以防止下一次同样的瘟疫，而且可以使处于两大阵营对立中的美军掌握比原子弹还厉害的毁灭性武器。军方拨出30万预算，完完全全按赫尔汀的计划，准备实施一项秘密行动，代号"乔治项目"。

对爱荷华大学的师生来说，现在已经不是决定是否要干，而是要和军方竞赛的问题了。得知军方的计划以后，波特火速从爱荷华大学申请到1万美元，组成了赫尔汀、麦基和病理学家莱顿的三人小组，火速去费尔班克斯见盖斯特。

三人小组带着干冰罐来到费尔班克斯，住进了依旧50美分一晚的学生宿舍。按原订计划，赫尔汀一个人前往选定的村落，实地考察后拍电报叫大家去会合。可是没想到6月初的阿拉斯加突然下起雨来，在这样的天气条件下，飞机无法在村落降落。他们所能做的，就是在雨中等待，再等待。

几乎整个阿拉斯加都在不停地下雨，新的问题又出现了，干冰只能坚持一到两周，在阿拉斯加没有干冰供应，冷藏保存样品成了问题。在几乎绝望之时，善于创新的赫尔汀想起了用灭火器做替代品。他们到街上买来几支灭火器，解决了样品保存的问题。这个简易的方法后来成为这次竞赛的关键。两个礼拜以后，阿拉斯加重见阳光，赫尔汀开始他一生最大的冒险。

赫尔汀乘小飞机来到诺茂，因为这里有一个大的路德教居住地，有完整的死亡记录，有一个墓地埋葬着1918年的流感死者，这里的冻土是永久冻土，也就是过去33年从未融化过。更重要的，这里是西班牙流感登陆阿拉斯加的第一站。在赫尔汀眼中，这里是寻找西班牙女郎的完美地点。

可是当赫尔汀来到墓地时却大失所望，他从资料中查到的墓地完全不是他现在看到的样子。33年间，附近的一条河改变了方向，此时流经墓地的边缘，永久冻土已经不复存在了。赫尔汀试着进行了挖掘，一无所获。失望之余，他只得奔赴下一个预定地点。

赫尔汀离开十天以后，一队美军空军飞机降落在诺茂，在墓地周围建起了营地，整个地区严禁出入，"乔治先生"姗姗来迟。

军方"乔治项目"的结局是从墓地中挖掘出一堆骨头，预想中存有流感病毒的软组织早就腐烂了。赫尔汀计划书中说的永久冻土哪里去了？军方的专家没有考虑到河流改道的因素，他们认为是因为尸体埋得太浅，在过去33年中只要有一个温暖周期，尸体便不可能保存下来，同理，在其他地方找到合适标本的机会一样渺茫。加上军方只能停留在诺茂，因为他们的冷冻器要靠自己的飞机来维持，"乔治项目"就这样寿终正寝了。

赫尔汀没有这个限制，就在军方在诺茂挖掘的时候，他已经飞往下一个地点，靠近白令海峡的小镇威利斯。海峡的大雾使飞机无法降落，他只得返回诺茂。第二天返程途中飞机发动机坏了，靠着经验，滑行降落到了威利斯。

1918年，妖艳的西班牙女郎是如何从港口诺茂来到威利斯的？虽然33年过去了，不同的版本还在流传。一种说法是一个孩子去别的村庄访问朋友时去世，孩子的父亲用狗拉雪橇把孩子的尸体运回来。孩子死于流感，这样流感便跟着尸体来到威利斯。另外一个版本是从诺茂来的邮递员患上流感，在途中病故。人们根据拉雪橇的狗的叫声找到了他的尸体，运回威利斯，于是流感在村子里传开了。

赫尔汀对这两种版本均持否定态度，因为流感病毒很难经过死去多日的尸体传播。这个疑问47年后在当地的一次聚会上才真相大白，一位妇女告诉他，自己的祖父就是那位邮递员，他确实患上流感，回到威利斯后第二天去世。一个星期后，全村396人，死亡178人。西班牙女郎就这样在威利斯跳了一曲死亡之舞。

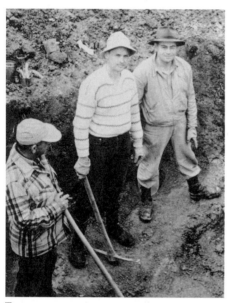

在得到许可后，赫尔汀和同伴于1951年挖掘了1918年西班牙流感受害者的墓地

赫尔汀来到埋葬178位流感死者的墓地，墓地保存完好，尸体也埋得足够深，至少6英尺。但是33年来，地形又一次沧海桑田，海湾的移动使原来处于内陆的墓地靠近海滨。赫尔汀再一次失望地意识到，这里的永久冻土也不复存在了。现在只剩下唯一的希望——布瑞维格米申（Brevig Mission）。

来不易去亦难，老天爷再一次留客。白令海峡起了风暴，飞机无法起飞。赫尔汀和飞行员越等越不耐烦，最后决定强行起飞。一番努力之后成功地飞抵布瑞维格米申。可是在当地无法降落，他们只好先飞到附近的大镇陶勒，再由因纽特人划船接到布瑞维格米申。当地人对他的到来一无所知，赫尔汀完完全全是一位不速之客。传教士欧提斯·李非常友善地接待了他，让他住在自己家里。安顿下来之后，赫尔汀迫不及待地来到墓地。

站在墓地边，赫尔汀心中无限苍凉。1918年11月的最后一个周末，两名客人从90英里以外的诺茂赶来参加一场祈祷，好客的因纽特人用全村人参加的盛宴招待来宾。两天以后流感在村中出现，最后全村80人里面只有8人幸存。两个月过去了，死者静静地躺在冰冷的冻土上，当地根本无法掩埋尸体。1919年1月，当局从诺茂雇来矿工，用机器在冻土上挖了一个12英尺长、25英尺宽、6英尺深的大洞，放进72具尸体，埋土，插上十字架。32年后，一个远道而来的瑞典年轻人认定这里隐藏着西班牙女郎的秘密。

赫尔汀通过李牧师向村里长老解释他来的目的和挖掘的重要性，很快获得了挖掘许可。第二天他开始挖掘，3英尺以后遇到永久冻土，一个人挖起来困难重重，当地的因纽特人因为害怕惊扰死者的鬼魂不提供任何帮助。赫尔汀采用火烤的方法，一边烤暖冻土一边挖，4天后终于发现了第一具尸体。

这是一个冰冻的小女孩。首先出现的是头，她是一个6～10岁的小姑娘，梳着长辫，辫子上系着红橡皮绳。赫尔汀致电费尔班克斯，两天后麦基和莱顿赶到。他们继续挖掘，一共挖到了4具尸体。

科学家们切除死者已冷冻的肺放入冰箱，当年还没有安全规范，他们的作法很有可能引起另一次死亡之舞。科学家们并没有考虑这些，他们所考虑的仅仅是科学。从那个冰天雪地的坟墓到爱荷华大学的实验室，人类实际上经历了一次考验，因为在当年的条件下很有可能出现一场人为的灾难。

样品取到手后，三人踏上归途。当年的飞机要一路不停地停下加油，每次加油的时候，三个人都躲在角落用灭火器往冷藏罐内加干冰。回到实验室以后，赫尔汀开始分离病毒。但是各种方法都用上了还是一无所获。赫尔汀6个月的进修延长到了2年，他该回瑞典完成学业。波特教授建议他留在美国完成学业，赫尔汀同意了，从爱荷华大学毕业以后成为旧金山的一位病理医生。

赫尔汀从未发表1951年用阿拉斯加样品分离病毒的文章，他的梦想之火熄灭了，深深地埋在心中的一个角落。

1957年和1968年流感再度大流行，尽管不是1918年那种死亡率惊人的病毒毒株，依旧引起全球性恐慌。赫尔汀始终关注这方面的进展，1968年甚至联络加州大学伯克利分校的科学家，重新提起阿拉斯加那片墓地，但无人回应。

一年一年过去了，青丝换成白发，赫尔汀心中的梦想慢慢地逝去。

1997年3月，赫尔汀翻开当月的《科学》杂志，看到了等待了46年的希望。

3. 女郎的面纱

1918年笼罩在黑暗中的人们不失幽默，给大流感起了一个美丽的绰号：西班牙女郎。正所谓"北方有佳人，绝世而独立。一顾倾人城，再顾倾人国。宁不知倾城与倾国，佳人难再得！"1919年春天，就像她的到来毫无预兆一样，西班牙女郎无声无息地彻底消失了。劫后余生的人们更是努力地将她遗忘，直到70年后克瑞斯比重新唤醒沉睡的回忆。

成千上万的人沉痛地读了克瑞斯比的畅销书《被美国遗忘的灾难》，然后继续他们的生活，可是有两个人的生活为之改变，化成寻找西班牙女郎的绝世传奇。

1995年初，在美国首都华盛顿附近的军队病理学研究所内，分子病理实验室主任，34岁的杰夫瑞·陶本伯格（Jeffery Taubenberger）也在看当月的《科学》杂志，也从里面看出了希望。

生在驻德国的美军军营的陶本伯格虽然出身于军人家庭，可是和赫尔汀的冒险气质不同，他是那种军人气质和科学家气质相结合、务实低调的人。他按部就班地拿到博士学位，在美国国立卫生研究院做博士后，然后来到军队病理学研究所。每天早上5点钟出门，避开华盛顿地区拥挤的交通，早早地来到实验室，认认真真地做学问。

《科学》杂志上一篇关于分子生物学最新技术可以用于解决历史悬念的文章深深地打动了他，不仅因为他是一名分子生物学家，更重要的是，他和其他分子生物学家相比，有一个独一无二的优势，他所在的美军病理学研究所（AFIP）的主要功能就是收藏历史。

下令成立这个研究所的是美国历史上一位伟大的总统——林肯，他要求每个军队医生在解剖或者手术时将样本送病理所保存，就这样100多年来军队医生和一些私人医生送来的样本已经达到数百万份。一个巨大的宝藏就躺在自己身边，可是应该从中发掘什么呢？

陶本伯格请来自己的老板和所里其他几位科学家，开始讨论具体找什么。黄热病？已经解决了。内战时候的军营热？可以发现是真的病还是心理症状……突然，有人建议1918年大流感，就这样，一个当时寂寂无名的病毒学和流行病学的外行，开始触摸西班牙女郎的面纱。

陶本伯格开始收集材料，他最先读的是克瑞斯比的畅销书，正是这本书让他深深地为西班牙女郎所迷惑。他和助手安·里德马上开始在数据库里寻找，1917年以后一共有300

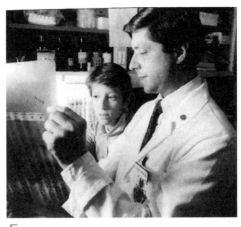

1996年，美国病毒学家用PRC测序方法获得了西班牙流感病毒的基因片段

万份样本，他们希望能找到1918年的肺部样本。这个想法现在看起来都有些匪夷所思，在那种病来如山倒、满目疮痍的情况下，哪个医生会想到、会有时间切除死者的肺部？

两天以后结果出来了，数据库里面居然有72份1918年死于流感的肺部标本。这些样本用福尔马林固定，石蜡包裹，同时还附有病历。陶本伯格从中找出6份得病后很快死亡的病例，因为这种病人体内的病毒处于最活跃期。另外一种探险开始了：在被遗忘了80年的历史尘埃中寻找西班牙女郎的真容。

和赫尔汀一样，陶本伯格也需要获得许可。军方的手续更多，时间更长，一共花了几个月。实验终于可以开始了，那一天是1995年3月19日。

到第二年6月，所有的努力全部失败了。陶本伯格开始认真考虑病毒基因是否能够保存在样本里，这种方法是否能成功？为了验证这一点，他选择了另外一次流感大流行——1957年大流感，这株病毒是已知的，病人样本更容易搞到。用同样的方法，陶本伯格成功地从样本中分离出病毒基因。这次验证给了他们信心，也找到了失败的原因，样本，一定要找到合适的样本。究竟哪一个才是合适的样本？

时间回到了78年前，1918年9月19日，美国南卡罗来纳杰克森军营，士兵罗斯科·沃恩患病，9月26日早上去世。当天下午，军医黑格伏斯进行了尸体解剖，切下肺部组织，固定后送往华盛顿保存。78年后，这个样本被送到陶本伯格的实验室。

沃恩的病例很独特，一侧肺严重的细菌性肺炎，另一侧症状非常轻，依旧处于感染早期阶段，这里有希望存有病毒。这一次他们终于成功了，虽然只是一个很小的片段。在这个基础上，他们一段一段地PCR和测序，到1996年10月，是该告诉世人的时候了。

可是，科学界很给了这位无名之辈一些脸色，投到《自然》杂志的稿子被拒绝，投给《科学》杂志的稿子也是经过千辛万苦才被接受。1997年3月，文章终于发表。电话、采访，上电视上电台，陶本伯格一夜成名。但是，他的工作不得不停下来，因为他不知道到哪里去找更多的样本。当时他并不知道，这篇文章为他打开了什么。

从投稿到文章发表，陶本伯格一直处于一种被遗忘被抛弃的心境，即便成名以后，陶本伯格也还是一个边缘人物，虽然他是世界上第一个拿到了西班牙女郎的基因片段的人，可是全世界的目光却集中在另外一个外行身上。

1996年春天，在挪威靠近北极圈的一个叫斯平特斯伯根（Spitsbergen）的小岛上，年轻的加拿大医学地理学家柯尔斯蒂·邓肯（Kirsty Duncan）站在一个小墓地前面，浮想联翩。从加拿大多伦多来到斯平特斯伯根，使用现代交通工具不过两日而已，却花了邓肯4年时间。

1992年，加拿大多伦多的一对小夫妻和其他夫妻一样，在家中的起居室里亲密地闲聊着，话题不知怎么就扯到1918年的大流感。做儿科大夫的丈夫对那次流感的解释不能满足妻子的要求，更没有料到会因此彻底失去了她。研究气候变化对人类健康影响的妻子决定自己去寻找答案，首先接触的也是克瑞斯比的那本畅销书。这本书彻底改变了24岁的柯尔斯蒂·邓肯的生活。

和这个传奇里的其他两个主角相比，邓肯是百分之百的外行，可是她比其他两位更有信心，认定是上帝要她找到西班牙女郎。和40多年前的赫尔汀所见略同，邓肯的目光一样望向阿拉斯加，一样认为如果能够找到1918年因纽特人埋在永久冻土内的尸体，就能找到西班牙女郎。

当年赫尔汀翻阅过的2000多份1918年的死亡档案现在也来到邓肯手上，可是邓肯没有赫尔汀的一个优势，她没有永久冻土的地图。面对2000名死者，她不知道哪些是埋在冻土里的。阿拉斯加的路行不通，她转而写信给俄国西伯利亚有关部门，可是石沉大海。

两年过去了，就在邓肯的热情要冷却时，一位刚从挪威旅游回来的好友又点燃了她的希望。

4. 曙光初现

朋友为邓肯描述了挪威的斯平特斯伯根岛，提到了那里有永久冻土。在多伦多大学的图书馆里，邓肯了解到，跨过挪威海，离本土600英里的斯平特斯伯根岛曾经是捕鲸贸易中心。20世纪初开始采煤，1918年时岛上共有六家煤矿公司。矿工和家属住在新建的朗耶拜恩镇，每年冬天农民和渔民上岛做季节工。邓肯猜想，流感一定会从挪威来到岛上，这样永久冻土内就有流感病人的尸体。现在她需要的是死亡记录。

挪威官方的回答令邓肯心灰意冷：没有医院记录，因为那家医院毁于二战。没有教堂记录，因为牧师直到1920年才上岛。也没有政府死亡记录，因为存放记录的房子也在二战中毁于炮火。

不过官方给邓肯一线希望：煤矿公司有日志。邓肯打电话去煤矿公司，对方说：我们不再保存日志。在邓肯彻底绝望之前，对方告诉她，本地的一位教师保存着日志。邓肯找到了那位教师，在这位热心的教师的帮助下，走进了1918年的冰天雪地。

1918年9月24日，冰冻之前最后一班船在航行了三天后来到斯平特斯伯根岛。可是在航行中流感已经在船上流行，靠岸几天之内，一共有7名矿工死亡。

邓肯相信这7名矿工一定被埋得足够深，因为挖墓地的也是矿工，他们懂得怎么挖洞。邓肯没有赫尔汀的病毒学专业技术，于是在等待挖掘批准的同时，开始四处寻求科学家的帮助。

1996年2月，邓肯得到了各方面的挖掘许可，包括当地政府、死者家属、医疗单位和教堂。另外，邓肯靠个人的魅力居然组织起一支包括来自加拿大、美国、英国一批著名科学家的团队。

当28岁的邓肯终于来到那个将近80年不变的墓地时，站在6个十字架和一座墓碑面前，面对着西班牙女郎夺去的从18～28岁的7条年轻的生命，她一度打算放弃挖掘，就让这一切永恒吧，虽然4年漫长的旅程的代价是她私人的6万美元和她的婚姻。

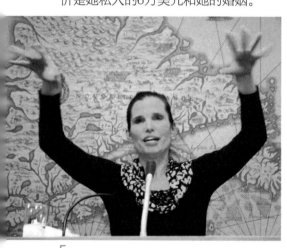

「加拿大医学地理学家、政治家柯尔斯蒂·邓肯」

但是，西班牙女郎的神秘力量使邓肯最终下定决心进行挖掘。回到加拿大后，她开始把计划公之于众。邓肯身上有一种吸引人的气质，不仅能说服科学家，也一样说服了公众。一时间，长发飘逸的邓肯名声大噪，她的队伍迅速壮大，挖掘工作也在紧锣密鼓地进行，邓肯无比风光地站在跨越时空的顶峰。

然而，1997年3月陶本伯格的文章一下子抢走了邓肯的风头，在寻找西班牙女郎的旅途上有人捷足先登了。邓肯团队在短暂的失落以后依然信心十足，因为陶本伯格是从经过固定的标本而不是尸体上直接取样，病毒基因有可能发生变化。此外，看来陶本伯格根本无法取得病毒全基

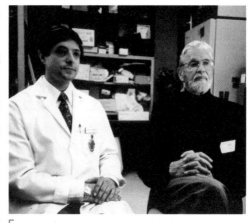

因。邓肯团队的网站上登出了他们对陶本伯格的评价：他只是发现了病毒基因的部分序列。

在亚特兰大，美国疾病预防控制中心（CDC）流感研究室主任南希·考克斯认为现在是安排陶本伯格和邓肯见面的时候了。

1997年4月，两位追寻西「陶本伯格决定和赫尔汀合作寻找"西班牙女郎"」班牙女郎秘密的年轻人见面了。出乎意料，两人相见甚欢，还发现了在音乐上的共同爱好。陶本伯格知道自己在样本上的缺陷，他同意邓肯继续筹备挖掘，在继续自己的研究的同时，他同意加入邓肯团队，提供分子生物学方面的支持。

可是一个月后，南希和其他美国疾病预防控制中心的科学家则因为陶本伯格的文章退出了邓肯团队。陶本伯格依旧属于邓肯团队的成员。他继续进行自己的研究，结果越来越失望。沃恩的切片中只有有限的几个病毒基因，他开始从样品库中再次搜索，从35个候选者中找到另外一个阳性样品。

妻子刚刚生下第二个孩子的陶本伯格终于松了一口气，回家享受联邦政府法律规定的每个新爸爸的两周产假，世界各地的信件依然源源不断地寄到他的办公室。

7月底陶本伯格假期结束，回到办公室的第一件事是阅读堆积如山的信件。其中一封来自旧金山的信，里面有一份简历和信件，写信的人与他素昧平生，是一位72岁的退休病理医生，名叫乔汉·赫尔汀。

屡次被人当作骗子的赫尔汀在信中小心翼翼地叙述了46年前在阿拉斯加的往事，表示如果陶本伯格有兴趣，他可以重返阿拉斯加挖掘。

陶本伯格全身的热血都沸腾了，他当即回信，然后通电话，两人开始策划重返阿拉斯加。和邓肯那举世瞩目的计划截然相反，他们的计划是由赫尔汀独自返回布瑞维格米申，如果一无所获，此行便不为人知，所有费用由赫尔汀承担。赫尔汀还有一个条件，为了不让媒体干扰布瑞维格米申那与世隔绝的生活，他不打算邀请任何记者。如果村里长老同意，他将独自挖掘，获得的样本作为礼物送给陶本伯格。

即便是46年的等待终于有了曙光，赫尔汀首先考虑的依然是因纽特人，希望留下一方净土。单凭这一点，这位壮士暮年雄心不已的老人就比很多著名的科学家要伟大得多。

迷人的邓肯和她那资金雄厚的团队，一次又一次地举办发布会，如同一只巨兽在缓缓前进。与此同时，白发苍苍的赫尔汀悄悄地计划重返阿拉斯加。陶本伯格知道邓肯计划于1998年秋进行挖掘，按这个准备进度，他认为赫尔汀起码需要几个月准备，但等了46年的赫尔汀已经不愿意再等了，在没有告诉其他任何人，包括布瑞维格米申的因纽特人的情况下，赫尔汀于一周后出发。

阿拉斯加冰原万古不变，只不过青丝换成白发。

直到即将转机飞往布瑞维格米申时，赫尔汀才打电话给当地的工作人员——一位为村里240位因纽特人接电话的人。电话中他问了两个问题，一是那个墓地在过去46年是否被挖掘过？二是他睡在哪里？对方告诉他，46年里墓地无人打搅；学校有四张气垫床，来安装卫星天线的工人用了两张，还剩下两张。

46年后，赫尔汀终于重返布瑞维格米申，这个地方在他的记忆中不朽如梦。

可是现状让他大吃一惊。因纽特人的生活已经彻底改变了，是社会福利改变了一切。作为开采本地石油的补偿，石油公司提供给每个人每年1800美元，因为按人头给钱，村里人口膨胀。狗拉雪橇的传统被电动雪橇取代。依赖社会福利和石油公司的补助，人们无所事事，年轻人成天玩乐，根本就不会打鱼，千百年留下的传统已经荡然无存。

通过牧师，赫尔汀向村里长老提出再次挖掘的申请。和46年前一样，他顺利地获得同意，而且这次村里愿意给他提供助手。因为有人帮忙，赫尔汀于1997年8月19日开始挖掘。和上次不同，因为当地人有挖掘冻土的经验，这次的进展很快。三天以后，第一具尸体被发现，虽然是个骨架，但下面就是46年前挖掘过的地方。

在华盛顿，陶本伯格焦急地等待着。他至今难以置信，一个老人能这么快地开始挖掘。财大气粗的邓肯团队仅仅是寻找出色的掘墓人就花了6个月，而赫尔汀只是抵达那里，然后挖掘。

每天，一封传真从阿拉斯加小村飞往华盛顿郊外。在学校冷清清的教室里，一个疲惫的老人像写日记一样向陶本伯格介绍情况：在学校冰冷的床垫上入睡……有人卖给我两块钱的鳕鱼，所以不再饥饿……得到挖掘的批准……打开墓地……发现骨架……找到露西。

5. 找到露西

1974年，唐纳德·乔汉森在埃赛俄比亚给那副人类迄今为止最古老的祖先的骨架起名为"露西"（Lucy），它在拉丁语里的意思是"光明"。25年后赫尔汀在阿拉斯加也看到了可以穿越西班牙女郎神秘面具的光明。

1997年8月的那个下午，在挖出的洞穴中，赫尔汀看到一位30余岁的胖妇人躺在一堆骨头中。正是因为生前身体内堆积的脂肪，她身体的大部分保存完好。赫尔汀想起了非洲的那个人类老祖母，也给这个因纽特人起名露西。

切下了露西的肺，同时也切下其余3名已经腐烂的尸体的肺，赫尔汀决定不再挖掘，类似找到露西的运气不太可能再出现了。切下来的肺放在陶本伯格提供的保存液中，为了安全，他不愿意放在学校的冰箱里，就地挖了一个深达永久冻土的洞，这便是天然的冰箱了。次日，也就是

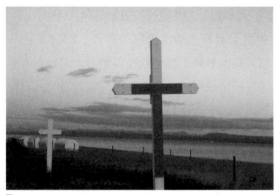

「赫尔汀为布瑞维格米申的流感遇难者墓地重新树立了十字架」

开始挖掘后的第五天，赫尔汀和助手们开始关闭墓穴。

最后，赫尔汀还要做一件事。46年前，墓地上有两个大的木制十字架，而今早已荡然无存。在得到批准后，他去木材店买来木头，晚上亲自动手做好了十字架，次日竖立在墓地上。在这位执着的老人心中，他希望没有人再打搅这些死者，就让他们永久安息吧。

赫尔汀此行花费了3200美元，除了陶本伯格资助的价值5美元不到的保存液以外，都是赫尔汀自己负担的。不管46年来科学如何飞速发展，无论陶本伯格已经取得什么样的成就，在寻找西班牙女郎的旅途中，还是要靠赫尔汀孤身一人如探险般的挖掘，对于他来说，仅此就足以宽慰平生。

赫尔汀就这样无比自豪地回到旧金山，开始担心样本在运输过程中是否会遗失，因为这些样本是无法再度获得的。他把样本分成4份：第一天用FedEx寄，第二天用UPS，第三天用邮局，第四天开车到另外一个城市，再用FedEx。他的担心是多余的，陶本伯格收到了所有的样品。

赫尔汀的事情做完了，现在要看陶本伯格能否分离出病毒基因。浑身轻松的赫尔汀开始考虑下一个挑战。他一生的传奇写下来恐怕要厚厚的几大本，例如1982年，57岁的他成为全球登上新疆慕士塔格峰最年长的人，那段经历如果写出来的话，也可以拍一部很不错的电影了。

没等赫尔汀想出眉目，陶本伯格打来电话：从露西的肺里分离出了1918年流感病毒的基因，这是第一次从活体组织分离出该病毒的基因，西班牙女郎的面纱被揭开了。

　　两人商议由布瑞维格米申村民决定是否公之于众。整个冬天，布瑞维格米申的因纽特人一直没有明确的答复。不喜张扬的陶本伯格和赫尔汀耐心等待着，对此一无所知的邓肯依然不慌不忙地准备挪威的挖掘。

　　在这段时间内，邓肯团队进行了许多准备工作，包括从冷冻尸体中采样，用雷达探测冻土。1997年10月，他们在斯平特斯伯根进行了探测，证明挖掘是可行的。现在这些科学家们担心的是自身安全，一旦尸体内有病毒存活的话，他们要预防被感染和病毒扩散。

　　这个问题陶本伯格和赫尔汀也考虑过，根据这两位病理同行的知识，病毒不可能在那种条件下存活，所以赫尔汀在挖掘时没有采取任何防护措施。而邓肯团队则反反复复在公众面前谈论他们面临的危险和所作出的英雄壮举。

　　真正的勇士是不用嘴来表示的。

　　邓肯团队的宣传非常成功，以至于美国政府也打算进行资助。1997年12月4日，邓肯和团队中的著名学者就被要求到美国国立卫生研究院回答一下获得资助以前的最后几个问题，对邓肯团队来说，这笔资助已经十拿九稳。

　　参加会议的有一位著名的病毒学家、一位著名的流行病学家、一位著名的呼吸病专家以及许多知名学者，也包括刚刚成名的陶本伯格。

陶本伯格三个月以前已经退出柯尔斯蒂团队，因为有两名记者指控邓肯收费采访，陶本伯格作为美国政府雇员，是不容许参与这类赢利项目的。

　　在柯尔斯蒂的印象中，陶本伯格依旧是那位只是发现了某些病毒基因的部分序

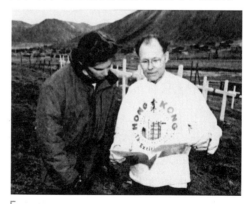

「邓肯的团队在做挖掘前的准备」

列的小人物。

上午，邓肯团队大谈安全问题，下午，开始探讨他们的挖掘对揭开西班牙女郎之谜的重要性。这时，陶本伯格开始提问：既然他已经获得病毒的基因，是否有必要再冒险打开墓地？

邓肯团队被激怒了，陶本伯格靠着从一个士兵肺切片得到的部分序列就打算使他们举世瞩目的计划流产？

年轻的陶本伯格属于那种老式的科学家，他的信条是直到被杂志审稿、被杂志接受、甚至印出来之后再公布研究结果。其实这才应该是真正的科学作风。

在暴风雨般的质问面前，陶本伯格十分为难，他原想在获得布瑞维格米申的因纽特人首肯后再告诉别人，可是现在怎么办？信守承诺？还是表现科学家的坦率和诚实？

"不，不是一个样本，我有三个样本，病毒血凝素的基因测序已经完成，三个样本血凝素的基因完全相同。"

陶本伯格的话如同一声惊雷。

短暂的沉寂之后，邓肯团队继续谈论他们的计划，好像陶本伯格什么都没说，陶本伯格想继续介绍赫尔汀的挖掘也无从开口。接下来唯一有关的一次，是要求陶本伯格交出血凝素，这样可以做出疫苗用于团队的免疫。

当显示雷达探测照片时，陶本伯格再一次提问，从照片上看，尸体埋得太浅，可能早已腐烂了，这样的话干嘛还要挖掘？他得到的回答是，世界上只有邓肯团队的一名专家能解释这些照片，他的名字不叫陶本伯格。

邓肯团队如愿获得了美国政府15万美元的资助，被忽视的陶本伯格则怒气冲冲地回到华盛顿，一头扎进实验室。一边埋头苦干一边琢磨，究竟什么时候他能够说出赫尔汀挖掘出样本这个秘密？

陶本伯格手里现在有两个肺切片样本和露西的活体样本，他的研究因此突飞猛进。就在这时，香港禽流感流行进入高峰，当地政府决定杀死所有的家禽。那天与会的美国科学家，那些听进去陶本伯格话的人们，越发重视西班牙女郎再现的可能性。

1998年1月，陶本伯格决定告诉邓肯真相。利用邓肯团队在伦敦开会的机会，陶本伯格打电话告诉邓肯关于赫尔汀和阿拉斯加那个小村落。

邓肯闻讯如晴天霹雳。

6. 女郎重生

邓肯觉得陶本伯格这个她引为朋友的人故意掩埋真相半年之久。陶本伯格的本意是希望邓肯重新考虑是否继续挖掘，两人头一次见面达成的共识，也就是邓肯继续挖掘的一个基本点，是陶本伯格的样本可能受福尔马林的长期影响而出现基因变异，现在活体样本已经确认他原先的结果了。他建议和邓肯团队开一次电话会议，讨论赫尔汀的结果。

邓肯回电，电话会议不可能。陶本伯格以为存在技术问题，邓肯告诉他，她征求了团队的意见，大家不愿意和陶本伯格就此讨论。

有些时候，即便是知名的学者也会掩耳盗铃。

这个世界就是这么捉弄人，连陶本伯格也不知道，在和邓肯通话的5天前，布瑞维格米申的因纽特人终于作出决定，将露西公之于世。因此陶本伯格决定同时发布新闻。新闻的稿件在正式公告以前送给了各位知名学者，也包括邓肯团队。

在伦敦，沮丧终于来临了，尽管团队中有人建议停止或者改变计划，最终邓肯团队决定还是按计划行动。

1998年8月14日，邓肯团队浩浩荡荡启程。随行的记者随时随地进行采访，电视台的摄像机记录每一分每一秒。可是在整整一年前，一个老人躺在村中教室地上的气垫床上，冷冷清清地无私地作出了人类历史上一个伟大的奉献。那个老人后来回忆这几天时，没有大谈自己的艰苦，没有夸耀自己的勇敢，只是幽默地说：和曾经在雪地里睡过相比，这种条件对我来说等于周末度假。

科学在某种意义上是运气，赫尔汀的运气确实不错，目前为止一直运气不错的邓肯会不会同样成功？

邓肯团队来到斯平特斯伯根，在全世界的注视之下开始了行动。挖掘在雨中进行，现场仅拍摄纪录片的人就有10组，邓肯有些高处不胜寒的预感。

几天后在活动冻土层中发现棺材。棺材果然没有埋得那么深，尸体早已不是冷冻的，一次温暖的夏天已经足够让尸体彻底腐烂。邓肯成了众矢之的，雷达探测的照片怎么解释？是不是表示这次挖掘的结果是灾难性的？

邓肯在话筒前依旧意气风发："团队对此非常激动。" 7个月后，在接受采访时，铁嘴钢牙的她强调："只要找到棺材，这次行动就算成功了。"

在邓肯从早到晚的新闻发布会和电话采访的同时，团队依旧从腐烂的尸体上采了上百份样品，然后送到各国的实验室进行分析，结果一无所获。整个行动耗资50万美元，其后邓肯出书大谈心路历程，在不停地接受采

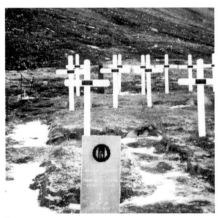

「邓肯团队准备挖掘的遇难矿工墓地」

访中，她声称科学家都有自己的时间表，因此她的样本的最终结果还没有出来。

除了找上门来的人以外，赫尔汀闭口不谈1918年流感病毒和他本人对科学、对人类的贡献，对他来说，上帝赋予的使命已经完成了，他此生已无憾事。

和赫尔汀一样，邓肯也是属于执着的人，也有为科学献身的勇气。

可惜这种执着在功利的驱使下成为了固执。不光她本人如此，为她气质所吸引的，可以说十分出色的团队也是如此。可惜，上帝垂青的不是气焰熏天，而是真正的奉献。这一次，上帝是绝对公平的。

1999年，陶本伯格发表了病毒血凝素的基因序列。

2000年，神经氨酸苷酶的基因序列解码。

2004年初，用西班牙流感

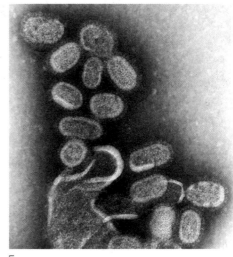

「科学家成功复制的西班牙流感病毒」

病毒的基因重组后的流感病毒对老鼠具有致死性。

人们期待的那一天——西班牙女郎重现的日子终于来临了。2005年10月5日，美国疾病预防控制中心宣布，1918年大流感的杀手，西班牙流感病毒复制成功。人类第一次从基因片段开始，复制出消失的魔鬼，一段半个多世纪的传奇结束了。

这一天，是赫尔汀、邓肯、陶本伯格憧憬了无数次，也无数次地认为是永远看不到的一天。

当这个日子来临时，陶本伯格在摄像机前还是有些腼腆，邓肯团队早已无声无息，被称为瘟疫猎手、当代的印第安纳·琼斯的赫尔汀也没有露面。

科学家们热情洋溢地赞许：如果没有赫尔汀的样本，无论如何也不能成功地复制西班牙流感病毒。

在实验室里照旧享受科学乐趣的陶本伯格想起15岁的时候，告诉父亲自己毕生献身科学的决心，然后提前离开高中进入乔治·梅森大学；想起为了继续在美国国立卫生研究院参与肿瘤病毒的研究而放弃转学哈

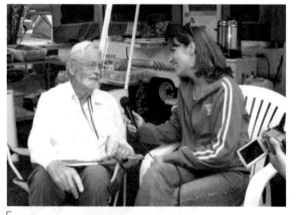

「低调的赫尔汀最后才同意接受NBC记者的采访」

佛大学的机会……娃娃脸上的笑容纯真一如往昔。他打开得州大学的网站，找到克瑞斯比的电邮地址，然后寄去一封邮件：西班牙女郎没有永远地消失。

被寂寞折磨的邓肯想起了1992年的那次夫妻闲聊，想起那4年的计划和行动，秋风吹乱了长发，吹走了叹息。

在美墨边境志愿观察偷渡者迹象的赫尔汀在电话采访中依旧谦虚：我只是在正确的时间来到正确的地点……是病毒在那里等待我……对我来说1951年没有发现是件好事，不仅仅是技术上的问题。如果当年我发现了，就会出名，我的生活就变得很狭窄，我这一生就没有可能做其他的事……

陶本伯格闻言会意地一笑，而邓肯和她团队的大腕们也许永远都不能理解这种对名利的淡泊。

在圣地亚哥南部，参加志愿守护美国边境项目的那个老人放下电话，走出帐篷，重新坐在椅子上，手拿夜视镜观察非法移民的迹象。许久，他放下夜视镜，揉揉疲倦的双眼，才想起今天是自己81岁生日。

南加州的夜，云淡风清。

在美国大陆的另一端，亚特兰大的一间戒备森严的实验室里，西班牙女郎端庄如古典美人。

三、禽流感到猪流感

1. 萧普的阴影

　　流感是由流感病毒引起的，很容易在人群中传播。又非常容易变异，每隔一段时间，人的流感病毒会和动物的流感病毒杂交出一种新型的流感病毒，造成全球范围的大流行。人类历史上共有五次流感大流行，分别发生在1836～1837年，1890～1891年，1918～1919年，1957～1958年和1968～1969年。即便是没有新型出现，每年流行的病毒株也会变异，北京1998～1999年流感流行期间，流行高峰时发病率高达26.49%，非高峰期也有10%的发病率，因此流感是一个常见病。

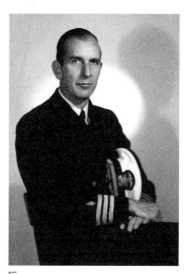

首次发现流感病毒的美国病毒学家理查德·萧普

　　禽流感是鸡、鸭和鸟类等禽类动物得的流感，和人流感病毒能感染猪和家禽一样，禽流感病毒也能够感染猪和人，但这种感染的几率很低，由于是异源性病毒，所以死亡率高达病人的半数。

　　禽流感很罕见，以最凶狠的H5N1为例，迄今为止，全球只有12个国家出现病例，死亡约400人。相比之下，中国和美国每年死于人流感的多达万人，中国北方城市每年流感的死亡率是十万分之十八，像北京这样的城市，每年至少有2000人死于流感，这还是大大低估的数字。为什么对禽流感这么神经兮兮？

　　这要从萧普阴影说起。

　　理查德·萧普（Richard Shope）是第一个发现流感病毒的人，他在

1931年证明猪流感的病原是病毒，而且将猪流感和人流感联系在一起，告诉我们，起码我们和猪一起共享流感病毒，从此打开了流感研究的大门。萧普在流感研究中的最大贡献并不是这些，而是他的一个假设：1918年大流感并没有消失，而是在猪群里潜伏着，总有一天会再次回到人群之中。

萧普的这个假设没有获得一致认可，但是在这个假设的基础上，很多人相信导致下一次流感大流行的是动物流感病毒，可能是猪流感，也可能是禽流感。

这一切都源于1918年大流感引发的恐惧。按死亡5000万人这个下限算，当时全球死亡率为总人口的3%。换算成今天的人口，是2.1亿人。也就是说，如果西班牙大流感重现的话，这个星球上会少2.1～4.2亿人。

西班牙大流感是人类心头的百年阴影，萧普的假设则使得这个阴影变成悬挂在人类头顶的达摩克利斯之剑。

从1836年开始，流感开始了在全球范围里的流行。流感流行的趋势是年年小流行，然后过一段时间后出现一次全球大流行。人类历史上的五次大流行，也就是流感流行二级以上的流行分别为1836~1937年大流感、1890～1891年大流感、1918～1919年西班牙流感、1957～1958年亚洲流感和1968～1969年香港流感。

这五次流感大流行，第一次和第二次间隔54年，第二次和第三次间隔18年，第三次和第四次间隔39年，第四次和第五次间隔11年，也就是一次长间隔、一次短间隔、再一次长间隔。按这个规律算，第六次大流行应该是上一次大流行之后的半个世纪左右。

这就是2009年的猪流感为什么那么吓人的原因，因为距上一次大流行40年。

2005年，美国国立卫生研究院过敏和传染病研究所所长安东尼·福奇在接受NBC电视台的采访时，预测类似西班牙大流感的大瘟疫将再次出现在2020年或2025年之前。

2018年，是西班牙大流感的百年之祭，我们离下一次大流感越来越近了。

萧普就这样为我们留下了一个难以承受的巨大阴影。

萧普的研究完成于洛克菲勒研究所，当时洛克菲勒研究所致力于黄热病研究，27名研究人员先后有6人殉职。野口英世在西非成为第4名殉职者后，洛克菲勒研究所决定前赴后继，在巴西建立实验室，萧普率先志愿赴巴西，但所里不批，因为他才27岁，儿子刚刚出世。萧普的导师保罗·刘易斯第二个站出来，5个月后在巴西殉职。萧普将刘易斯的灵柩送回其家乡，以未死之身继续他和导师共同进行的猪流感研究，获得了突破。

萧普阴影的第一次体现，是1976年猪流感。

1976年初，位于新泽西州的美军的新兵训练营狄克斯军营的流感样本被美国疾病预防控制中心诊断为猪流感，这是第一次在人群中发现猪流感病例。

在此之前，1957年和1968年两度爆发全球性流感，间隔正好11年，因此有人预测下一次大流感将出现在1979年，其流行毒株会在1976年形成。1957年的亚洲流感据推测来源于1889年的流行毒株，1968年香港流

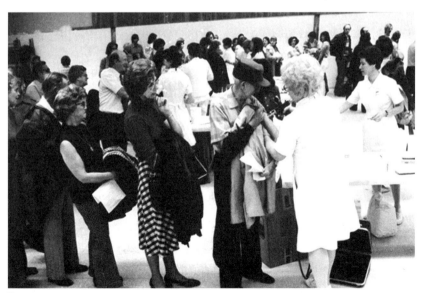

1976年，美国全民接种流感疫苗

感据推测来源于1898年的流行毒株，那么下一次大流感的毒株很可能源于1918年的流行毒株。

这些推测加上猪流感在人群中出现，完全符合萧普假设。3月10日免疫实践顾问委员会召开会议，认为发生猪流感大流行的可能性在2%～20%之间，这些顶尖专家认为不能冒这个风险，建议全民接种疫苗。

美国疾病预防控制中心主任戴维·森瑟负责起草备忘录，计划由联邦政府出钱购买疫苗，进行全民接种，并将3月10日会议上认定的流感大流行从"可能"改成"十分可能"。

3月15日，美国疾病预防控制中心上级部门、联邦健康、教育和福利部副部长詹姆斯·迪克森向部长戴维·马绍斯介绍这个备忘录。马绍斯问：可能性多大？迪克森回答：不知道。于是马绍斯下了决心。

马绍斯入阁之前是阿拉巴马大学校长，精通美国政治系统，明白对于这种顶尖科学家提出的一致建议，政治系统的唯一选择就是：做出反应。

迪克森所说的"不知道"，马绍斯的理解是可能性肯定大于零，所以必须行动，否则一旦真的出现大的疫情，就无法对公众解释。于是，大流感流行的预测从3月10日会议认定的"可能"，变成3月13日森瑟备忘录中的"十分可能"，最后在3月15日被马绍斯演化为"将要"。

马绍斯当即通知联邦管理和预算办公室主任詹姆斯·赖恩，解释自己建议进行全民猪流感疫苗接种的原因：因为历史上最大的瘟疫、1918年大流感将要重现。1918年大流感中有50万美国人死亡。1976年，这场大流感将杀死100万美国人。

一周后，福特总统在椭圆形办公室面见马绍斯等人，正陷入竞选苦战的福特从中看出了胜负手。3月24日，总统召开特别会议，研制小儿麻痹疫苗的约纳斯·沙克和阿尔伯特·沙宾两位泰斗级人物到会。会上举手表决，一致同意。总统随即宣布，将要求国会拨款，进行全民猪流感疫苗接种。人类历史上对抗流感病毒的最大的一项传染病预防行动正式开始了。

到12月中旬，全美有4000万人也就是成年人的1/3完成了疫苗接种，

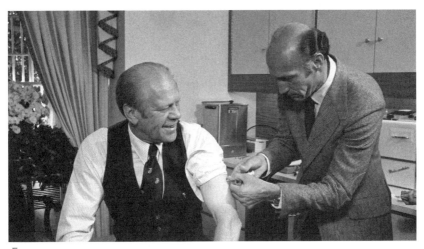

「美国总统福特接受流感疫苗注射」

比往年多了一倍，成为人类历史上最大规模的免疫行动。

预计的猪流感大流行并没有出现，反倒出现了一批因为接种疫苗患吉兰－巴尔综合征的人，要求政府赔偿，一共有3917起要求政府赔偿的官司，总额达到35亿美元，是猪流感疫苗计划的拨款26倍。1976年美国的猪流感疫苗接种成了一次彻头彻尾失败的防疫行动。

当时很多科学家希望做出疫苗，储存起来以防万一。这是一个比较稳妥的办法，可是对于官员和政治家来说，这样做是万万不可的，花费了上亿，做出疫苗来放在仓库里，如果用不上，对于作出决定的人来说是浪费，而且一点政治上的好处都没有。况且到时候猪流感真出现了，很有可能来不及了，主事的反而成了罪人。

在政治和科学中间，缺乏了一个环节，就是深思熟虑。1976年，无论是政治家还是科学家都没有想到全民疫苗接种会出这么多事，在他们看来，让美国人排着队一人打一针就是了，而且流感疫苗年年打，这次不过是全民打而已，而且还不要钱，应该没有什么问题呀，为什么在舆论民心一致拥护的情况下开始的活动，会有这样的下场？

一位知名的流感专家事后反思这件事时说："当出现一种新的病毒

或者一种病毒重新出现的时候，不要火烧眉毛地蹦起来，认定会出现大流行。"

2009年春天，我把这段话抄送给了中国的专家。

但现在我不会再抄送给谁了，因为中国的专家和官员甚至政客往往已经分不清了。

2. 发现禽流感

1976年全民接种猪流感疫苗行动后，不仅流感大流行没有出现，而且还出现那么多的后遗症，其中最大的一项是流感研究和监测在其后的20年中变得非常低调。尽管常规性的流感监测还在进行之中，但却远离媒体和公众视线。流感病毒的研究则成为冷门，各国的病毒学家视流感研究为冷门专业。

另外是流感本身的问题。由于流感病毒的善变性，使得流感疫苗研究不可能有什么突破，而流感药物是病毒类药物的整体问题，流感还基本上处于无药可治的阶段，从事流感研究没有什么可以看得到的前途，以致人才流失到其他领域。流感病毒研究领域变得很沉闷，直到杰夫瑞·陶本伯格扎扎实实还原西班牙大流感毒株才算有所进展。

最后是流感流行的原因。1968年之后将近30年，尽管专家们一再预测很快就会出现另外一次全球性流感大流行，可是却一直没有出现。1976年一场虚惊之后，科学界变得越来越谨慎了，当疫情出现时，不再像1976年那样火烧眉毛，而是首先考虑，

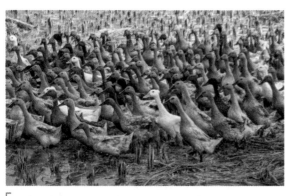

「中国南方的养鸭方式使禽流感病毒很容易感染鸭子」

会不会和1976年的科学家一样愚蠢。

1997年5月香港出现H5N1禽流感，等美国疾病预防控制中心发现的时候，已经是3个月之后了。

和人流感病毒不同，禽流感病毒杀死鸟类的情况很少。人流感病毒感染肺部，禽流感病毒则寄生在鸟的肠子上，如同细菌寄生在人的肠道中一样，和鸟类和平共处。

理论上禽流感病毒不能感染人，因为它的复制所需要的酶只存在于鸟的肠细胞中而不是在人肺细胞中。但是任何理论都有例外，一旦例外的情况出现，即禽流感病毒感染人，其结果将是灾难性的，因为人免疫系统从未见过这类病毒血凝素和神经氨酸苷酶的蛋白，无法做出免疫反应，香港那位得禽流感的小男孩正是因为这个原因而去世的。

全球流感监测网建立后，一共出现了两次流感大流行。1957年大流感被称为亚洲流感，首次出现在中国贵州。1968年大流感被称为香港流感，首次出现在中国广东。这两次大流感的毒株事后发现都是禽流感和人流感的重组毒株，也就是说由于某种原因，禽流感病毒和人流感病毒杂交，形成了一种能够在人类中流行的烈性流感病毒。

萧普的阴影再一次笼罩天空，有一派病毒学家认为，猪既可以被禽流感病毒感染也可以被人流感病毒感染，如果只被两者之一感染，就会得流感，很多猪会死亡。但如果恰巧被两者同时感染的话，如果时间很凑巧，某头猪的体内又机缘巧合的话，在这头猪的体内就可能重组出一个人/禽流感病毒，如果恰巧是毒性大的那种，就会造成全球性大流感，最严重的就是西班牙大流感。1957年的亚洲流感和1968年的香港流感，两株病毒都间接来自禽流感病毒，他们认为同样是经过猪的环节。这也解释了为什么这两次大流感会首先出现在中国，因为中国人养了大量的猪，而且中国的猪在那时候还没有实现工业化饲养，因此人和猪的接触机会非常多。

有人在此基础上，结合中国南方的环境，给出另外的解释。在中国南方，插秧以后，农民们把鸭子放在稻田里，吃掉田地里的昆虫。庄稼收割以后，鸭子再回到田里，吃净剩下的稻粒，这样既保证了水稻的生长，又喂肥了鸭子。在这期间，鸟和鸭子接触的机会极多，因此禽流感病毒很容易感染鸭子。这就解决了从鸟到猪的过程，因为鸟和猪的接触很少。在农家，鸭子和猪都是农民饲养的家禽，因此两者的接触机会更多，禽流感就会更容易地感染猪，其突变会更多，因为涉及了三种不同的动物。

中国南方的这种生态环境是在17世纪初形成的，人类流感大流行是从19世纪开始的。就是因为中国南方的这种生态环境，经过上百年的变异，流感病毒在这样适宜的生活环境下，偶然地突破了人和动物的界限。

看到有人说"致命病毒冲着中国经济最发达的长三角而来，可能不是偶然"，意思是别有用心的势力把病毒都潜伏好了。确实有这股势力，就是始于明末的中国南方生态环境的变化。

于是西班牙流感的来源便有了新的推测——这种流感病毒很可能早就存在于中国南方水乡的居民体内，由于长期与该病毒共存，这些人已经有了免疫力。在一战期间，20多万中国劳工来到欧洲，流感病毒就是这样被带到欧洲的。在欧洲和美洲流行了一圈，发生了致命性的变化。

于是从1997年开始，禽流感成为这台流感大戏的主角。

对香港禽流感的分子生物学检测表明这是一株纯禽流感病毒，那么它只能是从直接接触禽类而来。

美国疾病预防控制中心、世界卫生组织组成专家组，到香港调查，发现几个月前在香港的3家农场发生鸡瘟，5000只鸡死亡，原因正是H5N1。但是患病小孩和家人都没有接触过鸟和鸡，在小孩的幼儿园也没有发现禽流感的痕迹，也没有其他小孩得禽流感。专家组来到中国，和有关部门进行了交流，中国方面没有流感爆发的迹象。

这次调查采集了数百份样本，查出了另外四个H5N1的感染者：一位实验室工作人员、一位农场工人、死亡小孩的一位同学和另外一位同学的家长，他们都有感染的理由，都和死亡男孩及其家庭无关。

调查组得出结论，男孩的确死于禽流感，但H5N1并没有在人群中扩散，不会引起全球流行。专家们建议香港政府加强监测，然后各自回家，满意地相信一切在控制中。

11月底，香港再度出现H5N1病例，到年底一共出现了18例，死亡6人，为5名儿童和1名女子。尽管病人多以儿童为主，但重症者多为18岁以上健康的年轻人，这种趋势和西班牙流感流行时很相似。

调查发现这些病人和香港的鸡市有关。对香港鸟类的调查也追踪到这个每天从广东输入鸡和鸟的市场，H5N1已经在鸡中出现。

美国疾病预防控制中心的专家们则继续调查那个死去的男孩。他们做了大量的工作，最后证明，吃鸡、养鸟、去动物园等都不会得禽流感，除了那个男孩的传染途径还不明了之外，其他禽流感病人在生病前一周内都去过鸡市。

香港的禽流感流行已经造成很大的恐慌，各医院通宵为市民做流感检测。满城风雨之中，香港政府压力很大，迫切希望国际专家作出建议。

目前的所有线索都指向鸡市，科学家们作出了建议，香港政府很快接受了。1997年12月29日，香港特别行政区经济局局长叶澍堃宣布：杀鸡，香港、九龙和新界一鸡不留。

杀完鸡后，香港的鸡市关闭一个月。一个月后广东运鸡进来要进行检测，以确保没有禽流感，同时也不要放在木笼

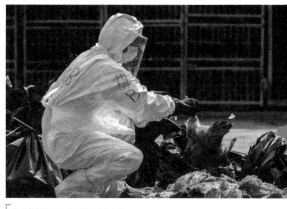

「发现禽流感后香港的鸡被全部杀掉」

中，而是放在容易消毒处理的塑料笼子里。一共检测了20万只鸡，没有再发现禽流感。对香港的禽和猪的检测，也没有再发现H5N1。

美国疾病预防控制中心的科学家们相信他们成功地阻断了另外一次

西班牙流感的流行，而且代价只不过是香港特区政府花钱买下全香港的鸡然后杀死、香港的老百姓一个月时间不能吃鸡腿鸡翅鸡屁股，没有像1976年美国政府那样沾上无数的官司。然而不少科学家对这场杀鸡行动的效果抱着怀疑甚至否定的态度。

3. 禽流感的10年

从5月份出现第一例H5N1，到12月底杀鸡，中间经过了7个多月，以历次大流行包括西班牙流感的经验，如果真是流感大流行的话，这7个多月之间，早已成为燎原之势，哪里还会老老实实待在那个鸡市里，等着人们自己去接触？

这株H5N1在当地的鸡中应该存在了一段时间，鸡市和各商店饭店的工作人员，包括杀鸡过程中那么多人和鸡接触，并没有出现感染禽流感的情况，仅仅用他们长期接触因此有免疫力来解释，实在是太过牵强了。大流感之所以发生，就是因为人群中不具备免疫能力，也无法在短时间内形成免疫能力。上述的情况只能说这种H5N1还没有具备大流行的能力。

更为不合理的是，如果说因为杀鸡而制止了一场大瘟疫的话，最解释不通的是香港的鸡市并不是源头，禽流感是从广东传来的，舍本求末控制住香港，并不能控制广东，为什么广东和中国其他地方没有出现致命性流感的流行？

1976年美国的全民猪流感疫苗接种造成了严重的后果，1997年香港杀鸡行动对香港的经济和民生同样产生了巨大的负面影响。从某种意义上来说，两者都可以算做科学决策失误。

让我们假设一下，如果1997年5月那个男孩的样本没有得到检测，也就不会出现对H5N1的恐慌和重视。在不注射流感疫苗的情况下，每年会有25%的人得流感，美国平均每天死于流感的人超过100人，按香港的人口，每天死于流感的平均起来肯定会有好几位，从5月到次年1月，一共才发现18起禽流感，死了6个人，即便在流感最不厉害的年景，这种比例也是少到可以忽略不计的程度，之所以被发现，完全是因为有针对性的检测和高度的重视，同期香港死于其他流感病毒株感染的人绝对起码是这个数字的几十倍以上。

这一次的H5N1株是纯的禽流感病毒，没有和人流感病毒发生重组，因此虽然能够感染人，但不能从人再传给其他人，也就不可能引起大流行。

香港这次疫情，让处于低谷的流感研究和监测一跃成为热点，禽流感成为新的燃眉之急，开始了禽流感10年大红大紫。

香港屠鸡之后，猪流感靠边站，禽流感当了主角，可惜眼巴巴地等了5年，H5N1禽流感并没有在人群中再度出现。

巧合一般，在中国爆发萨斯之际，H5N1重现。

2003年，荷兰鸡群H7N7亚型禽流感大流行，荷兰全国1亿只鸡杀了3000万只，一共有83人感染了，但症状很轻，只有一名兽医死亡。

同年香港的一个家庭出现两例H5N1病例，其中一例死亡。流行病学调查，这两人最近去过福建，而且该家庭的另外一名成员在福建时死于严重的呼吸系统疾病，但没有留下样本，因此无法确定是否死于H5N1禽流感。

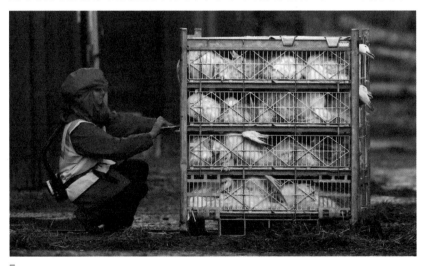

2003年，荷兰爆发禽流感，大量的鸡鸭被杀掉

2004年1月，泰国和越南发现H5N1病人。到3月，泰国出现12例，其中8例死亡。越南出现23例，其中16例死亡。

这次H5N1禽流感进入人群，是从中国福建开始的，1997年香港的禽流感，是从广东传来的，所以中国是禽流感的根据地。

之后，泰国和越南继续发现病例，死亡率极高。2005年之后柬埔寨、印尼、中国、土耳其、伊拉克、埃及、印度、意大利等国相继报告病例，全球杀鸡超过2亿只，此外还有鸟、鸭、猪、火鸡、猫、老虎、貂、天鹅等动物成为H5N1的牺牲品，H5N1从亚洲扩散到了非洲、欧洲。但是，太平洋和大西洋似乎再一次成为天然的屏障，H5N1没有出现在美洲大陆。

经过"9·11恐怖袭击事件"，美国不敢掉以轻心。2005年10月27日，美国参议院给健康和社会服务部增加拨款80亿美元，用于对抗禽流感，其中33亿元用于购买禽流感疫苗，30亿元用于购买抗病毒药物。

2005年11月1日，布什总统宣布"流感流行策略计划"，要求国会拨款71亿美元，其中28亿元用于加速疫苗的研发和生产，12亿元用于购买2000万剂流感疫苗，10亿元用于购买抗病毒药物。

美国政府的高姿态，引起德国、英国、法国、加拿大、新西兰、挪威等国的跟进，亚洲国家包括中国也积极行动，其他疾病全部为禽流感让路，人类进入和H5N1的临战状态。

布什话音未落，马上有人给他的发言起了外号：狼嚎。

2006年5月，对候鸟的检测未发现H5N1，有关机构认为前一阵认定的H5N1将由候鸟带到北美的预测是无稽之谈。世界卫生组织也在同一时间宣布，没有发现病毒如年初那样在不同国家之间扩散的情况，预计全球病例数将会下降。

此时，距离美国开始大规模对抗禽流感流行的行动才过去半年，预计的款项大部分还没有到位，更不要说进展了。其他国家除了检测和杀鸡外，并没有什么突出的贡献和成果。可是这场预料中的大流行便开始消失了，美国甚至连一例都没有发现。

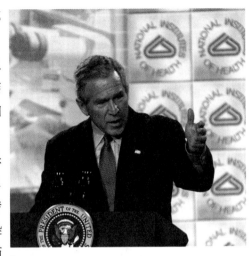

「美国布什总统高调宣布"流感流行策略计划"」

这场禽流感大流行，可以说是一场还没有开始就已经结束的瘟疫，又是一次科学界和媒体联合起来制造的瘟疫。

这两年间，禽流感只杀死了200多人，原因是H5N1基本上不会在人与人之间传播，因为这株病毒所能感染的细胞位于肺部的深部，而其他流感病毒株会存留在咽喉部和鼻部，这样很容易通过打喷嚏传播，而肺部深处的细胞是不会喷出来的。基于这个理论和观察的结果，流感界逐步认为H5N1不会成为大的灾难。

到2006年6月，全球H5N1总数为200多例，其中132人死亡。越南最多，93例，印度尼西亚53例，泰国22例，中国19例，埃及14例，土耳其12例，阿塞拜疆8例，柬埔寨6例，伊拉克2例，吉布提1例。

美国在1993~2003年期间，每年死于流感的人平均为36171人。2005年为63001人，2006年超过56000人。其他病毒性疾病中，2006年死于艾滋病者为12113人，死于肝炎者为7250人，连脑膜炎都杀死634人，10年期间全球死于禽流感还不到300人，从数字上确实可以忽略不计，如果不是全球性的密切监测，恐怕其中绝大部分都无法被发现。

一场轰轰烈烈的防疫活动，最后成了这样一个结局，又是一场反应过度。唯一值得庆幸的是这一次没有慌慌张张地全民接种疫苗，因此没有遗留下数不清的后果。禽流感疫苗没有火急火燎地全民接种，并非科学界接受了美国1976年的教训，而是技术上的原因。

美国早在2005年10月就开始着手研究禽流感疫苗。2005年底，禽流感疫苗研制成功，人体实验的结果安全有效。但研究人员表示，首先没有足够的疫苗让人群接种，其次这株疫苗是2004年从一名越南患者身上采取的，不排除病毒已经或者将会变异的可能。

当时的联邦健康和社会服务部部长马克·莱维特表示，需要3～5年时间才能生产出足够的疫苗。国会预算办公室的预测是到2011年才能生产出足够的疫苗。

3～5年？开什么国际玩笑？早在1976年，只需要半年时间就能达到美国每个人打一针疫苗的水平，为什么将近30年过去了，美国的疫苗研制生产系统对大流感的反应程度居然下降了6～10倍？如果真如1918年那样流行，等足够的疫苗生产出来，起码有上百万美国人死于禽流感，全球范围恐怕一段时间内用不着考虑人口爆炸的危机了。

莱维特回答：正是因为有1976年那次全民猪流感疫苗接种，才让美国流感疫苗业成了这样一副死猪不怕开水烫的德性。

1976年全民接种的后果，使得美国流感疫苗业萎缩，在技术上谨小慎微不敢更新，在禽流感面前毫无应急能力。

祸兮福所倚，福兮祸所伏。当时使人顿足长叹的禽流感疫苗生产之难，却被事后诸葛亮们拍手称快：幸亏没有生产能力，否则又要出现一次全民疫苗接种的笑话了。

4. 离不开鸡

此时，美国疾病预防控制中心和陶本伯格终于完成了西班牙流感病毒的复制工作，正面临H5N1禽流感威胁的科学界一直在等待这个结果，没想到大失所望。

他们一直预料西班牙流感病毒是H5N1，结果是H1N1，也就是说H5N1株并非西班牙大流感卷土重来。而且和几十年来的预测恰恰相反，复制出的西班牙流感病毒从基因上分析，并没有如科学界所预测的那样。

　　在西班牙流感病毒被复制成功以前，科学界希望不仅能从这个病毒身上解开西班牙流感的奥秘，而且能够找到破解流感大流行的钥匙，从而彻底揭开谜团。但是当病毒复制成功以后，科学界发现这是一个看上去很普通的病毒。尽管已经搞清楚是哪些变异使这个病毒成为历史上最厉害的杀人武器，可是下一次变异还在原位吗？这个病毒本身和其他病毒的例子早已表明，病毒这种低级生物的变异是没有痕迹可循的，是不可预测的。

　　变异不可预测，而变异之简单也让人不可理解。H1N1怎么看怎么不像是一个凶险的病毒，尤其是和H5N1相比。在H5N1全球扩散之际，各国政府和有关国际机构把西班牙流感病毒先放在一边，集中精力于如何控制H5N1。

　　但是从根本上控制是不可能的，因为唯一的可能性是学习香港，将鸡全部杀死。但这也是绝对不可能的，即便是香港杀鸡，也只是权宜之计，事后还得从广东进口鸡。鸡，已经成为人类饮食结构中不可缺乏的一部分。

　　鸡压倒其他肉类，成为人类肉食的主要来源有两个因素。一是发达国家的健康趋势，这些国家比如美国以往以吃牛肉为主，美国的牛存栏数和生产加工能力足以保证美国人吃牛肉。但是近代以来，脂肪摄入太多对于健康的不良影响已经被反复证实了，美国的大众健康教育的一个重点就是用白肉代替红肉。所谓白肉是鸡肉，红肉是牛肉，至于猪肉，因为脂肪含量太高，消耗量也在逐渐下降。美国的鸡肉销售量不仅早就超过牛肉，而且还

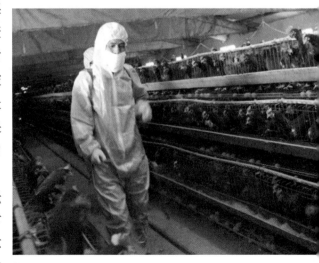

「工业化的养鸡环境为禽流感的变异创造了有利的条件」

在持续上升，牛肉业只能靠扩大出口来维持。2014年，预计美国人均消耗鸡肉包括火鸡为99.1磅，人均消耗牛肉为53.8磅，人均消耗猪肉为45.9磅，鸡肉消耗量占总肉类消耗量的将近一半。从美国的角度，全面杀鸡虽然不会导致老百姓没肉吃，但其导致的健康的长期后果会相当严重，甚至会超过禽流感可能造成的损失。

另外一个因素是发展中国家的食品供应问题，尤其是人口众多的亚洲国家，包括中国。这些国家传统的饮食结构是以素食为主，但是随着时代的进步，这些国家的老百姓也希望能吃上肉和多吃肉，对于这些国家的政府来说，学习美国等国家靠养牛来为民众提供足够多的肉食不现实，即便靠传统的养猪也无法实现，唯一的可能是大量养殖生长期短的鸡，鸡肉成为这些国家填补肉类空缺最有效的手段。此外，人口爆炸对这些国家产生了巨大的压力，他们传统的饮食结构无法为多出来的人口提供食物，必须靠大规模工业化养鸡来弥补。

鸡的数量持续增加，这些鸡的生存环境极其拥挤，养鸡厂尽可能地节省空间，让鸡一个挨着一个地挤在笼子里，更有的以产蛋为目的的养鸡厂的鸡笼是一个摞一个，从地面一直到房顶，而且每个笼子里鸡放得过多，使得有些鸡不得不踩在其他鸡的身上。这种环境下，一旦出现禽流感，会马上传播开来。

美国在禽流感爆发中幸免于难，原因是美国的养鸡厂消毒措施搞得好，同时没有和其他禽类的接触机会。禽流感之所以以亚洲为最，原因是消毒不过关，和其他禽类接触的机会多。亚洲的养鸡场特别是中小型养鸡场，和鸟、鸭、猪等动物接触的机会很多，很容易传染上禽流感。

亚洲的鸡的产量增长迅速，从1984年占全球鸡产量的23%，总数和美国相等，均为600万吨，到2004年，亚洲的鸡的产量占全球的31%，为2100万吨，超过美国的1600万吨，其中中国的鸡产量在上世纪90年代增长了3倍，泰国、越南和印度尼西亚的鸡产量在30年内增长了8倍。正是这些地区，成为禽流感的疫原区。

在亚洲地区加强禽流感检测，一旦发现疫情马上加以控制，将出现疫情的鸡场的鸡全部杀死，甚至像中国那样给鸡打禽流感疫苗，是不是就能够有效控制禽流感了呢？

有关的各国政府和国际组织认为这是现实可行的办法，但是反对的声音也很强烈，其中最强劲的音符直接质疑禽流感的来源，认为并不是从野鸟而来，而是在养鸡场自己出现的。他们认为，现代化工业化养鸡才是真正的禽流感的疫原。

H5N1于1997年在香港出现，据调查，早在1996年就在中国内地出现，这时中国的养鸡业快速增长达到了一定水平，不仅城市，而且很多村镇都开设了养鸡场。中国的鸡瘟，其实一直就没有断过，由于没有对其进行研究，因此也无法断定是哪一型的禽流感。

香港禽流感后，2003年开始亚洲禽流感再次出现，虽然不一定都始发于中国，却是和亚洲各国养鸡业的高度发展相一致的。

从来没有过如此多的鸡一起生活在如此狭小的空间内，加上亚洲本身就是人流感、禽流感的集合地，其自然和社会环境非常适于流感的爆发。因此有人认为，工业化的养鸡环境为禽流感的变异创造了有利的条件，世纪之交，这种变异达到了爆发的程度。换句话说，是人类自己创造了禽流感这个瘟疫。这种趋势是无法扭转的，因此只能尽力做好准备和防范。

从1997年香港最先出现H5N1病例，中间经过2003～2005年煞有介事的流行，十年磨一剑，可是预料中的大流行一直没有出现。世界卫生组织和各国的有关组织依然像上了弦一样，哪里出现一例两例H5N1禽流感，马上敲锣打鼓像庆祝世界和平一样把警报喊得天响，三分钟热气过后便又恢复固有的宁静。

喊狼来了的次数多得一听到就让人起鸡皮疙瘩，大流感呀，你到底是来还是不来？

2009年春天，猪流感爆发！

四、从猪流感再到禽流感

1. 一声惊雷

2009年3月15日，墨西哥东部维拉克斯州拉格洛里镇，有人开始生病，很快全镇60%的人都出现了流感样的症状。拉格洛里镇坐落在墨西哥湾附近的一个山谷之中，人口在2000～3000之间，很多人偷渡到美国去了，剩下的人中的一半人平时在墨西哥城打工，周末回来。3月30日，美国的一家生物监测公司才开始调查墨西哥城最近出现的反常的呼吸道疾病。

就在这一天，在美国加州的一位9岁的患呼吸道疾病的女孩咽喉部采集了样本，第二天，又从加州一位10岁的男孩咽喉部采了样，两份样本被送到美国疾病预防控制中心。12天后，美国疾病预防控制中心宣布，男孩是被一种新的流感病毒感染了。这个流感病毒是甲型的H1N1亚型，是猪流感病毒。很快，那位女孩的样本也被证实是猪流感病毒感染。4月12日，事后证明，墨西哥出现全球第一例猪流感死亡病例。

4月中旬，墨西哥政府开始承认出现新的流感病毒传播时，猪流感已经在墨西哥蔓延开了。北美的其他两个国家，美国和加拿大，猪流感病例逐日增多。4月25日，美国得克萨斯州圣安东尼奥城外的一个校区因为猪流感而整个关闭，此为这次猪流感流行中所采取的第一个防疫行动。

两天后，4月27日，加拿大、西班牙、英国各自宣布发现猪流感病例，墨西哥承认有7人死于猪流感，欧盟建议民众避免去墨西哥和美国旅行，世界卫生组织将猪流感的流行警报从3级升高为4级。

4月29日，世界卫生组织将猪流感流行警报到5级，全球正式报告的猪流感病例数为148例。

5月1日，香港对300名曾经和一位猪流感病人接触过的人实施了为期一周的隔离，此为这次流行的第一起隔离行动。墨西哥开始了为期5天的社会关闭期，以期控制猪流感的流行。次日，全球共有15个国家报告了

615例猪流感，墨西哥占397例，死亡101人，很明显，实际病例数远远不止于此。美国一共有189例，18个州430多所学校因为猪流感而暂时关闭。5月10日，中国确定第一例猪流感，这时已经有29个国家报告了4379例猪流感病例。

6月1日，世界卫生组织宣布全球62个国家报告了17410例猪流感，死亡115人。中国早已采取全球最严格的隔离措施，主要针对北美来华人员，一旦发现可疑病例，本人及密切接触者一律隔离。归国探亲人员也要求自觉在家隔离7天，每天测两次体温。亚洲其他国家也风声鹤唳，许多国家采取和中国一样的隔离措施。菲律宾立法，外国人和菲律宾人之间的距离不能在两米之内，否则予以逮捕。日本有关方面则预测这一次猪流感将杀死50万日本人。

6月11日，世界卫生组织将流感流行警报升高到6级。这是流行警报的最高级别，表明一场全球性流感大流行迫在眉睫。

西班牙大流感结束后90年，上一次流感大流行后40年，1976年猪流感虚惊后33年，世界终于盼到了全球性流感大流行。

过去12年来，人们脑海中只有禽流感，政府和专家一次又一次提醒我们，禽流感，只有禽流感才是改变历史的动力，我们如同在等待地球毁灭一样一年又一年地等待禽流感的大流行。突然，2009年春天，政府和专家改口了，猪流感就要大流行了。

2009年春天，萧普的阴影如魔鬼一样笼罩着整个天际。

类似的情况在33年前出现过，1976年正是因为猪流感而草木皆兵，最后证明是一场虚惊，这一次会不会又重蹈覆辙呢？不会，因为1976年春

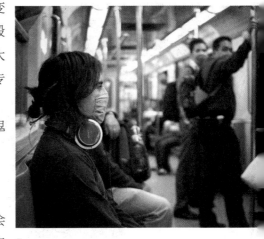

「乘坐地铁的墨西哥城市民在途经疫区时佩戴口罩」

天只有可怜的那么几例，而且未出新泽西军营，而2009年春天五大洲已经遍地猪流感了。

更为重要的是，和1976年不同，今天科学界已经了解了西班牙流感病毒属于禽流感，但和猪流感病毒也有关系，而且更为重要的是，西班牙流感病毒不是过去12年被渲染得甚嚣尘上的H5N1亚型，而是H1N1亚型。

2009年正在流行的猪流感正是H1N1亚型！

先闹禽流感，然后突然出现能够感染人而且能够在人群中相互传播的猪流感，又是出现在春季，而且也是先出现在北美，然后蔓延全球。虽然死亡比例很低，但死的大多是年轻人。以美国为例，猪流感患者的平均年龄为12岁，需要住院的猪流感病人的平均年龄为20岁，因猪流感而死的患者平均年龄为37岁。

这些和1918年的情形何其相似。

1918年的春天，流感很多，但致命性很弱，可是到了秋天，流感病毒经过在人群中的一番传播，毒性发生了变化，引起了千古无双的瘟疫性流行。这段历史告诉我们，2009年秋天，很有可能是我们等了90年的一场大限。

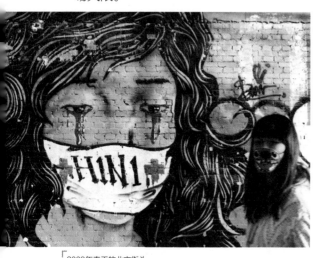

「2009年春天的北京街头」

2009年春天，世界卫生组织将流感流行警报的级别一升再升，直到没有更高的级别了。也就是说，从世界卫生组织的角度，一场流感大流行是不可避免的了。正是在这种相当肯定的预测之下，各国政府以前所未有的姿态，采取各种各样的努力，试图制止或者减弱猪流感在本国的传播，尤其以中国政府最为积极，采取了相当严格的全面隔离手段。

但是猪流感病例数最多、已报告病例人数占全球猪流感总病例数1/3的美国，在这场全球抗击猪流感大流行的行动中，却采取了非常保守的做法。

一静一动，高下立判。

2009年1月19日，奥巴马就职典礼的前一天。当选总统办公室发出一道指令，要求美国疾病预防控制中心主任朱丽亚·葛贝丁立即辞职。葛贝丁获知后，当即辞职，并要求几位副手一起辞职，于是奥巴马继任时，美国疾病预防控制中心主任空置。

奥巴马上台后，内阁人选一波多折，卫生与社会福利部长首选的原参议院领袖汤姆·达特勒，被爆偷税而作罢。然后是前堪萨斯州长卡瑟琳·西贝利厄斯，又因为她支持堕胎而遭到共和党的反对，直到4月29日参议院才表决通过。5月15日，猪流感已经流行了，才任命纽约卫生局长汤马斯·费德平出任美国疾病预防控制中心主任。

猪流感蔓延之际，美国主管卫生和防疫的两级主管尤其是直接负责防疫的美国疾病预防控制中心主任才仓促上任。临战易帅，奥巴马犯了兵家大忌。

2. 动与静之高下

没想到因祸得福，使得美国在这次猪流感春季流行中举重若轻，处置得当，保证了社会的稳定，以最小的代价应付了这场突如其来的流行。

葛贝丁去职的主要原因，在于她喊狼来了的次数太多。一有风吹草动，她便出现在电视上，虽然说得比较慎重，但是产生了一种恐惧的效果。

政府主管官员出现在电视上，向公众解释面临的疫情，呼吁公众保持冷静，既让大家提高警惕，又劝导大家不要惊慌失措，本意是好的，但不管你在电视上说得多婉转，只要老百姓看得次数多了，心里难免会出现恐惧。

2009年春天的猪流感流行，电视上没有喋喋不休的卫生官员和专家，对于猪流感确诊人数占全球首位的美国来说，是万幸之万幸。

最出色的卫生防疫主管官员，是和媒体绝缘的人。奥巴马换美国疾病预防控制中心主任，代表了很多美国人对防疫政客化的反感。没有了赶场似的媒体秀，防疫工作才能够踏踏实实地进行。2009年春天的美国，才能够一任环球风起云涌，我自岿然不动。

6月25日，美国疾病预防控制中心公布了最新的预测，绝大多数猪流感病例并没有被诊断出来，每一个确诊的猪流感的背后至少有50个没去看医生或者没有被确诊的病例，也就是说到那时为止，全美国得了猪流感的起码有100万人以上！

100万人了，还能稳坐钓鱼台？中国这么严查，才发现不到1000例，而且早就全国动员了。美国有关部门这次是怎么回事？

美国并没有在美墨边境检测每一个入境的墨西哥人的体温；没有花多少亿包下旅馆饭店，把发烧的墨西哥人及和他密切接触的人都隔离起来；没有每天动员各州县卫生人员跟踪每一个刚到美国的墨西哥人，让他们自觉隔离，每天测两次体温；没有在确定猪流感后上天入地，把和这个墨西哥人同坐一辆长途车，一起打工，甚至一起偷渡的人统统找到后隔离起来。

美国在这次猪流感春季流行中，所作所为也就是关了一些学校，到了春

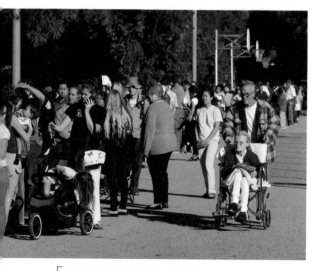

「美国洛杉矶排队等待接种疫苗H1N1的居民」

夏之交，连统计数字都不再坚持了，只是做些监测，我们附近有的中学一下子出现上百个学生得流感，也不当回事，怎么会迟钝到这种程度？

因为美国疾病预防控制中心算了一笔账：正常情况下，流感流行季节，全美会有1500～6000万的人得流感，也就是说，得猪流感的人只占得流感总人数的1.7%～6.7%。人流感依旧流行，而且死的人更多。美国平均每天有100～150人死于流感，死于猪流感的一共才几百人，仅从防疫的角度，几百人和多于5万人之间，孰重孰轻根本用不着认真考虑。

如果美国全力对付猪流感，很可能像其他国家一样，因此造成社会恐慌、造成医疗系统和卫生防疫系统放弃应尽的职能去应付猪流感，从而造成比猪流感多得多的死亡。医疗系统全力对付猪流感，结果不知道有多少本来能够生存下来的患其他疾病的病人死去了。

全球性猪流感恐慌并不在于有多少病例、死了多少人，而是因为这是一株新的流感病毒，其亚型、感染方式等和1918年西班牙流感接近，说到底，还是出于西班牙大流感有可能卷土重来的噩梦。如果春天不加以控制，这株H1N1流感病毒在人群中广泛传播，很可能和其他流感病毒发生整合，从而形成新的毒性非常大的流感病毒，1918年秋天西班牙大流感的第二波就是因为这个原因。因此从世界卫生组织到许多国家政府和有关部门，都是从这个角度出发，积极地控制猪流感。

美国的专家也大多持这种态度，但他们建议的行动还是在监测上，其理由是这次猪流感和1918年西班牙流感，以及其余几次大流感有一个根本的区别：传播很难。

相对于正常流感而言，猪流感的症状比较严重，可是前提是得猪流感。无论是在动物模型上的试验还是对人群的观察，都表明猪流感比正常流感传播慢。如果真的很容易感染，那么被隔离的密切接触者中起码应该有一定比例的发病，但结果是几乎没有人发病，这也是为什么除了极少数国家外，其他国家都不采取严格隔离接触者的措施，至多把病人隔离的原因。

从1976年猪流感，到禽流感再到2009年猪流感，美国政府和卫生部门终于真正吸取了教训，非常成功地应对了一场不必要的危机。

相比之下，其他国家的政府和卫生部门在2009年猪流感中的应对都不合格，包括世界卫生组织。

世界卫生组织的出现和全球流感监测有关，联合国成立艾滋病规划署后，世界卫生组织的存在价值再一次受到质疑。就在这时，禽流感出现了，世界卫生组织开始发挥其功能，十几年成就平平后，猪流感出现了。

2009年春天，世界卫生组织连续提高流感流行警报，直到最高，认定肯定会出现大流行。但是这场猪流感的流行非常轻微，连普通的流感流行都不如。世界卫生组织又一次反应失当，直接导致很多国家的政府和卫生部门采取过激措施，劳民伤财。

2013年，因为H7N9只出现在中国局部地区，世界卫生组织还没有介入。一旦病例出现的范围扩大，世界卫生组织这个有点官僚的机构肯定会煞有介事。

2009年中国政府和卫生部门采取的过激措施一来是受世界卫生组织的影响，二来因为萨斯的教训。

萨斯的教训除了疏忽之外，出发点也有问题。不管是病毒也好、衣原体也罢，呼吸道疾病是通过空气传播的，疾病控制先要尽可能切断传播途径。但萨斯初期则因为病原诊断有误而从治疗着眼，认为能治了就不在乎多少人得，这本身就是策略性的错误。不要说萨斯不能治，就是有药能治，也还是应该先从控制传播入手，让尽可能少的人得病，而不是等得病后再去治。萨斯入京后，才想到这一点，采取大规模的严格隔离的办法。

萨斯是一场对中国疾病应急机制的检验，结果好多方面不及格。其一是疾病监测不及格，不管什么原因，萨斯出现后拖延很久才上报；其二是病原诊断不及格，堂堂病毒所沦落到连个分离病毒的都没有，让个搞电镜的挂帅；其三是应对措施不合格，政府和卫生部门以隐瞒为主，直到隐瞒不住才暴露；其四是治疗不合理，大量使用激素和抗生素，很多死者很可能死于药物不良反应；其五是研究不合格，大疫当头，病毒所里却各自为政一窝蜂搞赚钱的诊断试剂，连精神病都出现了；其六是隔离方法不合格，既缺乏有效的鉴别手段，又没有考虑到隔离区里感染的问题，导致很多普通感冒患者被隔离，在隔离区染上萨斯，不少人枉送性命。

萨斯过后，追究责任，从上到下撤了一串官员。其好处是继任者不敢掉以轻心，起码不敢欺上瞒下了，其坏处是导致中国卫生防疫大转向，其长远的影响非常大。

3. 防疫乃国之重宝，不可轻易示人

在控制萨斯疫情方面，即便在传染病控制上，有关部门也没有做到正确应对，而是从不能出事免得丢官出发，一有疫情就惊慌失措，反应过度——从奥运会期间外国人拉个稀都大动干戈，到2009年猪流感祭起隔离的大旗。

中国历史上第一次也是最成功的传染病隔离是1910～1911年东北大鼠疫时伍连德先生指挥的隔离，方法是将鼠疫病人及其家属隔离，以及将传染中心傅家甸隔离，在百日之内成功地控制鼠疫大流行。萨斯的隔离措施和猪流感的隔离措施也是一样的。

萨斯之后，国际上分析了每一例病例，发现无一例外和禽流感一样，需要感染肺深部细胞，不容易通过打喷嚏传播。可见萨斯的医源性传染比例很大，很多人是在医院被感染的，隔离区里面相当比例的病人是被隔离后染上的。萨斯的消失，很可能并非隔离的功劳，而更可能是疾病自身的发展，或者是因为天热而消失。萨斯流行的本身就是一次防疫失误，如果防疫得当，是不会有萨斯流行的。2004年，国际上一直在喊萨斯会卷土重来，但除了三例实验室泄漏外，全球就没见到萨斯。

萨斯结束后，全球对中国政府采取的隔离措施大加赞扬，因为反正

用不着他们出钱出力，至少杜绝了萨斯泛滥这个非常小的概率。但还是有明白人的，他们冷静地说：对于萨斯来说，如此规模的隔离对社会和民生的影响太大，完全没有必要付出这样的代价。

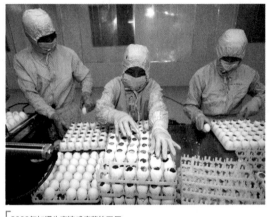

「2009年加紧生产流感疫苗的工厂」

沉浸在自我陶醉中的相关部门当然听不进这种声音，这才有了2009年的猪流感隔离。萨斯的隔离是值得的，而猪流感的隔离则是毫无可取的。

不审势即宽严皆误。

卫生防疫是社稷柱石，疾病应急机制更是国之重宝，不可轻示与人。一旦动用，都会引起社会动荡和民众恐慌，因此到万不得已之时才能启动。

萨斯期间，在北京启动隔离也许是值得的，猪流感期间，全面隔离则无疑是错误的。

1918年之后，全球针对流感启动的应急机制无一不是以败笔而告终，轻则劳民伤财，重则社会动荡，后果严重。

原因主要在于流感本身。

隔离并不是近代才开始的，早在黑死病的时候就出现隔离了。黄热病、西班牙大流感等流行中，都实施过隔离，其效果非常不理想。

2009年中国疾病预防控制中心检查了2000多可疑病例，其中只有130多个猪流感，其余的大多是人流感，加上少数的普通感冒。所谓可疑病例，就是已经隔离了，无论猪流感也好禽流感也好，只能靠流感症状来区别，主要是测体温。

春季本来就容易得呼吸道传染病，而且有很多人得呼吸道传染病，美国流感疫苗接种的人口比例冠于全球，每年还有20%的人得流感。中国肯定大大高于这个比例，即便20%的人也将近3亿了，难道出现大流行的时候把几亿人全隔离了？

对于流感这种得病人数众多，大多数人症状很轻而且传播能力太强的传染病，采取隔离的办法效果并不好，很难快速区别得的是猪流感、禽流感还是人流感，隔离只能扩大化。如果真的是西班牙大流感那种病毒的话，隔离区就成了最主要的传染源，而且根本就隔离不住。参与隔离的人员也会成为传染源，最后到了全社会一半以上的人都生病，也用不着隔离了。

1918年大流感期间，很多地区就采取了隔离的手段，但只有一个地方成功了，那是太平洋上美国托管的一个小岛，采取的办法是与世隔绝，彻底切断和外界的一切联系。中国是一个陆地大国，在闭关锁国的年代都无法切断和外界的联系，更不要说开放搞活后的今天。全球化的浪潮本身就是传染病发生的动力，置身在这个大潮之中，是不容许独善其身的。

美国不采取隔离措施，就是基于上面的原因，但美国1976年采取的全民接种同样有问题，起码不适合中国使用，因为中国没有这个能力。目前美国对付流感的办法还是着眼在疫苗上，采取研究出来甚至生产出来，给人们接种的方法，但不再走全民接种的路子。因为全民接种一来是造成的问题比新型流感还多，二来是从生产到接种期间，如果是烈性病毒的话，很可能已经变异了。

流感的可怕之处在于传播太快，一个冬天全社会1/3的人得病，即便万分之一的死亡率，加起来也很高。每年的流感致死率取决于流行株、流行季节长短和病人基数，而且90%以上的死者为65岁以上，是老年人的一大死因，这就是为什么强调老年人要接种疫苗的原因。但西班牙大流感的死者以青壮年为主，病死率为2.5%，为历次流感大流行之最。

相比之下，猪流感死亡率更低，而禽流感死亡率极高，H5N1株甚至达到60%，这是不是可以作为重视禽流感的主要原因？

前面讲到了，得禽流感的人没有多少，加起来全球总死亡者在三位数，而每年全球死于流感者在百万以上，所以不能仅看死亡率，而要看绝对数字。

和人流感相比，禽流感几乎不能在人群中传播，所以患病者很少，传染病怕的就是传播，如果不能传播还怕什么？因此在出现新型禽流感的时候，首先不应是像撩了屁股似的跳起来，而是要认真了解一下其传播能力。

2013年H7N9禽流感出现，中国有关部门表现如何？

总的来说，中央一级的卫生部门包括卫计委、中国疾病预防控制中心和国家食品药品监督管理局（现改名为国家食品药品监督管理总局）等机构的表现还是不错的，推荐的防控措施还说得过去。但省市一级的卫生机构比如江苏卫生厅和甘肃卫生厅的表现则惨不忍睹，居然出现戴香囊、观天象这样贻笑天下的事情。还没有启动应急机制，就已经这么不和谐了，如果真有大疫，有可能全国一致地抗疫吗？

在流感防控建议上，美国从美国疾病预防控制中心到县一级卫生部门，口径是一致的，采取的措施也是一致的，因此一旦出现大疫，防疫的步调也是一致的。2013年的禽流感，首先检验了中国防疫体系的整体协调能力，其结果是不合格的。中央一级和国际接轨，而省市一级以下愚昧地宣传中医中药。换句话说，可以理解成中央一级的防疫政策得不到彻底认真地贯彻执行。

有人说，板蓝根不管有没有用，给群众当安慰剂也是好的。

错！流感并非无法预防，预防流感一是疫苗，二是洗手。以洗手为例，如果严格洗手的话，有可能不得流感。推荐板蓝根等无预防效果的中药，让民众不注意洗手和避免接触，导致更多的人得流感。如果是流感大流行的话，仅此一举，便可杀百万人。

医可救人，亦可杀人，有时候杀人要比救人容易得多。

4. 都是用药惹的祸

在此次禽流感问题上，中国媒体的表现极差，起到很不好的作用。追求新闻是媒体的本质，但疫情不是社会新闻，媒体在疫情上要慎重，尤其是防疫措施上，媒体应该具备一定的基本概念。如果发现不同部门传出的信息不一致的话，媒体起码应该分析一下，而不是简单地充当传声筒。如果媒体负责健康报道的从业人员具备一定的医学知识，尤其是分析能力的话，那些不正确的防控信息的散布范围就会很小，对民众和社会的影响要小得多。

经过2009年猪流感，中国的媒体对流感应该不陌生了，没想到依然根本不具备基本常识。在防控措施上，是遵从中央一级的建议，还是传播各地的建议？是否应该与国际接轨？这是本来用不着动脑子的基本原则。

媒体有报道疫情的义务，但没有引起社会恐慌的责任，中国媒体要为禽流感造成的社会动荡负责。此外还有一些"公知"，依旧停留在当年对萨斯的认知上，认定政府和卫生部门还在隐瞒疫情，一有谣传，他们就大义凛然地站出来，摆出一副滚刀肉的姿态。他们的话当屁放了也就算了，但引起老百姓的不安和恐慌，起码影响到养鸡行业，也导致政府和卫生部门不得不采取过激的反应。

舆论控制也成问题，平时一点小事都死死控制，遇到疫情天大的事，竟然言论自由了，可以不顾国家防控建议而八仙过海，可以一下子倒退到100年前。

萨斯的教训之一在于治疗，但中国医疗界从来没有吸取这个教训，对禽流感病人的治疗同样走萨斯的路数。

流感病毒的特性与病毒表面上的两种蛋白质有关，一种是红细胞血凝素蛋白（H），一种是神经氨基酸酶蛋白（N），因此就按这两种蛋白分型。禽流感从H1N1到H15N9起码有35型，其中毒性最大的是H5N1，自2003年以来确诊622例，死亡371例，死亡率60%，比H7N9要高一倍以上。

H5N1病例超过10例的国家的死亡率为：柬埔寨90%，中国67%，埃及36％，印尼83％，泰国68％，土耳其33％，越南50％。从这里面能看出一个趋势，死亡率超过50％的有中国、东南亚诸国和印尼，另外两国的死亡率只有1/3，其中埃及的总病例数只少于印尼。

从这里面能看出什么规律来？死亡率高的国家以中医药为代表的传统医学都很盛行，医疗水平也较低，因此才有这么高的死亡率。

再看1997年香港，死亡率33％。香港人颇信中医，但香港的医疗部门把关很严，在禽流感治疗上完全与国际接轨，不用中药。再加上当时达菲等治疗流感的药物还没有问世，也没有滥用西药，更不会滥用抗生素，才体现出H5N1真正的死亡率。

在某种程度上来说，1/4的H5N1病人是死在药物滥用上，尤其是草药。

H5N1对人体的毒力要比H7N9强多了，为什么1997年在没有抗流感病毒药物的情况下，香港的H5N1病人死亡率为33％；16年后，有好几种抗病毒药物了，也具备了治疗禽流感的经验了，相比之下轻微的H7N9病人的死亡率超过25％？

读读从《流感诊治指南》衍生出来的《人感染H7N9禽流感诊治方案》就知道了，第一版居然连中药注射剂不良反应蝉联冠军的清开灵注射液都列上了。中成药和中药注射液是药品不良反应的重灾区，前者大量添加副作用严重的西药，后者很容易引起严重的药物不良反应。此外，神经氨酸酶抑制剂只能在感染后48小时之内使用才可能有效，这一点在《流感诊治指南》中亦有提及，可是到了《人感染H7N9禽流感诊治方案》中，首先推测有效，然后是用药5～7天，高于典型的药物滥用。

H7N9患者中，60岁以上的人超过60％。这些人的身体状况本来就不好，患病后更经不起折腾，可是卫生部门如临大敌一般用上一堆药物，流感病毒安然无恙，病人的抗病能力让药物处理得越来越弱，这就是为什么死者中绝大多数是老年人的原因。

得H5N1禽流感尚且不是人人必死，得H7N9禽流感就更不至于了。对待病人，应该以保守治疗，尽可能不用药为方针，对于危重病人也不要用中药，在治疗上一定要和国际接轨，不能还停留在"多用药好的快"的错误观念上，必须吸取当年治疗萨斯病人的教训。

应该关怀病人，但对以禽流感为由的医闹不能大事化小地给钱打发。这不是医疗事故，而是关系到禽流感的防控，不能总想着息事宁人，否则一旦出现大疫，需要采取极端措施的时候，很可能根本贯彻不下去。

猪流感和禽流感相比，前者容易传播但症状很轻，后者很不容易传播但症状很重，从这个角度，更应该关注猪流感。

2009年在人群中传播的猪流感病毒尽管最先出现在拉格洛里镇，但对该镇的猪场里的猪进行检测，没有发现猪流感流行，而且整个墨西哥的猪们都找不到这株猪流感病毒。世界卫生组织在全球查猪，终于在阿根廷的一头猪身上发现了这株病毒，可惜它是从人那里传过来的。于是这株震撼全球的猪流感病毒到现在还不清楚它究竟是怎样来的，或者是怎样变化成的。

分子生物学再发达，还是要用证据说话，不能仅仅凭基因测序的结果就急着下结论，对H7N9来源的说法，都是非常不严谨的。

禽流感的多发和禽类养殖业的发展有关，但2009年的猪流感和猪养殖业没有直接关系，它横空出世的原因何在？

解答这个问题，对于我们的未来非常有帮助，因为一场流感大流行迟早会出现。

很久以来，起码自1997年之后，学术界普遍认为，某一天会突然有一种动物流感病毒出现了变异或者变种，能够在人群中传播。由于人类的免疫系统对这个变种非常陌生，来不及做出反应，于是悲剧就发生了。之前的艾滋病，之后的萨斯就是例子。

猪流感的出现，使得这个普遍认知出现了分歧。这种动物来源为主的流感病毒很容易在人群中传播，但症状比普通流感还轻。怎么解释这个问题？未来会怎么样？

在这种情况下，有必要审视一下艾滋病和萨斯。

5. 何以应对

艾滋病毒是动物来源的病毒，其变异起因于黑猩猩吃猴子，某回吃了两种不同的猴子，结果两种猴艾滋病毒在黑猩猩体内重组变异，出现了HIV（人类免疫缺陷病毒）这种能够感染人的病毒。艾滋病听起来可怕，但和流感相比，其传染性很弱，之所以产生恐怖效果是因为它钻了人类社会行为的空子，通过血液和性行为传播。由于其没有动物宿主，是可以控制住的，而且艾滋病不会一下子杀死大批人口。因此从瘟疫的角度，艾滋病毒属于中低度传播能力和中低度毒力的致病微生物。

萨斯很可能来自蝙蝠，在全球范围内共8273例，死亡775例，65岁以上者占死者50%，加上死于其他原因的萨斯患者60人，死亡率为9.6%，远低于感染禽流感的人群死亡率。萨斯病毒的传播性同样不强，大部分病例是在医院内被传染的。从某种意义上来说，它是一次医疗事故，这种病毒属于中低度传播能力和中度毒力的致病微生物。

两次肯定是动物病毒变异的传染病都没有形成大瘟疫的规模，从另外一个角度说明动物病毒变成烈性人类病毒很不容易。虽然人类历史上的传染病最初都来自动物微生物，但这是经过数千年的一种小概率机会，当然全球化趋势增加了这种概率，但依旧是小概率。

研究人员发现，H5N1只需要五个突变就可以通过空气传播，现在已经有了两个突变了，也就是说等五个突变都齐了，大瘟疫就来了。这是实验室研究的结果，会不会在自然中出现尚未可知。更重要的是，即便如此，这种病毒也不是引起上呼吸道感染，而是引起肺部感染。前者很容易通过打喷嚏传播，而肺部细胞是不会喷出来的，所以还是很难在人群中快速传播，无法做到快速传播就会很快消失。

为了达到很快传播的目的，病毒必须进一步适应人体，想办法形成上呼吸道感染，这样得致命性肺炎的人可能就会少得多，也就是成为猪流感这种传播快速、症状相对轻微的情况。

如果病毒不从动物来，会从哪里来？

2009年猪流感的出现，引起科学界重新思考这个问题。其中有识之士提出了这样一个观点：西班牙大流感病毒从来没有消失，当今人群中所有的流感病毒，都是西班牙大流感病毒的后代。

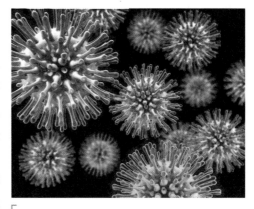

H5N1禽流感病毒和H1N1西班牙大流感病毒没有血缘关系，很难在人群中快速传播

这是复制西班牙大流感病毒的陶本伯格提出的。他认为1919年后，西班牙大流感病毒便一直存在于人群之中。过去的90多年的流行株，包括两次全球大流行的病毒株，都是从西班牙大流感病毒直接或者间接变异而来的。

陶本伯格认为，西班牙大流感病毒确实来自禽类，具备了一种到现在还不清楚的机制，能够感染人而且在人群中快速传播。西班牙大流感后，为了长期生存下去，其毒力发生变化，可以和宿主和平共处，而不会大量杀伤宿主，也因此一直生存下去。

H5N1禽流感病毒和H1N1西班牙大流感病毒没有血缘关系，2009年的猪流感病毒，则是西班牙大流感的后代，所以能够在人群中流行。

从病毒变异的角度，禽流感病毒先要能够通过空气传播，还要适应人体以具备快速传播的能力，而已经在人群中流行的H1N1病毒既能通过空气传播，也已经具备了快速传播的能力，只需要找回西班牙大流感时的变异。相比之下，人流感病毒或者猪流感病毒走向瘟疫之路要比禽流感病毒容易得多。

恶魔不是飞在天上，也不是藏在养鸡场里，而是一直潜伏在我们之中，在敲打着一扇门，一旦打开，就是1918年的重现。

不管引起大流行的是猪流感、禽流感或是人流感，应该如何预防？

北京市中医管理局有中医药预防程序，号召大家吃中药预防。且不要说这根本不管用，用药物预防传染病已经被证明有害无效。奎宁、氯喹、磺胺、抗生素都曾经被用于预防，结果不仅没有起到丝毫预防效果，而且导致耐药性疟原虫和耐药细菌的流行，证明用药物预防是一条死路。目前有用达菲预防流感的，这肯定会导致耐药病毒株的进一步严重。

预防微生物感染，除了采取洗手、避免接触等物理办法之外，疫苗是唯一有效的办法。流感病毒虽然没有长效疫苗，但有短效疫苗，可以在流行季节开始时接种，能有效地预防这一年的流行株。

那么就准备疫苗吧。

难呀。

流感疫苗的研制不难，难在生产和接种上。从实验室到生产出几亿份需要时间，从厂家生产完毕到给占一定比例的民众接种也需要时间。即便按美国的研制、生产和分发能力，也起码需要6个月时间。

如果大瘟疫发生了，等6个月，已经天塌地陷了，而且病毒经过在人群中大范围传播，早就变异了，疫苗没用了。

这就是为什么现在做每年的流感疫苗都要根据流行情况进行预测、然后选出两三个最有可能的毒株合起来做疫苗的原因。由于大瘟疫无法预测，所以疫苗这条路希望甚微。

上面说的是美国的情况，因为美国有几十年流感疫苗应用的经验，也有1976年全面接种猪流感疫苗的教训，生产和分发上亿支疫苗不存在具体困难。但中国则不然，中国虽然有计划免疫系统，但计划免疫不同于全民接种。计划免疫是针对儿童的，和全民接种相比数量少，而且不必在短期内大规模接种。中国并没有在短期内给数千万人接种的经验，这种事情只有由实践来检验，现在中国的流感疫苗接种率极低。如果希望走疫苗预防的道路，首先要尽力提高每年流感疫苗的接种率，争取达到10%以上，多年下来，才能形成体系。

为了尽快生产出大量的疫苗，流感监测十分重要。如果能尽早发现大瘟疫的痕迹，就有可能争取出几个月的时间，生产出足够量的疫苗，这就是进行全球流感监测的目的。

还有一点，近年来反疫苗风潮渐起，全民接种在中国是否能落实是未知之数。

禽流感不是新鲜东西，人感染禽流感也不是新出现的，这种病例早就存在着，是因为没有进行检测，所以都算在普通流感里面。在中国，过去、现在和将来都有人感染禽流感，其中一定比例的不幸者去世。卫生防疫部门要提高警惕、加强监测，民众则不必惊慌。通过禽流感，可以促使民众树立良好的卫生习惯、尽可能不接触活禽，也可以加强禽类饲养、宰杀等环节的安全管理。这些都可以减少禽流感与人流感之间的交叉变异，在某种程度上减少大瘟疫发生的几率。

从个人的角度，借此具备正确的科学知识，树立良好的卫生和生活习惯，等大瘟疫真的出现了，也许能逃过一劫。

对2013年我是这样预测的：

"H7N9在今年春天不会成为气候，因为天气越来越热了。气候是传染病最大的杀手，1910年大鼠疫和2003年的萨斯在很大程度上是因为夏天来了，病菌无法在空气中存活，因此流行就结束了。H7N9到现在只在东南几省和北京、河南出现，气温越来越高，不仅H7N9，其他流感也会很快销声匿迹。

"让夏天来得早一点吧。"

事后证明了我的预测，但这都不能改变什么，H7N9的故事还会再次上演。

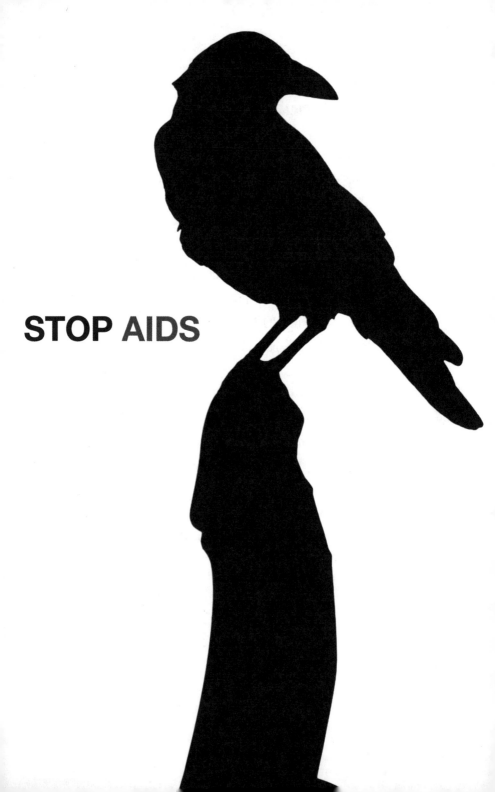

04 末世救赎

艾滋病如横空出世，在上个世纪80年代突然出现在我们这个世界上。就像上帝和人类开的一个大玩笑，又像地狱里的魔鬼的一次出击，这一击就命中了人类文明的死穴。透过艾滋病，看到的是人类种种恶习，是科学界争名夺利的丑恶嘴脸以及人类一次又一次的失败。艾滋将与我们共存很长很长时间。人类与艾滋，谁胜谁败，这是一个不可预知的未来。

一、横空出世

1. 我们看到了开始

在记忆里，最先让我刻骨铭心的应该是那个叫作病的东西了。

作为医生夫妇的第一个孩子，父母在预防疾病上对我的关怀可以说是非常尽力的。例如接种疫苗，如果规定应当在出生后6～12个月之间接种的话，父母肯定会在我准6个月的那一天把一个伤疤留在我的左臂上方。然后等我3岁略微懂事的时候，把我带到长安街上，指着过往人群中的麻子或者瘸子告诉我，他们就是不听家长的话，没有老老实实打针的结果。以至于我在这类事情上非常积极，每次幼儿园发糖丸的时候，我总是要求多吃几颗，害得阿姨们费了很多口舌才让我相信，除了第一次给的那颗是预防小儿麻痹的，其余几次都是打蛔虫的，每个人都有粮食定量，多吃糖丸的后果是可耻的浪费。

可惜不是所有的能传染的病都有疫苗，特别是感冒、流感。每年春季流感流行之际，我都必定中招。终于父母看不过去了，把我拉到301医院，切除了扁桃体，才使我从间隙性的发烧变成长年性的慢性咽炎。

新中国成立后，卫生防疫和儿童保健逐渐完善，我们这几代人，与我们的祖辈父辈相比，麻子从越来越少到完全没有，瘸子绝大部分是因伤和车祸造成的，未成年而夭折的孩子从常见到罕见，有科学的功劳，也离不开政府的业绩。

上个世纪80年代中期的一天，还是一名医学院学生的我为了微生物课上老师布置的一篇综述而查找文献。记得当时的自己对人类控制传染病的前途信心十足，起码认为在我有生之年毫无疑问能够实现，而那时，摆在面前的一堆文献中有好几篇说的是一个叫AIDS的东西。

那时，整个中国能把AIDS究竟是什么解释清楚的，恐怕不超过20个人，而大声疾呼这是一匹行将上门的恶狼的则只有后来成为我导师的曾毅教授一个人。在几乎所有人眼中，AIDS是西方资本主义国家特有的一种和他们文明有密切关联的疾病，对中国人来说是则是很遥远的东西。

对AIDS有了比较端正的认识，还是两年后开始从事其病毒学研究后，当时全中国做这个研究的仅仅不到10个人。

30年过去了，现在谈论AIDS，已经不再是它是否会成为历史上大瘟疫之一的问题了，而是下一个AIDS会是什么，我们从AIDS的流行中学到了什么，能不能用在应付下一个AIDS类的瘟疫上。

AIDS已经成为我们这个时代的象征之一了，将来的人谈论我们这个时代，将不可避免地谈到AIDS的历史影响。可以不夸张地说，当今世界上的风云人物，他们的历史地位和AIDS相比，将是天壤之别。

从另一个角度来说，我们也许是幸运的，能够经历这一段非凡的历史。也许我们看不到结束，但是我们看到了开始。

就从AIDS是什么开始吧。

AIDS是英文Acquired Immune Deficiency Syndrome的缩写，这个名词翻译出来很学术："获得性免疫缺陷综合症"，从字面上的意义说这是一种非先天性的免疫系统缺陷，而且有一大堆症状。AIDS的中文翻译除了最早的"爱之病"外，还有比较常用的"爱滋病"，但最常用的是"艾滋病"。之所以应该用艾滋病，是因为艾滋病虽然也可以通过性交传播，但如果简单地归于性病就过于小看了它了。

艾滋病如横空出世，在上个世纪80年代突然出现在我们这个世界上。它出

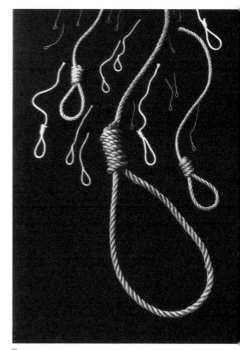

「艾滋病如死亡魔咒，命中了人类文明的死穴」

现于一个非常微妙的时刻。上个世纪80年代，人类刚刚消灭了天花，预期的第三次世界大战、核战争并没有发生，说明人类学会了自我控制。科学正在快速进步之中，久违的大科学观点也就是人定胜天的观点又膨胀到了极点。

艾滋病出现后，科学界首先表现出的是普遍的乐观，他们相信这个疾病很快会被征服，大多数科学家预言20世纪结束之前，一种有效的抗艾滋病的疫苗会问世，艾滋病会和肝炎、天花等其他病毒性传染病一样，被控制或者消灭。

离千年之交还有3年时，当我坐在约翰斯·霍普金斯大学医学院的大教室里，听当年预言者之一无比悲观地宣布，经过多年临床研究，现有的艾滋病疫苗一无是处时，与会的几乎所有人的脸上都挂上了苦笑。

艾滋病就像上帝和人类开的一个大玩笑，又像地狱里的魔鬼的一次出击，这一击就命中了人类文明的死穴。它如同一面镜子，让我们看到了这个文明的丑陋和虚弱。每一个生活在世纪之交的人，甚至我们的子子孙孙，都将不得不和艾滋病共存，就像我们的祖先不得不和鼠疫、天花共存一样，科学驱散了我们心头上的阴影，可是新的阴影又笼罩上来。

艾滋病带给我们一个不可预知的未来，也因此让人们迫切地希望知道它的来龙去脉。科学进步到了今天，确定这一点相对还是比较容易的。

对于所有人来说，每一代人有自己的瘟疫，在命运般的瘟疫面前，人们全凭运气，直到近代，才有了科学这个盾牌，但还得凭几分运气。

对于我们这几代人来说，由于科学的进步，祖辈的很多瘟疫比如天花、鼠疫、霍乱等已经得到控制，由于科学还不够进步，祖辈的另外一些瘟疫比如疟疾、流感还在流行，但这些都不能算我们命运中的瘟疫，称得上我们的瘟疫的是艾滋病。

艾滋病于上世纪80年代在全球爆发，迄今在疫苗上没有可靠的进展，在治疗上虽然有很大的突破，但离征服还差得很远，在我们的有生之年很可能看不到征服艾滋病的那一天。但是，正如我以前说过的：我们没有看到结束，但我们看到了开始。从这一点来说，我们是幸运的，人生能有几回这样的机会，看着一种瘟疫从无到有、传遍全球？

由于艾滋病出现在科学发达的今天，因此对它的来龙去脉研究得很清楚，而对于之前的各种瘟疫，我们只是靠间接证据或者推测。艾滋病的自然史研究在某种程度上证实了两个推测，其一是传染病的终极源头是动物，其二是瘟疫皆来自非洲。

要理解这两个推测，首先要理解我们是怎么来的。

2. 突然出现

人类源于动物，人类来自非洲。

人类有三个近亲，依血缘近远依次为黑猩猩、大猩猩和红毛猩猩，从外观看它们和人类的区别在直立行走上，从习性上它们生活在丛林中，人类生活在丛林之外。很多万年以前，人类的祖先走出了丛林，一点一点地迁移，直到占据地球的各个角落，成为地球的主宰。这个主宰体现在数量上，人类的数目达到70亿，黑猩猩不过10余万，大猩猩则不足5万。

直立行走不是本质，走出丛林才是，正因为走出了丛林，在空旷的草原上没有树木可以攀援，人类只能变成直立行走。

人类究竟为什么走出丛林？

今天的丛林对于人类来说危险重重，但当年不一样。经过上百万年的进化，原始人类非常适应丛林的生活，丛林为他们提供了保护，也没有什么天敌。看看黑猩猩和大猩猩就知道了，它们在体型和力气上都是丛林霸王，饿了逮个猴子之类的动物吃就是了，犯得着离开丛林、到陌生而危机四伏的原野去生活吗？

动物都会待在自己习惯的生活环境中，人类离开丛林必定有一个无法拒绝的理由。

这个理由并不是外面的世界很精彩，而是丛林的世界太悲惨了。

瘟疫是人多加上定居之后才出现的，但能够传染的疾病从有人那天起就存在着，以埃博拉病毒为首的那些丛林动物所携带的病毒不仅能够在人和人之间传播，而且感染者死亡率超过50%，它们的存在表明在丛林中有对人类剧毒的病原体。这些微生物在人类上百万年的进化过程中适应了人体，有原始宿主、中间宿主、最后在人类中走到尽头。

如果继续待在丛林中，就必须和这些烈性微生物并存，就会像近年来让埃博拉病毒减员起码10%的大猩猩一样。于是在很多万年前，丛林中的人类分别走出丛林，走向未知的世界，最后能走出的那批人就是我们的祖先。

那些没有走出丛林的原始人呢？他们灭绝在丛林中了。这就是为什么必须走出丛林的理由。

于是人类在原始的世界中一直迁移，直到前方是海洋。大洋成为终点，气候变化使得新旧世界彼此隔绝，美洲大陆由于远离非洲故乡，加上印第安人阴差阳错地把大中型动物都杀绝了，使得美洲大陆除了梅毒以外没有能够威胁人类的微生物，直到欧洲人发现新大陆。

欧洲人把旧大陆的疾病带到新大陆，因为他们是坐船来的，所以突破了飞禽无法跨越两个大陆的局限，更加上欧洲人带来的黑奴，把非洲的疾病带到美洲，这种疾病对于对传染病没有免疫力的美洲人杀伤力极强，比如天花大流行就是由一名黑奴引起的，直接导致100年内美洲土著人口只剩下10%。

地理大发现使得海洋不再是天然隔绝物，就拿黄热病来说，这种通过蚊子传播的疾病也来自非洲并在非洲大陆盛行，通过奴隶交易被带到美洲，一度被称为"白色瘟疫"，但并没有出现在亚洲。飞机出现后，传染病的传播和扩散已经不能靠距离远近来追踪了，而是由种种突发或偶然事件所催生。

昔之瘟疫已无法知其由来，好在艾滋病给了我们一个非常好的例子，让我们清楚地看到瘟疫是怎样从丛林到海洋，然后如水银一样铺遍全球的。

尽管大众意识到艾滋病始于上世纪80年代中期，艾滋病首先被人注意是在80年代初。1980年秋天，美国加州大学洛杉矶分校的助理教授、免疫学家迈克尔·戈特利布（Michael Gottlieb）发现他的5名男性病人都患有肺炎，病因是一种以前无害的真菌卡氏肺孢菌。这5个人的共同之处是他们都是同性恋。他进而发现他们还患有口腔念珠菌病和T淋巴细胞数目很低。戈特利布将这个发现写成一篇短文，《新英格兰医学杂志》答应发表，但要等好几个月，于是他投给了美国疾病预防控制中心的《发病率和死亡率周报》（ＭＭＷＲ），于1981年6月5日出版，这是有关艾滋病的第一篇论文。

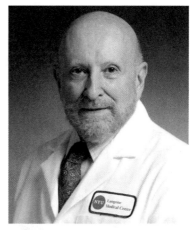

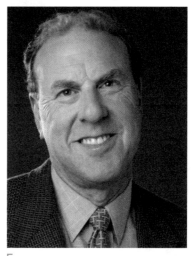

一个月后，ＭＭＷＲ上登出纽约皮肤病医生阿尔文·弗里德曼－肯（Alvin Friedman-Kien）的一篇文章，报道了在年轻的同性恋男子中发现26例卡波氏肉瘤这种偶然在年老的

美国医生迈克尔·戈特利布（上）和阿尔文·弗里德曼-肯（下）最先报道的艾滋病病例

犹太人、地中海居民和中非的班图人身上出现的不致命肿瘤。其中也有人患卡氏肺孢菌性肺炎，有8人死亡。

1981年，美国几大同性恋根据地，纽约、旧金山等地类似的病例不断增加。因为这种病似乎只针对同性恋，因此媒体称之为同性恋肿瘤或者同性恋瘟疫。美国自殖民地时代开始，宗教色彩就相当严重，同性恋很受压制，直到1973年，美国心理学会才把同性恋从精神病的名单上拿下来。上个世纪60年代是个疯狂的年代，美国的同性恋运动也骤然兴起，到了1980年，同性恋已经是一件很时髦的事了。这种新的疾病的出现，只不过是在梅毒、乙型肝炎等性传播疾病之外，又多了一项同性恋的疾病罢了。

与此同时，迈阿密发现海地移民中出现卡氏肺孢菌性肺炎、口腔念珠菌病和卡波氏肉瘤，加上其他感染，导致10人死亡，医生认为这是某种免疫缺陷性原因造成的，这些海地移民都自称是异性恋。

上述突然出现的疾病被认为是同性恋人群所特有的，那么为什么同性恋人群中出现的疾病会出现在海地移民之中？当时认为那些人在接受采访时隐瞒了同性恋的事实，因此艾滋病从一开始就和同性恋挂钩。在他们身上，医生还发现另外一种罕见的东西：卡波氏肉瘤，这种不致命的东西偶尔出现在年老的犹太人和意大利人身上，也偶尔出现在中非的班图人身上，怎么会突然出现在年轻的同性恋人身上？

很快医生就发现这种病不是同性恋的专利，纽约的吸毒者以及吸毒者生下的孩子、佛罗里达的海地移民也出现同样的症状，特别是海地移民反复强调自己不是同性恋。这种情况让专家更加大惑不解，直到美国疾病预防控制中心收到来自佛罗里达的另外一份报告。

一位老人死于卡氏肺孢菌性肺炎，他不是同性恋，也不吸毒，但患有血友病。血友病患者可以活上二三十年，只要定期输一种称为第八因子（抗血友病球蛋白）的血制品即可。老人的医生认为血制品不干

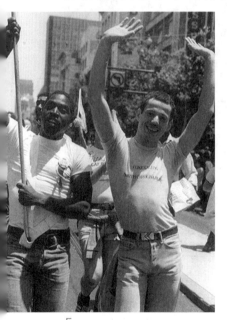

「上世纪80年代，同性恋在美国很时髦」

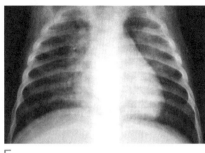
「患卡氏肺孢菌性肺炎的婴儿X光照片」

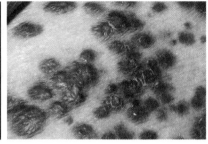
「卡波氏肉瘤患者的皮肤照片」

净，导致卡氏肺孢菌进入老人身体。美国疾病预防控制中心的专家回答，这是不可能的，因为血制品生产过程中有一个过滤程序，细菌是绝对可以被挡住的。佛罗里达这位提出质疑的医生只得接受了美国疾病预防控制中心的解释。

美国疾病预防控制中心的专家们很快把佛罗里达一名小医生的质疑丢到脑后，但其中有人灵机一动，为什么不可能是某种病毒？因为病毒不能被过滤掉。一下子所有的片段都联系起来了，是病毒破坏了免疫系统，造成卡氏肺孢菌和卡波氏肉瘤能够不受免疫系统的控制，而死去的老人输入的血制品是很多献血者的血液混在一起的，也许其中有同性恋，或者有吸毒者。

于是，一种很可能是病毒引起的新的传染性疾病在美国出现了，它针对的主要人群是同性恋，这时候医学界还没有给这个病起个正式的名称。

3. 草木皆兵

病的原因豁然开朗后，全美同时开始了一系列研究和追踪项目，希望能尽快解开这个新病病因的谜团，但是科学遇到了最大的难题：没钱。

1981年里根上台，他的执政纲领简单到只有两条：缩减开支、减税。美国政府各部门一下子捉襟见肘，连现有的项目都难以维持，就更别说研究一种主要在同性恋人群中出现的新病了。

也因为这个新的疾病主要限于同性恋人群，主流媒体对它还是漠不关心。一些同性恋艺术家站了出来，一方面呼吁加强对这种病的科学研究，另一方面呼吁同性恋者自律，可是这种呼吁基本上是徒劳的。与此同时，这个新的疾病终于有了第一个较为正式的名字：同性恋相关免疫缺陷（Gay-Related Immune Deficiency），简称GRID。

GRID很快在全美一半以上的州出现，在血友病病人中也相继出现。美国疾病预防控制中心建议建立新的献血指南，劝阻同性恋和吸毒者献血和卖血。这个建议受到血友病协会的强烈反对，因为担心没有足够的血源供给血友病患者。这个建议也受到同性恋组织的反对，认为这样侵犯了他们作为公民义务献血的权利。在这种情况下，负责血液规范化的美国食品和药品管理局（FDA）只能继续观望。但是所有的人都同意，应该给GRID改一个更合适的名字。

1982年8月2日，著名播音员丹·拉瑟在哥伦比亚广播公司晚间新闻里提到AIDS这个词，从此这个新的疾病就被称为AIDS。

人们在不知道艾滋病的病因是什么的情况下，开始从心灵的角度考虑，艾滋病究竟仅仅是一个新的传染病，还是上天给予人类的提示和惩罚？

在英文中，aid是救助的意思，加上s成为复数，AIDS也许应该译为救

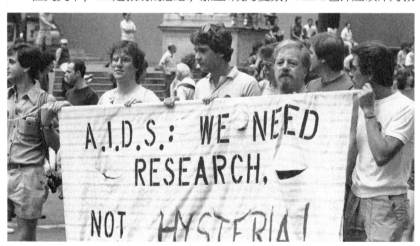

「美国民众呼吁关注艾滋病研究而不是恐惧」

赎。按宗教和哲学的说法，救赎是个人和社会从痛苦和己所不欲的状况下解脱出来。基督教盼望来自神的救赎，艾滋病是不是就是这样的救赎？佛教强调靠自身的修行得到救赎，人类通过征服艾滋病是否能够得到救赎？

但科学还在谨慎中徘徊，研究人员根本就不知道病因是什么，因此只有观望。在观望中，坏消息越来越多。

1981年，旧金山的一位婴儿因病输了几次血，7个月后出现艾滋病症状。1982年秋，研究人员得知，为这个婴儿供血的13个人中，有一个死于艾滋病。这是美国第一例正式的通过输血感染艾滋病的病例，引发了美国疾病预防控制中心和血库之间的一场大战。

美国疾病预防控制中心提议，对所有血液和第八因子制品进行乙型肝炎病毒抗体的检测。血库对此强烈反对，因为这样一来起码每年要多花费8亿美元，他们认为不能用一个病例来说明问题。在美国，乙肝并不多见，而且通过查乙肝抗体，只能提示病毒感染危险性，并不能确定是否患有艾滋病。因此直到1983年初，这项检测才慢慢开展起来。

在流行病学调查中，发现很多人是在同性恋者聚会的公共浴室和性俱乐部染上艾滋病的，专家们很快意识到艾滋病可能通过精液或者体液传播。基于这些材料，政府有关卫生部门希望能关闭这些公共浴室和性俱乐部，但在同性恋组织的反对下无法实施。

随着病例的渐渐增多，媒体上的报道也多了起来，由于对艾滋病所知甚少，公众的恐慌也越来越厉害。尽管公共卫生部门再三强调，正常的接触是安全的，但是还有不少人把艾滋病视为黑死病一类的瘟疫，甚至一些医生拒绝治疗艾滋病人。一些牧师也旧调重弹，宣称这是上帝的意愿。上世纪80年代初的美国，人心惶惶，草木皆兵。

美国疾病预防控制中心在南加州、纽约和美国其他城市对40名同性恋艾滋病患者进行了随访，主要是了解他们的传播途径，将他们的性伴侣了解清楚，然后画了一张关系图。在这张图上，40个病人有8个直接和一个人有性关系，其余32人和这个人有间接的性关系，也就是说，如

果艾滋病是从一个人那里传播的
话，就是这个被称为"零号病人"
的人。

　　此人叫加埃唐·杜戈斯（Gae-
tan·Dugas），是一位非常英俊的
加拿大空中乘务员。由于职业的原
因，他可以免费在北美各大城市之间
旅行，他也的确这样干了，经常飞来

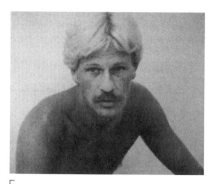

被美国疾病预防控制中心确认的"零号病人"加埃
唐·杜戈斯

飞去。因为他是一名同性恋，于是到
处都有性伙伴，艾滋病就这样在美国几个大城市传播起来。杜戈斯死于1984
年3月，正是美国疾病预防控制中心这份非常出色的调查报告问世之时。

　　这个流行病学调查虽然非常出色，但并不能解决艾滋病病毒的来
源，即便真的是杜戈斯一个人导致美国艾滋病流行，但他并不会无中生

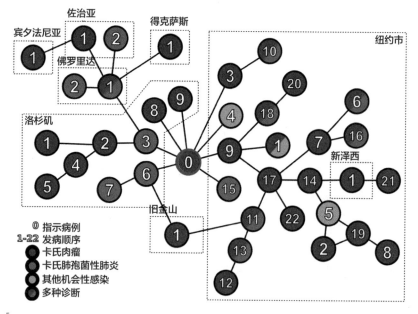

美国疾病预防控制中心绘制的40名艾滋病患者关系图

有地变出艾滋病病毒来，艾滋病病毒是从哪里来的？此外还有迈阿密的海地移民中的病人如何解释。

同年，医生对死于1969年的美国圣路易斯的一位15岁的黑人男孩的冷冻样品进行检验，发现艾滋病病毒抗体，进行检验的原因是这位男孩据了解是同性恋，尸检发现多处卡波氏肉瘤。1989年对其样品进行艾滋病病毒检测，确认为阳性。这位黑人少年从来没有离开过美国，也没有输过血，已患病3年，可以肯定是经过同性恋这种性接触方式感染艾滋病病毒的。也就是说，在1966年前，美国就有艾滋病病毒感染者，他们是从哪里来的？

1974年底，在扎伊尔工作的丹麦女医生格雷特·瑞斯克（Grethe Rask）出现严重腹泻，各种药物都无法阻止腹泻，瑞斯克的体重急剧下降。与此同时，她脖子下面和腋下的淋巴结肿大，表明体内有感染，可是医生们无法确认她感染了什么东西。瑞斯克疲劳到不能继续工作的程度，只好回到丹麦求医。丹麦的医生并不比非洲的医生高明多少，他们得出的结论是某种东西破坏了病人的免疫系统。瑞斯克的身体状况每况愈下，开始出现各种细菌感染，最后必须借助氧气瓶才能呼吸。1977年12月12日，47岁的瑞斯克死亡。对她的尸体进行解剖后发现肺部长满了卡氏肺孢菌。卡氏肺孢菌性肺炎直到1942年后才被确诊，而且非常罕见。丹麦的医生们对此大感不解，因为仅仅是卡氏肺孢菌是不可能造成病人免疫系统如此脆弱的。这是现存的第一例艾滋病例。

瑞斯克的例子把艾滋病源头指向非洲，指向埃博拉病毒最先露面的扎伊尔（刚果）。1959年，扎伊尔的一名男子死因不明，尸检发现患卡氏肺孢菌性肺炎。当时为了进行疟疾研究，保留了病人的血样。20多年后艾滋病病毒血液检测方法建立后，再来检测这份血样，确诊为HIV阳性。这是现存的最早的艾滋病病毒感染样本。

和其他瘟疫一样，艾滋病也是出自非洲，但它的病原体是什么？

4. 寻找真凶

在这种情况下，到底是什么东西引起艾滋病，成了专家和民众都迫切希望知道的东西。美国国会在里根政府没有要求的情况下，特拨1200万美元进行艾滋病研究，以期尽快找到艾滋病的罪魁祸首。只有这样，才有可能建立有效的检测方法。

其实，寻找艾滋病病源的竞争早已开始了。

在大洋彼岸的欧洲，因为来自非洲的病人通常到欧洲求医，艾滋病从上世纪70年代末就已经出现了。最初的3名艾滋病病人出现在巴黎的医院里，他们都是来自中非或者在中非待过，而且都患有卡氏肺孢菌性肺炎。和美国的研究人员不同，法国的研究人员并没有将艾滋病和同性恋联系在一起，因为这3个人一名是异性恋，另外2名是妇女。但是比美国研究人员领先的是，他们一开始就认定是病毒引起的疾病。

因为肿大的淋巴结是早期的一个症状，巴斯德研究所的研究人员认为从这里下手成功的机会最大。1983年1月，他们取下一名艾滋病病人的

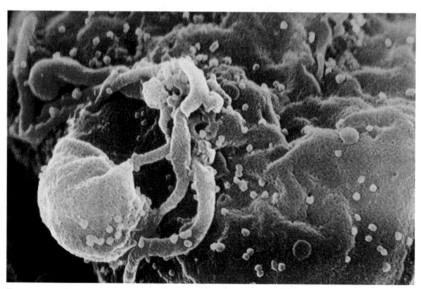

「电子显微镜下被艾滋病病毒（绿色）感染的淋巴细胞」

淋巴结，使用一种新近建立的培养逆转录病毒的方法进行培养。

逆转录病毒是一类进入人体细胞后，借助人的细胞的成分来繁殖自身的病毒。美国国立卫生研究院的罗伯特·盖洛（Robert Gallo）在1976年建立了这种将病人血液样品和人正常T细胞共同培养的方法并成功地分离出包括HTLV-Ⅰ和HTLV-Ⅱ在内的几种逆转录病毒。法国人认为艾滋病病毒和HTLV病毒是一类的，他们预计，如果有病毒繁殖的话，培养液中的T细胞应该疯长。

但是事实恰恰相反，18天后放射检测法证明有逆转录病毒快速繁殖，可是T细胞却大量死亡。法国人认定他们发现了一种新病毒，他们将之取名为淋巴相关病毒，简称LAV。他们随后成功地在几名艾滋病病人身上发现相同的病毒，但是该项目的负责人，巴斯德研究所肿瘤病毒室主任吕克·蒙塔尼（Luc Montagnier）还是不能确定病毒的分类。

在美国，哈佛大学和卫生科学统一服务大学的研究人员相信艾滋病是由某种现有的病毒引起的，他们罗列了一张嫌疑犯名单，HTLV-Ⅰ和HTLV-Ⅱ排在首位，这两种病毒的发现者盖洛也坚信或者是HTLV-Ⅰ和HTLV-Ⅱ，或者是另外一种相关的HTLV病毒。

和为人谨慎低调的蒙塔尼相反，盖洛为人锋芒毕露，也的确才华横溢。他建立的逆转录病毒分离培养的方法打开了一扇门，使病毒家们得以进入一个新的领域。盖洛是那一代急功近利的科学家的缩影，为了达到目的甚至不择手段。他发现的所谓白血病病毒被证明是因为样本被污染了。他还经常贪他人之功为己有。盖洛本人想得诺贝尔奖想疯了，从1974年开始就游说诺贝尔奖评委，并努力消除对自己的负面报道。

1983年5月的《科学》杂志上，有两篇显著的文章，一篇是盖洛本人的文章，另一篇是盖洛的拥护者——哈佛大学爱克斯的文章，均反复强调HTLV是引起艾滋病的病毒。这期杂志上还有一篇文章，是蒙塔尼关于LAV病毒的文章，并没有引起太大的反响。

一方面是盖洛和爱克斯的文章风头太大，另一方面是因为蒙塔尼匆忙之间忘了写摘要了。作为审稿人之一的盖洛很热心地帮他写了摘要。满心感激的蒙塔尼也没有仔细看一下，结果他文章的摘要被张冠李戴地写成了支持盖洛的HTLV理论。

1983年12月，盖洛向《科学》杂志提交了自己的论文，宣称发现了HTLV相关的艾滋病病毒。

1984年4月23日，美国国家癌症研究所（NCI）举行新闻发布会，卫生和福利部长玛格丽特·希克勒（Margaret Heckler）在会上宣布盖洛发现了艾滋病病毒，命名为HTLV-Ⅲ。在会上，满面春风的盖洛展示了新病毒的照片。此后通过HTLV-Ⅲ，盖洛建立了艾滋病血液检测方法，从技术上解决了发现病毒感染者和筛查血液的难题。

盖洛成了大明星，美国各地的知名教授们众星捧月地捧着盖洛。同一天，盖洛在专利局为艾滋病病毒注册了专利。5月17日，私人公司开始申请用这种病毒研制诊断试剂。一年后，专利局批准了盖洛的申请。该专利的价值是每年1亿美元的销售和盖洛等人10万美元的个人年收入。盖洛名利双收。

新闻发布会之后，法国人立即提出抗议，理由很简单：盖洛在新闻发布会上展示的病毒照片居然是蒙塔尼的。

当人们听到这个指控时，都觉得是个笑话。

1983年7月，为了证明LAV和HTLV类病毒没有关系，蒙塔尼曾把LAV送到美国国立卫生研究院，请他们验证一下。巴斯德研究所和

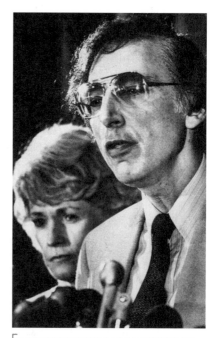

希克勒和盖洛在新闻发布会上宣布发现了艾滋病病毒

美国国家癌症研究所也签署了艾滋病病毒合作的意向书。

法国人认为，盖洛就是把蒙塔尼送去的病毒上的LAV标签撕下来，换上HTLV-Ⅲ而已。而且做得未免太拙劣了，因为这个HTLV-Ⅲ和HTLV-Ⅰ/Ⅱ的区别比美国人和中国人的区别还大，根本就不能划到一家中去。

盖洛申请专利之后，法国人也提出专利申请。美国专利局把专利给了盖洛后，蒙塔尼上法院把盖洛告了，因为他认为两个病毒几乎是一模一样的，要求法院查阅盖洛实验室的记录。结果发现一位技术员记载了盖洛获得的几十个样品中毒性最强的两个曾标着LAV，间接证明从一开始蒙塔尼的病毒就有可能被盖洛窃取了。

在证据面前，盖洛承认蒙塔尼先发现了艾滋病病毒，但是他自己独立发现了另外一株病毒，并把这个病毒和艾滋病联系起来，而且建立了检测艾滋病病毒的血液筛查方法。

双方各不相让，美国方面尤其气焰嚣张，似乎法国人根本就不配和他们争。于是两个艾滋病病毒的名称就同时并存，欧洲用LAV，美国用HTLV-Ⅲ，其他国家随便。日本毫不犹豫地紧随美国脚步，统一使用HTLV-Ⅲ。中国表现得不偏不斜，两个名称一起用。当我考研究生的时候，中文文献里面是这样称呼艾滋病病毒的：HTLV-Ⅲ/LAV。

1986年，鉴于这种混乱的状况，国际病毒分类委员会（ICTV）专门召开会议，各打五十大板，HTLV-Ⅲ、LAV还有其他名称统统不用，另外选了一个新的名字HIV——"人类免疫缺陷病毒"。很快只有美国还顽强地坚持使用HTLV-Ⅲ，几年以后也悄悄地随众改成HIV。

HIV的名字站住了脚，可是蒙塔尼和盖洛之间的争执还没完。到了1987年，两国科学家的这场争执闹到了影响两国邦交的地步。美国总统里根和法国总理希拉克站出来，当了一回和事佬，达成协议，过去的争论一笔勾销，两国共享发现艾滋病病毒的权益。收益建立一个艾滋病基金，用其支持血液HIV筛选的费用。这个协议是建立在蒙塔尼和盖洛的病毒是不相同的基础上。蒙塔尼事后埋怨，在过去的几年，盖洛已经每年从中获利10万美元，而他一无所获，虽然从这时起，两人所获的酬劳相同，前面那几年怎么说？

5. 真相

从此双方罢战，盖洛着力于HIV的检测和防治，蒙塔尼1986年在西非分离到另外一株相关病毒，从此HIV有两型，HIV-1和HIV-2，后者和猴的艾滋病病毒SIV更为接近，因此很可能是艾滋病病毒的最早起源。

蒙塔尼和盖洛成了艾滋病研究的两大巨头，而盖洛的派头更和教父一样，他的实验室举办的年会邀请全球的艾滋病研究中人，俨然就是全球艾滋病大会。每次盖洛出现，都和电影明星上街一样引起轰动。

1989年，《芝加哥论坛报》发表了一篇为期3年的关于发现艾滋病病毒前因后果的调查报告，其结果和美国媒体期望的恰恰相反。这篇调查报告指责盖洛盗窃了蒙塔尼的病毒。一时之间，仿佛捅了个巨大的马蜂窝，科学界乱作一团。这篇报告的作者也非等闲之辈，是普利策奖的获奖者约翰·库得森，他的文章一贯有真材实料。

看到这篇报道后，我的导师曾毅教授回忆起来，1983年在巴黎开艾滋病会议时，大家一起吃饭，蒙塔尼和盖洛均在座。席间蒙塔尼大谈自己的病毒，而盖洛则一言不发。也许正是在这顿饭期间得到启发，盖洛回去照猫画虎地开展了研究。

库得森最初本着美国新闻界一贯和政府唱反调的思路，希望借这件事找到法国人的漏洞，进而攻击里根政府牺牲国家利益。可是当他开始接触有关材料后，发现事实的真相不是那么回事，盖洛的问题更大。这三年里，他以法律作为武器，依照信息自由法案从美国国立卫生研究院调阅了100多份材料，还请专家对两种病毒进行了基因分析，其结果证明两个病毒太相像了，几乎可以肯定是来自同一个艾滋病人的。他还证明了盖洛在论文中用的HTLV-Ⅲ照片就是蒙塔尼的LAV照片。

为了避免吃官司，盖洛不得不在《科学》杂志上承认这张照片是蒙塔尼的，是他不小心搞错了。

1990年，在国会的压力下，美国国立卫生研究院不得不对艾滋病病毒的发现进行调查。

初步的调查结果发现，1984年盖洛的论文和实验室的记录有很大的差别，调查组把矛

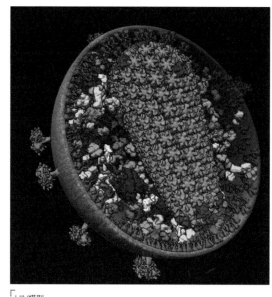

「HIV模型」

头指向盖洛的主要助手——每年也拿10万美元专利费的捷克人波波维克，认为他弄虚作假，盖洛犯有失查之罪。波波维克的律师的解释是，波波维克80年代才作为难民来到美国，根本就不知道实验记录是否准确。审核这份调查结果的科学家对调查结果非常不满，认为波波维克只是一个小喽罗，背后有人指使。法国独自进行的基因序列分析也表明两种病毒根本就是一个。1992年底，美国国立卫生研究院的正式报告出笼，指控盖洛弄虚作假。巴斯德研究所据此要求偿还专利费收入2000万美元。

这份调查报告的主要依据是，盖洛在论文中说没有把LAV在实验室的传代细胞株里面培养过，而实际上他做了。盖洛对这份报告强烈抗议，其他一些科学家也认为根据一篇论文中的一句话就认定弄虚作假，有些量刑过重。1993年，盖洛和波波维克的律师上诉卫生和福利部，上诉的结果是，两人的所有指控因为证据不足而取消。

不管有没有指控，盖洛一下子从峰顶掉到谷底，在全世界科学家的

眼中，他成了十足的骗子。以往开全球艾滋病大会，盖洛是会议的中心，现在则灰溜溜的根本就没人理。人们提起他的时候也语带不屑。

盖洛在美国国立卫生研究院没法待了，1996年带着手下来到巴尔的摩，在马里兰大学医学院里建立了人类病毒学研究所，从此远离是非，彻底放弃了获得诺贝尔奖的雄心，踏踏实实做研究，几年下来也有不小的成就。

2008年，蒙塔尼和他的主要助手弗朗索瓦丝·巴尔-西诺西（Francoise Barre-Sinoussi）因为发现艾滋病病毒而分享了诺贝尔生理学或医学奖。

有道是日久见人心，盖洛戴着科学骗子的帽子进入21世纪，人们对他的看法居然有了转变。连蒙塔尼也和他化干戈为玉帛，重新合作起来，两人合作发表的文章中重新提起发现艾滋病病毒的功劳，认为各占一半。

现在科学界比较统一的看法是：盖洛不是故意的，而是和上次白血

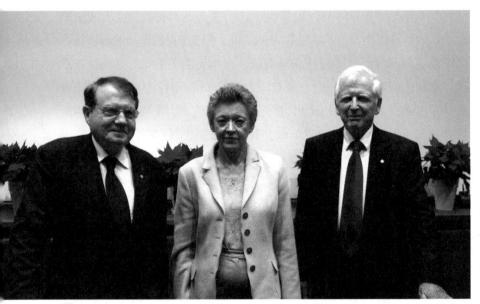

蒙塔尼（左）、巴尔-西诺西与发现人乳头状瘤病毒（HPV）的德国哈拉尔德·楚尔·豪森（右）分享2008年诺贝尔生理学或医学奖

病病毒一样，不小心污染到了蒙塔尼的病毒。

他怎么老这么不小心？

美国国立卫生研究院是什么地方？它号称医学研究的顶尖所在，可是问题层出不穷，盖洛实验室里弄混了病毒真的没有什么值得大惊小怪的。

更重要的是，蒙塔尼的那株病毒太霸道。当年我做序列分析的时候，花了两天时间做出来了，经常性地发现最明显的那几条正是这株病毒。为什么？因为污染了。由于从病人的样品中很难分离出病毒基因，因此才采取很灵敏的方法。蒙塔尼的那株病毒通常作为对照使用，时间长了那东西好像无处不在，动不动就混进来，还繁殖得特快，到最后序列都用不着读，看一眼就知道又是这家伙。每到这个时候，我都特别同情盖洛。那时候经常看国内研究生的毕业论文，上面说从中国哪个地方的感染者身上分离出艾滋病病毒了，把序列拿来一看，又是被蒙塔尼那株污染了。

在艾滋病病毒发现这件上世纪最后一件科学大事上，蒙塔尼毫无疑问是有巨大贡献的，但是盖洛的功劳也不能忽视。蒙塔尼是用盖洛的方法发现病毒的，盖洛的贡献还包括确认了HIV和艾滋病的关系，以及建立了血清学检测艾滋病病毒的办法，直到今天，这也是唯一有效的办法。如果没有上面说的这场官司，盖洛本来应该能够实现他的诺贝尔奖之梦的。

一个盖洛倒下去，千万个盖洛站起来。艾滋病研究成为医学研究中的显学，集中了环球的科学精英，也集中了环球的科学苍蝇。正因为如此，艾滋病研究早就变质了，变得大言不惭，变得急功近利，早就远离了人们研究艾滋病的初衷了。

30年前，在简陋的实验室里，当我第一次隔着细胞培养瓶接触艾滋病病毒时，心里的初衷是什么？

走过太多的路，还会记得起点吗？

二、出非洲

1. 聚焦非洲

艾滋病究竟是怎么来的？或者说艾滋病病毒是怎么进入人类的？

学兽医出身的哈佛大学教授马瑞·艾塞克斯（Myron Essex）一直在研究猫白血病病毒，这是一种能导致猫免疫缺陷的逆转录病毒，根据这个特性，他成为最早认为艾滋病病毒是一种逆转录病毒的学者之一。

艾塞克斯指导的一名博士生菲利斯·坎提（Phyllis Kanki）回忆起1980年夏天在哈佛的新英格兰地区灵长类研究中心工作时，一些亚洲恒河猴死于不明免疫缺陷，T淋巴细胞下降，出现腹泻，个别还有卡氏肺孢菌性肺炎，和艾滋病人的症状很相似。坎提和艾塞克斯来到新英格兰地区灵长类研究中心，从那里的亚洲恒河猴身上采血样，从中分离到一株逆转录病毒，即猴艾滋病病毒（SIV）。

瘟疫出自动物，艾滋病病毒从一开始就被怀疑来自动物，猴艾滋病病毒的发现，似乎解决了这个问题，一下子，艾滋病的来源从非洲转移到亚洲，亚洲也是瘟疫滋生地，历次大流感均出自亚洲。下一步是要在野生亚洲恒河猴体内找到SIV。可是坎提和艾塞克斯在野生的亚洲恒河猴体内找不到SIV，他们把目标扩大到亚州各种猴子，但始终无法找到SIV。他们猜测这是因为在灵长类研究中心，来自亚洲和非洲的幼猴在一起玩要，可能非洲的猴子把SIV传染给亚洲的猴子，而且亚洲恒河猴被SIV感染后往往死亡，像是中间宿主或者最终宿主，不像原始宿主。

因此，他们的目光转向非洲。

他们选中了灵长类聚集的中非，采集了野生黑猩猩、狒狒和非洲绿猴的样品，结果只在非洲绿猴样品中发现SIV，最终他们一共检测了上千份非洲绿猴的样品，发现30%～70%的非洲绿猴呈SIV阳性。

非洲绿猴虽然能够被SIV感染，但不发病，说明病毒已经很好地适应了宿主，证明这是SIV的原始宿主，亚洲恒河猴则不然，因此被感染后才会死亡。

但是，从基因上看，SIV和HIV还是有很大区别的，无法证明HIV来自SIV，艾塞克斯和坎提希望能找到一株介于SIV和HIV之间的病毒，这样就能联系起来了。中非已经研究过了，他们转向西非，以塞内加尔为主采集样品。

这次他们采取双盲法，样品送到哈佛后，坎提不知道来源，也不知道是来自人还是猴，她同时进行HIV和SIV检测，从中找到一株介于两者之间的病毒。这是一位塞内加尔妓女的样品，不仅如此，这株病毒更为接近SIV。妓女是性传播疾病的高危人群，在西非又存在很普遍的猴与人的接触，这一切似乎可以证明HIV来自SIV。

分离出HIV的蒙塔尼再次出手。一位29岁的几内亚比绍男子在葡萄牙生病，出现艾滋病症状，但检测发现HIV阴性。一位葡萄牙科学家把血液样品转交蒙塔尼，蒙塔尼从中分离出另外一型HIV，被称为HIV-2，原来的HIV被称为HIV-1。

SIV被定为HIV之源正在一步步实现之际，不和谐的声音出现了——认为HIV是由一株古典人类病毒变异而来的，和SIV无关。1988年，日本科学家完成了一株SIV基因测序，发现其和HIV-1与HIV-2的区别不大，似乎是三条垂直的线，因此他们认为人艾滋病病毒不是来自猴艾滋病病毒。

日本人这个结论很快被否定了，不是因为他们的基因测序有问题，而是因为他们没有理解什么叫非洲绿猴。他们的样品是坎提提供的，他们并不清楚非洲绿猴是一个泛泛的概念，包括很多种猴子，而他们测序的这种猴子的SIV确实和HIV无关，可惜非洲的猴子不只有一种SIV。

话得回到1979年，美国路易斯安那州一家灵长类研究中心发现一只猴子好像得麻风病了。麻风病自古只有人得，这只被称为路易斯的5岁的猴子是西非进口的煤烟灰白眉猴，还没有在它身上做任何实验，除了皮肤症状外，这只猴子没有其他问题。这个研究中心把这只猴子转给另外一家灵长类研究中心，那边欢喜若狂，因为如果发现煤烟灰白眉猴中有麻风病的话，正好可以作为麻风病研究的动物模型。

研究人员从路易斯身上采样，接种给一只编号为A022的煤烟灰白眉猴，结果出现了麻风症状，但用人麻风样品接种却不成功。因考虑到煤烟灰白眉猴太贵，就用便宜的恒河猴代替，结果接种的4只恒河猴都出现麻风症状，其中3只死于类似艾滋病的症状。这个试验没有为麻风病研究提供帮助，但从中又分离出一株SIV。这株对煤烟灰白眉猴无害但对恒河猴致命的SIV被称为煤烟灰白眉猴型SIV（SIVsm），另外两株分别被称为非洲绿猴型SIV（SIVagm）和亚洲恒河猴型SIV（SIVmac）。到1989年，经过基因分析，认定HIV-2来自SIVsm，时间发生在过去30~40年间。

至此，HIV-2被确定为动物源病毒。

可是，HIV-1呢？

和HIV-1相比，HIV-2在传播能力和毒力上都要弱得多，其传播主要在西非，由于这里原来是葡萄牙的殖民地，因此通过葡萄牙传入欧洲。其感染者血液中的病毒数目少，性传播的几率低，母婴传播很少见，感染者基本上不会发展到艾滋病阶段。总之，是一种比较轻微的传染病，是动物病毒在适应人体环境的过程中，以牺牲传播能力和毒力为

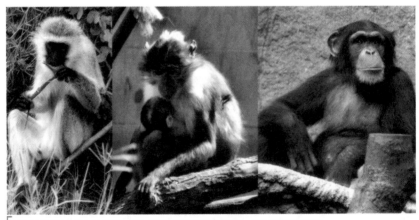

科学家最终证实，SIV 来源于非洲绿猴，HIV-2来源于煤烟灰白眉猴，HIV-1来源于黑猩猩

代价，取得了生存权利。

非洲SIV种类甚多，非洲人与猴之间的接触也很多，只有SIVsm能够进入人群，说明动物病毒直接进入人群并能够坚持下去并不是一件容易的事，被不断热炒的禽流感就是一例。

从非洲猴艾滋病病毒到人艾滋病病毒最后出现了HIV-2，并没有解释HIV-1的来源，这个答案肯定在非洲。

2．来龙去脉

回到中非。上世纪80年代末，在加蓬东南部的一家研究中心有几十只捕获的黑猩猩，研究人员对它们进行HIV-1和HIV-2抗体检测，发现两只年幼的雌性黑猩猩呈阳性，而且对HIV-1的抗原的反应强于对HIV-2抗原的反应。

这两只年幼的黑猩猩是最近才捕获的，当地人往往杀死并吃掉它们的母亲，把小猩猩作为宠物卖掉，这两只小猩猩被研究中心买来，其中一只两岁的有枪伤，治疗无效后死亡。研究人员从小黑猩猩身上分离出另外一株SIV病毒，黑猩猩型SIV（SIVcpz）。

研究人员认为SIVcpz是HIV-1的前身，可是论文于1989年发表后反响寥寥，1992年他们又从一只由扎伊尔运到比利时的黑猩猩身上发现了这株病毒。这3只黑猩猩都是从野外捕获的，下一步要了解病毒在野生黑猩猩中的情况，但从技术角度有困难。当时要靠抽血才能检测，野生黑猩猩不会合作，只有将黑猩猩抓获后才能抽血。研究黑猩猩的动物学家对此坚决反对。现在是动物保护时代，喀麦隆政府容许采样，前提是在采样中不能伤害黑猩猩。研究人员只好在已捕获的黑猩猩中检测。到90年代末一共检测了上千只黑猩猩，居然没有一只SIVcpz阳性，难道那3只阳性的黑猩猩是像亚洲恒河猴一样通过和其他动物接触而感染上的？

到1999年，在检测技术上有了重大突破，可以从猩猩屎尿中检测抗体，发现尿液样品和血液样品效果一样，再进一步用分子生物学技术从

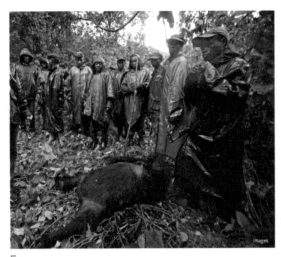

样品中寻找病毒RNA。科学家雇用探险者从黑猩猩的粪便中提取样本，于是非洲的黑猩猩开始迷路了。因为它们一向用粪便做路标的，现在粪便没等风干就不见了。

从1300个猩猩的粪便中采集了样品，经过检测，从一部分样品中发现了SIV的痕迹，并

「黑猩猩等灵长类动物长期被人猎杀」

分析出了序列，也就是病毒的核酸是如何排列的。接下来，把这些序列输入一个叫基因库的数据库里面，就可以分析了。

对中非黑猩猩样品的病毒RNA检测结果发现，不同地区的黑猩猩SIVcpz的感染情况有很大差别，他们进而从中发现非常接近HIV-1的SIVcpz，最后对4株这样的SIVcpz进行全序列分析，发现这种SIVcpz和HIV-1的M型在基因序列上达到基本相似的程度。这个结果于2006年发表，HIV-1的来源问题得以解决。

HIV-1就是SIVcpz进入人群后的变形体，在非洲存在着多种人与黑猩猩的接触，一种是打猎，在猎杀黑猩猩之时，猎人如果被黑猩猩抓伤的话，SIVcpz会从黑猩猩的血液里通过猎人的伤口进入猎人的血液。另外一种是因为黑猩猩是非洲人的肉类食物之一，在非洲集市上血淋淋的黑猩猩肉到处都是。还有一种是非洲人和黑猩猩之间存在性接触，有通过性途径传播的可能。

不管哪种可能，SIVcpz变成HIV-1很可能是从某一只黑猩猩传给了某一个人，然后再传给其他人。一次便成为永恒。

　　HIV-1来自SIVcpz得到确定，SIVcpz又是从何而来？是自古在黑猩猩体内寄生，还是另有别的来源？如果自古就有，为什么到近代才进入人群成为瘟疫？

　　科学家继续追根溯源，发现SIVcpz是一种重组病毒，很可能是由红冠白脸猴的SIV和大斑鼻猴SIV重组的。这是因为黑猩猩和人类一样是吃肉的，它们的肉食主要是猴子，今天吃红冠白脸猴，结果感染了红冠白脸猴的SIV，明天吃大斑鼻猴，结果又感染了大斑鼻猴的SIV病毒。两种猴的SIV病毒在黑猩猩体内相爱结婚，生下了黑猩猩的SIV病毒SIVcpz。SIVcpz因为是杂交的，所以适应性强，而且善变，进入人类后毒力很强。直接从猴来的HIV-2因为没有中间这个杂交过程，所以在人类中的毒力平平。

　　这样一来，艾滋病流行的问题也解决了，SIVcpz出现也是近代的事情，所以到近代才出现艾滋病这个瘟疫。

　　艾滋病病毒来自丛林。搞清了它的来历，让我们对丛林有了更深刻的认识。在丛林中不仅隐藏着古典的剧毒病毒如埃博拉病毒，也不断地杂交演变出新型剧毒病毒如艾滋病病毒。埃博拉病毒是否也和艾滋病病毒一样，有一个杂交演变过程？丛林中还有多少这样的病毒？

　　HIV的来龙搞清楚了，还要搞清楚HIV的去脉，要搞清楚HIV是怎么进入人群，又是怎样从中非传到全球的。搞清楚这些，可以从中借鉴，为控制未来的瘟疫做准备。

3. 各种假说

　　艾滋病出现之后，关于HIV的出处有好几种说法，阴谋论的味道很浓，尤其是HIV-1的源头一直没有确定，给这些八卦说法大大的演绎空间。

　　艾滋病一出现，苏联阵营马上制造出艾滋病病毒是美国生物战研究的产物，这个说法随着HIV的发现和其非洲源头的确定而消失了。

　　既然HIV来自非洲SIV，便又有了几个假说。

先说知者不多但八卦成分最大的一个。

主角是一位俄国裔医生，叫赛奇·甫洛诺夫（Serge Voronnoff）。他出生在俄国，1866年移民法国，就学的时候师从诺贝尔奖获得者艾利希斯·卡瑞尔（Alexis Carrel）。甫洛诺夫是名师之徒，学成之后居然没有在法国发展，反而跑到埃及淘金去了，当了国王的御医。

在埃及王宫里行走，甫洛诺夫接触了众多太监。作为一名医学工作者，观察的本领是非常重要的，甫洛诺夫观察到一个现象：太监们衰老得快。他开始思考这是为什么，很快想通了，公公们和正常人只有一个区别，就是被阉割了，因此证明阉割加速衰老。反过来一想，让人长寿的东西就在割下来的物件里面。

甫洛诺夫受过正规医学教育，当然不会相信阴茎里面有长寿的东西，那么肯定在睾丸里面，于是他开始做试验了。甫洛诺夫是一位非常有医德的人，这种试验他先给自己做。1889年他将由狗和豚鼠睾丸制成的提取液，给自己皮下注射，希望能返老还童。

结果怎么样？没有成功。他没有变回帅小伙，但甫洛诺夫继续研究，发明了睾丸移植术，将睾丸切成片给人移植，声称可以延缓衰老。这门技术很实用，因为想长生不死想永远年轻的都是有钱人，就像今日中国名人追捧各种"大师"一样，甫洛诺夫算是找到了"钱"途。

甫洛诺夫认为自己当年没有成功的原因是人兽有别，所以成名后走人睾丸道路，从死因尸体上切除睾丸，切片后给富人移植。可是搞了一段坚持不下去了，因为19、20世纪之交不像早年了，没有那么多死刑犯，他只好改用动物的。名气不够，而且研究要花很多钱，甫洛诺夫巧妇难为无米之炊，蹉跎了许多年，到1917年开始走运了，有人给他投资进行研究。

投资者是一位富婆，叫弗朗西丝·伊夫琳·博斯特威克（Frances Evelyn Bostwick）。弗朗西丝是杰贝兹·博斯特威克（Jabez Bostwick）的小女儿。杰贝兹·博斯特威克和洛克菲勒兄弟合作创办标准石油公司，是内战之后美国第一代财阀之一。弗朗西丝一直生活在欧洲，过着标准富二代的生活，酗酒嗑药，已经结了三回婚了，她对甫洛诺夫的睾丸长寿术很相信。没多久她的第三次婚姻因为丈夫不忠而告终，甫洛诺夫的妻子于1910年去世，于是两人于1920年结婚，弗朗西丝还成为他的技术员。

这种倒贴让甫洛诺夫赚大了，就在结婚这年，他的研究取得了进展。人睾丸不好找，小动物的睾丸不好用，甫洛诺夫开始用猴子和黑猩猩的睾丸，将去组织切片移植到人的精囊中。

搞不清楚为什么弗朗西丝对这种男人长寿术如此迷信，更戏剧性的是，结婚后第二年，48岁的弗朗西丝去世，巨额遗产就归了甫洛诺夫。甫洛诺夫成了大富翁，在研究上就没有后顾之忧了。1923年，他的睾丸移植术得到医学界的认可，因此富上加富，但是他没有在巴黎那栋大楼上加盖花园，只是包下巴黎最贵的饭店的某一层，里面养了俩二奶。后来他再次结婚，新娘是罗马尼亚国王的私生女。

当时有很多人做了这种手术，病人反映非常有效，但后来医学界完全否认了这种手术。先不要说睾丸里是否含有使人长寿的物质，那些动物睾丸组织实际上都被人体当成异物排斥了，因而正、反效果都不存在。

猴和黑猩猩体内的SIV作为HIV的前身被确定后，人们联想到甫洛诺夫的睾丸移植术，加上基因分析推测HIV-1进入人类的时间在1930年前后。得！SIV到HIV的源头找到了，是这位甫大师干的。

SIVcpz存在于黑猩猩的血液和精液中，这甫大师把大猩猩的睾丸取下来，有血有精的，那年月根本没有血源性疾病的概念，甫大师就这样把带着SIVcpz的睾丸组织往人的精囊里放，成千上万的人做过这种手术，这不就是HIV的诞生过程吗？

这种说法看起来挺确凿，但还是属于推论，没有任何证据。特别是经过对一些被保存下来的非洲人样品进行分析，学术界还是一致认为HIV-1最先出现在非洲。

甫洛诺夫还将猴的卵巢给妇女移植，也算是SIV进入人类的可能途径。不仅如此，他还反过来把人的卵巢给猴移植，然后把人的精液塞进去，希望母猴能怀上人胚胎，是一位非常有追求的大师。

下一个假说就很像模像样了。

说来话长，还得从长寿术说起。

甫洛诺夫虽然财色双收，但在科学界的眼里，他是伪大师的级别。正经大师在这方面讲究科学，比如他的导师卡瑞尔曾经将鸡的心脏细胞在体外培养了32年之久，这才叫长生不老呢。

位于美国费城的惠斯特研究所的生物学家雷纳德·海弗利克（Leonard Hayflick）研究人胚细胞，借以研究衰老的秘密。他从一位病毒学家那里拿到一个流产的3个月胚胎——这来自一位海军陆战队员的妻子，因为丈夫酗酒，妻子不想再多要孩子了。海弗利克发现这些细胞能够传代，但并不能无限传代，传到50代左右就死亡了。他将已经繁殖了10代的女性胚胎细胞和已经繁殖了30代的男性胚胎细胞混合在一起，发现在相同的培养条件下，女性胚胎细胞繁殖了40代，男性胚胎细胞只繁殖了20代，最后各自加起来都是一共繁殖了50代。

海弗利克用实验证明了，并非生长条件决定细胞能繁殖多少代，而是由细胞内部的生物钟来决定。这就是人衰老和死亡的秘密，被称为海弗利克极限。科学家对此进一步研究，证明是DNA的端粒在每次复制时缩短一点而造成的，肿瘤细胞则不存在这个现象，因此能无限繁殖下去。这样就开拓了一个研究保持年轻的新的途径。

卡瑞尔那32年不死的鸡心是怎么回事？原来是他的技术员在用鸡胚提取液做培养液时，连带着加入了新的细胞。技术员们不敢告诉他，因为这会影响他的职业生涯，也会导致他们被解雇，于是就这样一直蒙混下去，直到被海弗利克的实验结果揭穿。

讲真话，在很多情况下确实很难。

海弗利克本人不想长生不老，愿望是在100岁生日那天死去，在此之前各方面功能都健康。关于这一点，我们恐怕要等到2028年5月20日才能证明。

曾经和海弗利克共用一间实验室的斯坦利·普洛特金（Stanley Plotkin）也在研究人胚细胞，他对长寿不感兴趣，为的是疫苗研究。普洛特金是儿科医生出身，美国当年风疹大流行，他接诊了很多得风疹的孕妇，根据自己的专业知识，他告诉她们，风疹很可能对胎儿造成影响，这么一说吓得不少孕妇选择人工流产。

普洛特金觉得这样下去不是办法，便希望做出风疹疫苗。默克公司已经在生产风疹疫苗，但效果不理想。别人从患者咽喉获得病毒，他则从流产的胎儿的肾脏中分离出风疹病毒，因为这里的病毒才是导致胎儿先天性缺陷的凶手。

有了病毒，下一步是进行细胞传代。之前有人用猴肾细胞，有人用的是鸭胚，普洛特金向海弗利克要来人胚细胞。他没有按常规细胞培养那样在37℃进行培养，而是按子宫的温度用30℃进行培养，细胞传代25代后，病毒在30℃的条件下生长良好，在常温下则生长不佳。普洛特金用这种疫苗对上千人进行了试验，在免疫力和免疫试剂上都强于默克公司的疫苗。

1969年2月，在美国国立卫生研究院召开了为期三天的会议，邀请疫苗方面的专家，讨论普洛特金的疫苗。到最后一天，有人发难，认为普洛特金的疫苗是从人胚胎细胞生产出来，里面有未知成分，因此是非常有害的。

发难人是阿尔伯特·沙宾（Albert Sabin），因为发明口服小儿麻痹疫苗而声望如日中天，他这么骤然发难，普洛特金有点懵。

4. 阴谋论

二战后，小儿麻痹是美国流行病学的心腹之患，小儿麻痹疫苗成为急中之急。1950年，普洛特金的老板希拉里·柯普洛夫斯基（Hilary Koprowski）研制成功口服减毒活疫苗，但没有马上上市。1954年，约纳斯·沙克（Jonas Salk）研制的灭活疫苗上市。1957年，沙宾后来居上，用柯普洛夫斯基提供的病毒也研制出口服疫苗，并于次年获得全球推广。

这三位大腕，柯普洛夫斯基和沙宾是波兰裔，沙克是俄裔，沙宾和沙克是犹太人。其中沙宾最张扬，他发难是针对柯普洛夫斯基。

普洛特金很快镇静下来，等沙宾坐下，他拿起麦克风，逐句反驳沙宾的责难，指出沙宾所说全是理论上的假设，没有一条事实证据作基础。出乎他的意料，他讲完后全场鼓掌。科学在这一刻展现出迷人的魅力。

疫苗业的大师莫里斯·希勒曼说服了默克公司高层，决定用普洛特金的疫苗替代现有的疫苗。从1969年开始接种风疹疫苗的孕妇中只出现一例胎儿异常，证明普洛特金的疫苗非常安全，也证明沙宾的指责是错误的。2005年3月21日，美国疾病预防控制中心宣布风疹在美国绝迹。

这件事是HIV阴谋论的前奏，因为在风疹疫苗事件中，阴谋论的几位主角都露面了。

希勒曼支持普洛特金还有一个原因，那就是他和沙宾有积怨。

病毒学于20世纪初才形成，在整个20世纪，病毒学属于一门新学科，新的病毒不断地被发现。科学家把注意力集中到致病性人类病毒上，对于动物病毒则不甚关注。

沙克和沙宾都是用猕猴的肾细胞来制作小儿麻痹（脊髓灰质炎）疫苗的。猕猴一直被当作实验动物，心理学家也用它们做研究，因为猕猴是唯一在吃以前洗食物的动物。当沙克和沙宾研究脊髓灰质炎疫苗时，已经发现了39种猴病毒。沙克和沙宾很小心，经过检测，使用的猴肾细胞没有被其中任何一种病毒感染，加上已知猴病毒都很容易被福尔马林杀死，他们就放心了。

但长期从事疫苗研究和生产的希勒曼为人谨慎，对动物病毒一直持怀疑态度。1958年，他专程拜访国家动物园园长威廉·曼恩，谈到疫苗业面临的动物病毒感染的问题。曼恩的解释是，因为在从非洲运出来的过程中，各种猴子待在一个非常拥挤的空间里，导致各种猴病毒在猴子之间交叉感染。

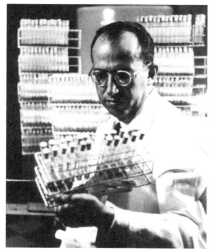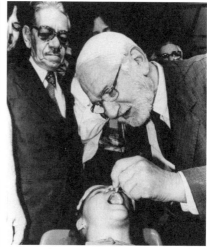

「沙克（左）和沙宾（右）发明的小儿麻痹疫苗一度被认为存在严重污染 」

那么如何找到没有被病毒感染的猴子？曼恩建议到西非抓一只非洲绿猴，然后运到马德里机场，因为那里从来没有运输过动物，再从马德里运到纽约。

希勒曼雇人在西非抓了几只非洲绿猴，然后经马德里运到纽约，最后运到他的实验室。他马上把猴杀死，取出肾细胞，在电子显微镜下没有发现任何病毒，然后把猴肾细胞磨碎，加到其他细胞中去，也没有发现任何病毒繁殖。希勒曼相信这次得到的非洲绿猴肾细胞是没有病毒感染的。

接下来，他把制备脊髓灰质炎疫苗用的猕猴肾细胞加入绿猴肾细胞之中，发现绿猴细胞很快就死亡了，就这样他发现了第40种猴病毒，命名为SV40。

希勒曼将SV40注射给新生的仓鼠，发现90%的仓鼠在皮下、肺部、肾脏和脑部出现肿瘤，有些肿瘤甚至比仓鼠大2倍。他发现沙克的经过福尔马林灭活的脊髓灰质炎疫苗中依然有少量的活SV40。他又检测沙宾的脊髓灰质炎疫苗，发现由于没有经过福尔马林灭活的程序，沙宾的疫苗SV40污染严重。

此时沙克的疫苗已经接种了上千万美国人，沙宾的疫苗还没有获得美国食品和药品管理局批准，已经给9000万苏联人接种，其他国家包括中国也接种了这种带SV40的疫苗。

1960年，在第二届国际活脊髓灰质炎疫苗会议上，希勒曼公布了这个结果，沙宾为此要跟他拼了。事后希勒曼建议停止使用沙克和沙宾的脊髓灰质炎疫苗，但未被采纳。

SV40被发现后，引起很大的恐慌，虽然经过改进，疫苗中不再含有SV40了，但已经给那么多人接种了，会不会出现问题？

希勒曼等继续研究，发现口服SV40不会让仓鼠得癌症，他们在口服了疫苗的儿童的粪便中发现SV40，但没有一位儿童生病，证明SV40经过消化道排泄出去了。他们还发现福尔马林灭活虽然不能彻底杀死SV40，但能够将其毒性减弱到万分之一，因此接种疫苗中的SV40很可能不会致癌。研究人员也比较了接种感染SV40疫苗的儿童和没有接种疫苗的儿童之间的肿瘤发病率，发现8年之后，两组儿童没有区别，15年和30年之后依然没有区别，到上世纪90年代中期，有关部门终于宣布，感染了SV40的疫苗不会导致癌症。

刚喘口气，美国国家癌症研究所在研究肿瘤的成因的过程中发现有一个基因在这些罕见的肿瘤中都存在，这个基因在SV40中也存在，这样一来SV40又热了。

研究人员扩大了研究对象，从几千人扩大到几十万人，发现接种感染了SV40的疫苗的人在肿瘤发生率上和没有接种的人是一样的，还发现没有接种过这种疫苗的人也带着这种基因，甚至那些出生在脊髓灰质炎疫苗问世之前的人也带有抗SV40的抗体，NCI的结果还不能重复，说明是不可信的。

但这些严格的科学验证并没有被媒体传达给公众，有关SV40导致人类肿瘤并被政府隐瞒下来的说法作为阴谋论之一被广为流传着。

希勒曼到了晚年对有关部门的坚持推广脊髓灰质炎疫苗的决定表示非常赞同，因为这个决定挽救了成千上万人的生命，也使得无数的人不会因为感染脊髓灰质炎病毒而残疾。

到1992年风波又起，有人认为HIV就是因为脊髓灰质炎疫苗接种引起的。

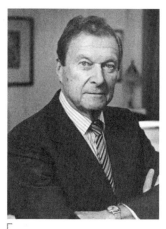

当年柯普洛夫斯基和沙宾分别研究出口服疫苗，两人之争导致口服脊髓灰质炎疫苗在美国迟迟得不到批准。沙宾去苏联大规模使用他的疫苗，柯普洛夫斯基带着普洛特金等在中非大规模使用自己的疫苗。后来美国国立卫生研究院认为沙宾的疫苗更好，在美国推广这个疫苗，柯普洛夫斯基则一直在中非进行推广。

柯普洛夫斯基一度背上了"艾滋病之父"的恶名

根据SV40的境况，阴谋论者认为柯普洛夫斯基的疫苗带SIV，给中非儿童口服后引起变异，出现HIV。这个阴谋论的证据都被推翻了。首先，艾滋病不是从柯普洛夫斯基试验脊髓灰质炎疫苗的地区开始流行的；其次，柯普洛夫斯基用的是猴细胞而不是猩猩细胞；再次，SIV如果变异成HIV的话时间不会那么短，起码要有几十年；最后，用PCR技术对柯普洛夫斯基的疫苗进行检测，没有发现SIV、HIV或者猩猩的DNA。

随着SIVcpz到HIV-1被确定，这些阴谋论渐渐冷却了。几位主角均已作古，最后去世的是一度被称为"艾滋病之父"的柯普洛夫斯基，他于2013年4月去世，享年96岁。

5. 过去的一场决斗

随着HIV分子生物学研究的深入，人们发现HIV病毒彼此之间变异很大，原来认为是HIV在人群流行过程中发生突变造成的，因此把不同变种分成型，可是越研究发现变异越大，分型已经不能满足了，只能在型以上再分组。

HIV-1现在有4组，M组是全世界都有的，有十几型，是HIV-1的主要流行株，也是HIV-1之所以成为瘟疫的原因；O组见于中非西部；N组只有两例，是在喀麦隆发现的；P组是2009年从一位喀麦隆妇女身上发现的，和大猩猩的SIV株（SIVgor）接近。

HIV-2现在有8组，从A到H，A组是主要流行组，B组见于西非东部，C到H组极为罕见，各组彼此变异很大。

这样大的变异，很难用才流行几十年的病毒变异来解释，尤其是HIV-1的P组，揭示除了SIVcpz之外，还有从SIVgor到HIV-1的途径。

因此人们现在对HIV有了新的认识，认为每一组都是一次动物病毒的转变，也就是说，SIVcpz进入人群发生了三次，这三次中HIV-1的M组那次演变的病毒毒性最大，因此传遍全球，O组那次毒性一般，只在本地留下，N组的传染力很弱，P组则是SIVgor进入人体，也许只是偶然现象。SIVsm则先后八次进入人群，其中两次的传播能力较强，其余几次传播能力弱。

这个结论告诉我们，从SIV到HIV的过程不仅仅是一次偶然事件，而是至少12次偶然事件，也许更多，还有很多次因为病毒无法传播而消失了。在非洲存在着SIV到HIV的途径，虽然属于偶然事件，但很多年来一直在发生着，直到HIV-1的M组出现，成为全球的瘟疫。

以此推论，其他动物病毒比如禽流感一样会以类似情况进入人类，我们才一会儿是H5N1，一会儿是H7N9，一会儿是甲流，我们所等待的，就是类似HIV-1的M组这样一次偶然，然后就是惊天动地的大瘟疫。

抛去其他各组，看看HIV-1的M组是怎么演化来的。

现在发现最早的HIV-1的样品是1959年采集的，来自当时还属于比利时殖民地刚果的一位班图男子的血浆，它一直冻存着，1998年其序列发表，被称为ZR59。这株病毒介于B亚型和D亚型之间，表明是一株很老的病毒，通过基因树分析，认为M组是1931年前后进入人类的。

ZR59这个孤证只能让科学家推论到这里，要证明这一点，必须找到同时期的其他样品。

　　这一找就找了整整10年，2008年，DRC60部分序列发表，HIV-1的起源取得重大突破。

　　事情还得从脊髓灰质炎疫苗导致艾滋病的阴谋论说起。对于疫苗污染造成艾滋病的理论，有不少知名科学家怀疑，HIV研究先驱之一艾塞克斯就是其中之一。被誉为20世纪最伟大的进化论者，英国进化生物学家威廉·汉密尔顿（William Hamilton）也对此产生怀疑，在他的建议下，英国皇家学会定于2000年9月专门召集会议探讨此事，提出这个阴谋论的爱德华·胡珀（Edward Hooper）和饱受指责的柯普洛夫斯基均答应与会。

　　2000年初，为了找到脊髓灰质炎疫苗导致艾滋病的间接证据，汉密尔顿再次前往刚果。他此行的目的是采集野生黑猩猩的粪便，希望能证实或者否认脊髓灰质炎疫苗假说。当时刚果正在内战，好不容易采集了一些样品，汉密尔顿突然得了重病，匆匆返回英国，很快去世，经诊断是疟疾引起的。

　　之后的皇家学会会议上，对包括脊髓灰质炎疫苗在内的各种可能性都进行了讨论，有一点很关键，如果证明HIV在1957年之前就存在于非洲，艾滋病就不是因为脊髓灰质炎疫苗而引起的。

　　会后，这个论点传到了正在收集殖民地时代刚果病理报告的比利时医生德克·提文（Dirk Teuwen）耳朵里，提文觉得也许能够从福尔马林保存的样品中找到早期HIV感染的痕迹。其他人认为不可能，因为经过几十年的保存，中非的气候炎热，加上管理的问题，不会有什么结果的。但提文是一根筋，在刚果卫生部的支持下，他托人在金沙萨大学找到了813份福尔马林保存的样品送到比利时，将它们交给美国亚利桑那州的HIV序列分析专家、在牛津读书时曾师从汉密尔顿，并陪汉密尔顿做最后一次非洲之旅的加拿大人迈克尔·伍罗贝（Michael Worobey）。

　　从上次采取的粪便样品之中，伍罗贝没有发现SIV，只从几份尿样中发现了SIV抗体，这些数据根本无法发表。拿到提文送来的样品，伍罗贝

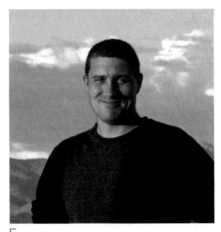

迈克尔·伍罗贝的研究表明，HIV已经在人类中存在了100年

马上开始检测，只检测了27份样品，就发现了一份阳性。这是1960年从一位刚果妇女身上取下的淋巴结样品，经福尔马林固定后，一直保存在金沙萨大学，被命名为DRC60。

获得病毒序列后，伍罗贝用计算机将之和ZR59相比较，没想到这两份几乎在同一时间、同一地区采集的HIV-1的M组病毒差异非常大，推算与其共同源头有半个世纪差距，伍罗贝认为HIV-1的M组进入人类的时间为1908年。

这个结果不仅否定了脊髓灰质炎疫苗之说，也提示HIV并不是一株新的病毒，已经在人类中存在100年了。

在世界的某个地方，是不是还有类似的病毒，在等待着它们的机会？

2009年，另外一项研究结果发表，这是对野生大猩猩长期追踪的成果，发现SIVcpz可以导致黑猩猩出现艾滋病，SIV阳性的黑猩猩的死亡率大大高于SIV阴性的黑猩猩。

这个结果推翻了SIVcpz对黑猩猩无害的理论，表明在进入人群之前，SIVcpz这株杂交病毒已经具备了杀伤力，其对人类的杀伤力很有可能不是进入人群后因为是异种病毒而出现的不适应性，而是很有杀伤力的病毒进入人类，也就是说，这是一次非常简单的动物病毒进入人类的情况。

在野生黑猩猩中，已经找到和HIV-1几乎相似的SIVcpz，可以肯定就是这种SIVcpz进入人类，变成HIV-1的M组的祖先。SIVcpz在1908年之前就已经形成了，经过在黑猩猩群中的长期传播，由于这种病毒的基因易变性而出现了各种亚型，其中一型能够跨越人兽界限。

这型SIVcpz进入人类，可以说是在合适的时间、合适的地点。在

1908年左右，在中非的某个偏僻之地，某位猎人和某只黑猩猩发生了一场决斗，结果是猎人获胜，杀死了黑猩猩。之所以猎人胜了，是因为黑猩猩患上了猩猩艾滋病，但即便这样，猎人也遍体鳞伤，于是黑猩猩的血沿着伤口进入猎人的血管，猎人就成了第一位HIV携带者。

猎人后来死于艾滋病，但HIV通过性接触传给他的妻子或者其他女人，之后就通过性传播的途径在当地流传着，并且慢慢地沿着河流传播，因为感染者的交通工具是船。由于非洲既贫穷医疗水平又低，当地人早早就死于各种疾病，因此直到艾滋病出现在全球后，非洲的艾滋病才被注意到，在此之前，艾滋病人或者死于其他疾病，或者被归为其他疾病。

有了上述几项成果，HIV的来源已经很清楚了。剩下的问题是从1908年进入人群后，这种病毒是怎么于1959年出现在金沙萨的？又是怎么传出非洲的？解决这两个问题，必须和中非的历史联系起来。

6. 好心办坏事

因为位于扎伊尔河下游，金沙萨成为HIV传播的中转站。在1908年，这里被称为利奥波德维尔，大概不到1万居民。另外一个城市布拉柴维尔与之隔河相望，是法属刚果的首府，当时人口更少。这两个地方是贸易中转站，来往很频繁，HIV携带者肯定会来到这里。

1914年，布拉柴维尔大概有6000人，因为法国殖民地政策不鼓励携带家眷，所以这里男女比例严重失调，于是有了数百名来自上刚果的妓女，上刚果正是HIV最先出现的地方。利奥波德维尔的男女比率更加失调，1910年调查结果显示男女比例为10∶1，性交易非常活跃。1920年，利奥波德维尔成为比属刚果的首府，到1940年，人口增加到6万，1960年人口增加到40万。这种大规模的人口增加，使得HIV可以在本地传播起来，这样才出现了ZR59和DRC60。

但是，这种人口激增导致HIV流行的说法还有缺陷，因为如果仅仅靠性途径传播的话，HIV未必能够持续传播。从原感染区来的感染者的数量不会太多，性传播途径大多是一对一传播，许多这样的传播会在某一点终止，因此应该还有其他的因素。

于是，有人继续在故纸堆里寻找，发现在1921～1959年近40年之间，殖民地当局在利奥波德维尔周围进行了一项靠注射药物来控制热带病的项目，这40年正是HIV初到利奥波德维尔，和HIV在利奥波德维尔（金沙萨）流行的时间段。

这个项目最主要的目标之一是昏睡病，这是非洲大陆南撒哈拉地区特有的由寄生虫导致的传染病，1901年在乌干达发生的昏睡病大流行中，疫区2/3的人被感染，25万人死亡。当年埃尔利希做药物研究，就是从昏睡病开始，误打正着找到了治梅毒的606。之后其他人继续研究，用砷化物治疗这种病，但需要注射，而且一个疗程好几针。项目在喀麦隆、加蓬、比属刚果和法属刚果等地实施，有人3年内打了36针。

另外是治疗疟疾，采取注射奎宁的办法。还有控制梅毒和雅司病也要注射，麻风病在没有抗生素之前，治疗方法是一年之内每周注射3针大风子提取液，比属刚果除了在城镇进行治疗外，还深入农村，每周进行注射。

那是一个迷信科学的年代，在中非几乎每个人都被扎针，这样一个大项目对一个东西需求量极大：注射器。

1930年，全球注射器产量达到200万只，注射器的价格没有那么昂贵了，但依旧供不应求。那年月根本没有一次性注射器的概念，注射器属于重复使用的医学仪器。在中非，注射器属于短缺器械，有一位法国医生于1917～1919年之间在中非治疗了5347名昏睡病病人，只有6只注射器。不仅没有足够的注射器，而且忙到了没有时间把注射器和针头煮一煮以消毒的地步。

中国的乙肝病毒流行和大规模免疫接种有关，云南艾滋病流行源于吸毒人员共用针头，那么在中非如此大规模地共用不消毒的注射器和针头，对HIV的流行会有多大的帮助？

几百万人次接种，使得中非的HIV感染率进入一个高层次。与此同时，利奥波德维尔推行了一项新政策，进入城市的新移民都要去诊所做性病检查，发现问题后予以治疗。随着该市的人口越来越多，接受治疗的人也越来越多，高峰期是1953年，诊所治疗了146800人，平均每天400人，大多是静脉注射，注射器只是洗一下就重复使用。这些被注射的人中有很多是妓女。

于是，6年之后，ZR59和DRC60出现。

几十年的大范围注射使得HIV在本地广泛传播，并出现了各种变异型。当利奥波德维尔成为一口HIV大锅之际，刚果独立了。独立之后，出现了对白人的歧视，导致上万名白人顷刻之间离开扎伊尔，返回比利时，刚果中产阶级为之一空。

这个突发事件导致的一个最大的后果是医生没有了，教师也没有了。殖民地时代，殖民地当局不对当地人进行教育，等白人走光了，刚果政府发现国内只剩下屈指可数的几名教师，竟然连一个医生都没有，真称得上一夜回到解放前了。

无奈之下，刚果政府只好向世界卫生组织求救，世界卫生组织紧急派医生来解燃眉之急，联合国则在全球范围内征集医护人员、教师以及其他专业人员，到刚果去帮忙。很多海地人踊跃应征，因为他们和刚果人一样讲法语，又是黑人，加上在海地没什么机会。很快刚果的教师一半是海地人，到刚果工作的海地人将近5万。

来到利奥波德维尔的海地人多是单身男子，于是HIV通过妓女传给海地人。几年后接受教育的刚果人多了起来，1965年蒙博托上台后，开始扎伊尔化运动，排斥外国人，海地人开始纷纷离去，跨海回到海地。HIV就这样被他们从非洲带到加勒比海。根据伍罗贝的基因分析，这个时间是1966年。

伍罗贝实验室的研究结果还证明，HIV-1从海地进入美国只有一个源头，估计起源于某一瓶HIV-1感染者的血浆，或者是某位美国同性恋者和海地同性恋者的亲密接触，时间发生在1969年，前后误差3年。

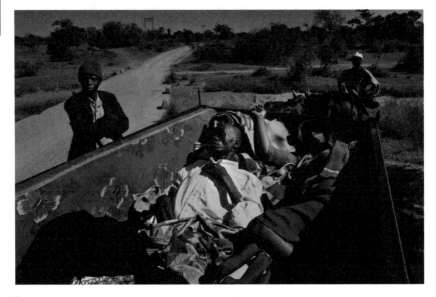

「非洲的艾滋病患者」

然后，HIV在美国游荡了十几年，最后成为世纪瘟疫。

就这样，一种动物病毒走出非洲丛林，跨越海洋，最终成为一场瘟疫。

在人类历史上，称得上瘟疫的疾病屈指可数，只有鼠疫、天花、流感、结核、霍乱、艾滋病这几种，每一种都会对人类历史产生巨大的影响，人类的未来也取决于我们将面临什么样的瘟疫。对艾滋病自然发生史的研究和了解，不仅仅是为了解答有关艾滋病发生和传播的种种疑问，更重要的是为了应对下一场瘟疫的来临。

对下一场瘟疫的预测主要有两个：一是禽流感等动物流感病毒具备了在人群中大规模传播的能力，加上强大杀伤力，出现类似1918年西班牙大流感式的瘟疫；二是某种类似埃博拉病毒的动物病毒走出丛林，在全球范围内流行。这两种情况，都会有上千万甚至上亿人在很短的时间内死亡。这两种预测的一个共同点在于动物病毒，也就是说，下一场瘟疫的元凶必定是动物病毒。

基于对禽流感的多年监测结果，加上对HIV自然史的研究成果，可以为动物病毒进入人类画一幅比较清晰的图像。不管来自禽类，还是来自丛林动物，动物病毒进入人类都是不可避免的，而且是不断出现的，但绝大多数情况都会自生自灭，能够形成瘟疫，除了病毒本身的因素外，还有社会环境的因素。流行病学监测为的是尽早发现这种情况，将之控制在小范围内，使之不发展成疾病。而整个人类社会也需要共同努力，不能推波助澜。

所有瘟疫的根源都不在丛林，也不在动物，而在于我们人类自身。这个星球的历史上，从来没有一种生物总体重达到人类的水平。人类花了20万年达到10亿人的水平，然后只花120年就达到20亿人，之后只用33年就又增加了10亿，其后每增加10亿只需要13年。人类总重量已超过3亿吨。除了人类自身之外，人类饲养的牛、鸡、猪、狗、猫、羊等动物，在数量上也远远超过其他动物，它们的总重量加起来不会少于人类。也就是说，人类的存在为这个星球增加了7亿吨的重量。

相对于地球的重量来说，这点负重算不上什么。但我们是生活在地球表面的，就如同我们身上长了许多的虱子，到了某种程度，总是会痒得难以忍受。

在不同地区人民交流频繁、快速的今天，一旦瘟疫出现，控制起来会非常困难，所以不仅要靠科学家，也要靠全人类的共同努力。只要有动物存在，只要人类继续破坏环境，瘟疫就不可避免。我们能做到的是将瘟疫的危害限制在最小范围内。

我们错过了控制艾滋病的机会，也会错过控制下一场瘟疫的机会吗？

三、不可预知的未来

1. 当世界停止转动

美国遭受"9·11恐怖袭击"后，乡村歌曲明星阿兰·杰克森一首《当世界停止旋转时你在何处》（Where were you when the world stopped turning）让人感慨万千。

9月那天，当世界停止转动时，你在哪里？

飞机从离我家几里外的机场起飞，撞进离我所在的办公楼几里外的五角大楼。我在仓皇出城的路上看见五角大楼的浓烟，那一刻，世界似乎真的停止了转动。

当艾滋病如是般撞击中国的那个秋天，你在哪里？

我在京郊。

那个叫"三间房"的地方位于京东，当年那里除了农田，像样的就只有北京生物制品研究所了。中华人民共和国成立后有关微生物和生物制品的生产和研究单位统统迁到郊区，当年出了建国门以后，道路就开始尘土飞扬。

我去生物制品研究所的原因是因为世界卫生组织在那里办艾滋病病毒检测试剂学习班，导师曾毅教授特意从卫生部防疫司要来一个名额。因为当时我们实验室是国产艾滋病病毒检测试剂研制生产的主要力量，于是我便起早贪黑地来回跑。

学习班的学员多来自省市一级的防疫站。这天一帮人一边照试剂说明书操作，一边南腔北调地神聊，突然听见外面喊我的名字：部里来电话，点名找你。

拿起电话，是部里防疫司急性传染病处打来的，让我火速回所，因为云南省防疫站由领导带队来了好几位同志，据说带来20多份可疑样品，部里等着知道是真是假。

出了生物制品研究所，等来了长途车，然后再换了几回车，等我回到所里时都快吃晚饭了。云南来的几位同志已经坐了一天的冷板凳。也难怪，当年全国感染艾滋病的人屈指可数，不是输了进口血液制品的，就是援助非洲回来的。各地防疫站拼命抽检涉外人员，包括给使馆倒垃圾的都无一漏网，可就是查不出来。

部里说话了，被称为老板的主任也同意动用小金库，赶紧把云南来的几位同志请到南横街上的小店上接风。席间了解到，样品是从瑞丽采来的，都是当地的吸毒人员。

具体情况是这样的：省站也办了艾滋病病毒检测试剂学习班，瑞丽来的人顺便带着从本地公安局看守所里采来的血样，结果在学习班上检查全是阳性。试剂是进口的应该不会有毛病，因此怀疑是血样有问题。为了保险起见，瑞丽的人坐了两天一夜的汽车回去。认认真真地重新采样，装在冰桶里，再坐两天一夜的汽车回来。重新检测的结果还是一样，于是他们就到了北京，找国家实验室确认，可是国家实验室负责艾滋病病毒检测的同志出差了。

吃完饭，我就换上无菌服进实验室，满天繁星的时候向上级汇报：阳性，肯定是阳性。

接下来的几周，我们手忙脚乱为下云南做准备，各种试剂、设备要准备好。瑞丽是边境，得办边防证。等一切都办好了，云南那边又说要研究研究，因为瑞丽是边贸重镇，一帮白大褂大张旗鼓下去，很可能影响当地经济。等来等去没有结果，只好一颗红心两手准备，带着试剂、设备去上海开艾滋病中期

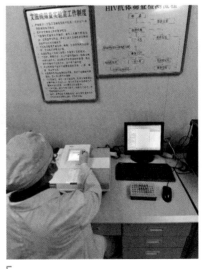

「云南某医院的艾滋病筛查实验室」

规划会议，能从上海飞昆明最好，不成的话就回北京。

在上海直到会开完了，云南一点儿动静都没有，于是我决定假公济私一次，买了去常州的火车票，打算借着这个机会去看看多年不见的姥姥。会议结束后的第二天早上，本来准备吃完最后一顿早餐后便奔常州，突然部里来通知，云南同意了，马上飞昆明。

托上海防疫站的同志把火车票退了，我们一行人在曾教授的率领下以最快的速度来到昆明。了解情况后，再以当时的最快速度，也就是乘坐云南省站提供的，用于计划免疫的进口面包车，在滇缅公路上翻山过河，开了一天半，终于来到瑞丽。

乍到彩云之南，又来到闻名已久的瑞丽，看什么都那么新鲜兴奋，根本没有想到我的新婚燕尔从此结束了，也再也没能见姥姥一面。

艾滋病在中国的流行就这样开始了。

年底，云南瑞丽，依旧是鲜花盛放，风景宜人。

瑞丽虽称为市，其实是县改的，上级是德宏州，全称是德宏傣族景颇族自治州。改革开放后，瑞丽成了边贸重镇，国内的轻工业品外销，缅甸的农副产品内销，很是热闹。

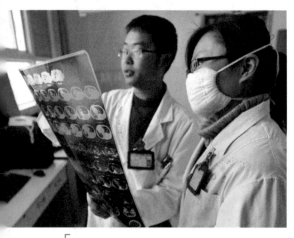

「医生在检查艾滋病患者的X光片」

瑞丽离金三角不远，后来联合国禁毒署干脆划了一个大的金三角，其中一角就是瑞丽。毒品从泰国走的代价越来越高，因此开辟新路，从瑞丽到昆明，然后去香港。在边贸市场上，当地人让我看了公开叫卖的海洛因，25块人民币一克，到了昆明就是500块一克，到了香港还是500，不过是美金。

由于成本很低，在当地吸毒和吸烟的花费差不了多少，而且静脉注射这种更为经济的方式已经蔚然成风了，唯一的问题就是本地的一次性注射器缺货。后来拥有注射器的看到了赚钱的门道，使用一次5块钱，共用的结果就是一起染上艾滋病。

市卫生局把各乡镇的防疫人员都招呼到市防疫站，整理出一个试验室。人员分成两组，一组下乡抽血，一组在家做试验。我负责做试验这组。中国的卫生防疫系统到了县一级主要靠中专技校毕业生，再往下到乡镇一级，在实验室里得配"翻译"。我的普通话经常得请人翻译成昆明话，偶尔还得从昆明话翻译成傣语，因为学员中有不少是傣族。

另外一组天天早出晚归，可是血样越采越少，有时候一份也采不到。进了村子发现青壮年男子一个也不见，经过干部调查了解，原来采血的风声传开了。傣族有一种迷信，认为血里面有人的魂魄，如果被抽去了就大大地不妙。

组织上讨论了一下，决定不能事先通知了，要搞突然袭击，然后开始商量怎么行动。

到了村子，这次有备而来，村子里的男人们一大半被召集在一起，准备挨个抽血。村干部讲了一通，意思是大家必须配合，下面七嘴八舌开始嚷嚷，直到随行的配枪的县干部喊了几嗓子，才安静下来。于是，有人登记，有人抽血，井井有条地很快就做完了。回到实验室立即检测，结果发现一半人阳性。我们的方案是为了保险起见，如果阳性的话再回去采一次，以避免采血过程的污染和失误，同时登记在案，以便控制。第二天工作人员拿着登记材料回到村子，找到村干部：我们要重新采这几个人的血样。

村干部拿过名单一看："怎么全是我的名字？"

"你的名字？几个名字不一样的。"

"都是我的傣族名字的汉字的不同写法。"

原来采血的时候那些人提供的全是假名字。

中国艾滋病流行的爆发就是以这么一种很出乎意料的方式开始的。

2. 假以时日

1985年起，在艾滋病病毒血液检测试剂出现后，中国开始艾滋病检测。对于最早从事这项工作的人来说，处境非常困难。和美国早期艾滋病研究一样，国家的投入很少，国外的检测试剂没一个便宜的，因此很长一段时间，艾滋病检测试剂国产化是当务之急。到了1989年，因为国产试剂的研制小有所成，也因此能够应付云南的突发情况。

中国最初的艾滋病病例是浙江的几位血友病患者，也是由于输入第八因子感染的，这些都是有条件输进口血制品的人，得的是十足的"富贵病"。当时认定的高危人群是在华的外国人、涉外人员和援外人员，他们这些人中也陆续查出病例。

云南的艾滋病来自泰国。泰国是亚洲地区艾滋病的重灾区，从妓女到吸毒者，然后沿着贩毒的路线进入云南。云南的艾滋病流行改变了国内学术界的观念：艾滋病的流行很有可能不是像美国那样在大城市里出

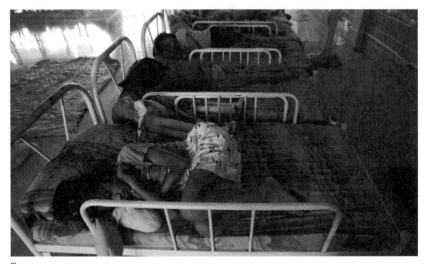

「泰国的艾滋病患者」

现，而是以边远地区和农村为主。这个概念因为一次又一次的疫情出现而不断地被强化着。在这一点上，中国和印度很相似，也面临着同样的问题，就是艾滋病在社会底层人群中流行，预防控制的主要挑战是知识和教育。

我们曾经在瑞丽的戒毒所里为戒毒人员讲解艾滋病相关知识，回应的是满堂嘲笑，因为在他们的头脑里，是没有现代科学概念的。

艾滋病被称为现代瘟疫，它既是对现代科学的最大挑战，也是我们这几代人所经历的一大历史事件，而我个人能够在艾滋病进入中国的初期阶段参与预防和控制，用自己的知识和精力为自己的祖国尽一点微薄之力，直到今天也是非常满足和自豪的，每次想起来总有人生不曾虚度的感觉。

在那之后的日子里，我也曾为名所动，也曾为利所惑，更曾为五斗米折腰。所幸每次感慨无奈的生活时，一想到从上世纪80年代末到90年代初的经历，再灰暗的心情也会闪亮起来。

我本人是非常适应日程简单的生活的，习惯于两点或三点成一线的生活方式。尤其是结婚以后，有自己的事业，小夫妻能够相伴在一起就是最大的满足。然而，这种日子才过了两三个月便结束了，从此东奔西跑地忙碌起来，连日程安排都无法自己掌握。一年后我太太也加入中国艾滋病预防研究的先驱队伍，一个人忙变成两个人忙，到后来不是我出差就是她蹲现场，忙得连面都见不上。

直到来美国以后，我们才重新过上安静的，能掌握自己日程的生活。偶尔在夜深人静的时候，回想起那几年的往事，我发出这样的感慨：人的一生总要做一些事，不管有多大成就，只要日后回忆起来，能有些许感慨、些许回味、些许激动，足矣。

艾滋病出现后，科学界除了震惊、感到义不容辞外，也出现了久违的激情。

随着免疫学和抗菌素的发展，困扰人类数千年的很多烈性传染病相继被征服，剩下的只有流感一种，寄希望于通过全球监测予以控制。对于极度自信的当代科学家来说，总有些英雄无用武之地、生不逢时的感觉。

艾滋病的出现，激发起他们征服的激情。在他们眼中，艾滋病将是人类在20世纪最后的征服。

而结局恰恰相反，我们的科学，我们的社会，在我们自认是一个伟大世纪的最后20年里，被艾滋病所征服。

在这场征服之战中，人类可以说是竭尽全力，20年中想尽了各种办法，偏偏就是找不到一个有效的方法。

失败并不等于放弃。回首看一看20年的较量，也许会整理出走出困境的思路。

艾滋病出现后最大的难题是不知道病源，确定HIV是病源后大多数科学家都相信群策群力，全世界共同努力，可以很快将其控制住。

科学家要攻克的有两个关键点：一是找到一种治疗艾滋病的特效药物，只要能治，它爱怎么传播就怎么传播，吃一片药就治好了；二是研究出有效的疫苗，就和消灭天花一样，给世界上多数人都打上艾滋病疫苗，艾滋病无人可以传染之后，自然会消失不见。

想法没错，可是做起来太难。病毒和细菌不一样。病毒是寄生在人类细胞中的，迄今对付病毒还没有特效的药物，所以对HIV也是一样摸不着头脑。药物治疗也没有头绪，采取的办法只能是大海捞针。先是在现有的药中一样一样地筛选，看看在体外细胞培养中能不能抑制HIV生长，能杀死当然最好，然后把范围扩大到所有曾经有的药，包括停止使用的，最后扩大到各种草药。不光是中草药，世界各地的草根树皮都没拉下。

好不容易在海里捞到一条"鱼"，这"鱼"叫AZT，全名是叠氮胸苷，在细胞培养中发现这种药可以抑制HIV的生长。AZT是一种用于治肿瘤的老药，使用了一段时间后发现毒性太大，就不敢再用了。但因为治疗艾滋病根本就没有药，只要不是砒霜孔雀胆，都可以用。药审部门一切从快从简，很快就用在艾滋病人身上，生产这种药的厂家绝路逢生，大发横财。

没想到经过几年的观察，发现这种药的效果也是一时性的。吃药后的头6个月，病毒的繁殖的确被抑制住了，可是6个月以后吃药不吃药都一样，艾滋病病毒对AZT很快就产生了耐药性。这药不仅没用，而且吃下去肚子里翻江倒海，常人难以忍受。

后来在中药材里面找到一个东西叫天花粉，其实是一种叫栝楼的葫芦的根，过去是催产用的，在试验中发现有抑制HIV的作用。没等提纯成功，就有人下江南把天花粉全收购了，装船运到美国藏起来，准备发财。没想到提纯来提纯去，天花粉也患了其他中药同样的毛病，就是找不到有效成分，只能整个吃进去，无法在临床上应用。这样一来存葫芦根的赔大了。

这时候对HIV结构的研究也明朗多了，药厂可以根据HIV的结构来研制新药，于是陆续有几种药问世——3TC、DDL等。可是这些药的作用都有限，而且和AZT一样，病毒很快产生抗药性。在这种情况下，一般人都会想到把几个药混在一起用，HIV抗得了这个未必能抗得了那个，临床的效果比单独用好多了。可惜没过多久，这个所谓的"鸡尾酒疗法"也宣告无效。

这样就成了持久战。经过长期的研发，抗艾滋病和HIV的药物渐渐获得突破，虽然不能治愈，但能够将HIV控制住，达到不影响预期寿命的程度，甚至可以服药预防感染。HIV临床治疗的突破称得上是现代病毒学最出色的成就。

3. 制胜法宝

人类对抗传染病之所以屡战屡胜，主要是因为手里有了疫苗这个法宝。

200多年前，琴纳在人类不具备任何免疫学知识的情况下，通过经验和观察，研制成功了天花疫苗，使人类用了100多年时间终于消灭了人类历史上最大的瘟疫之一——天花，为人类指明了一条征服疾病的道路。

琴纳的天花疫苗发明后70年，巴斯德等人建立了免疫学，解释了天花疫苗的原理，各种传染病的疫苗也相继出现。

我们生下来以后要接种多种疫苗，这样就可以免去很多传染病的侵扰。科学家预计，1950年以后诞生的人，因为推广疫苗接种，他们的寿命会大幅度地增加，同时他们在老年也会比他们的祖辈父辈少受很多慢性疾病的折磨，无论在寿命上还是在晚年的生活质量上，都有极大改善。

疫苗的原理，是在某种传染病侵入身体之前，先人工地制造一次无害的传染，这样一来人的免疫系统就会产生记忆，出现对这种病毒的抗体，一旦真的病毒进入人体，免疫系统就会在第一时间识别出来，并将之消灭。这是我们身体的一个保护功能，疫苗就是利用这个功能，将之激活而无须经过一次生与死的考验。

从HIV的特性上看，这是一个可以被疫苗很快征服的病毒。和天花病毒一样，它在传播中不需要动物作为中间环节，因此只要所有的人都接种了疫苗，就可以消灭它了。而像禽流感那样的病毒，除非给全球的野鸟都打了针才有可能消灭。此外，HIV的感染性很弱，不会像天花那样如风一样流行。因此自从HIV被分离出来之后，在很长一段时间内，科学家们对于疫苗的前景抱有非常乐观的态度。

HIV疫苗的进展也非常顺利。分子生物学技术的发展使病毒序列分析变得非常容易，HIV是一种很简单的病毒，只有9000多个碱基对，结构也很简单，能够产生抗体的片段很快被确定下来，疫苗很快问世，一切显得那么的圆满。接下来就是对各种疫苗进行安全性试验，之后是人体试验。

人体试验首先要找志愿者，先在正常人群里面试验一下。读书的时候有关项目总在找志愿者，最好是年轻力壮的学生。虽说志愿，但还是给钱的，对学生来说不算少。有一次，只打一针就给上百美金，结果我消息知道晚了没赶上。同一个实验室的英国研究生运气好赶上了，打完针赶紧回家，一晚上就睡在马桶上。因为打的是霍乱疫苗，每隔几分钟就得排泄一次。

各种疫苗试验中给钱最多的是HIV疫苗，宣传材料写得非常诱人：

A，你为科学作了贡献。

B，你有可能获得对艾滋病病毒的免疫力。

这个"可能"是个什么概念？一会就知道了。

巴尔的摩城里游手好闲的黑人很多，而且是经常接触HIV的人群，正好看看疫苗的效果。除了这类人群之外，还有军队。美军驻泰国的人马感染HIV的比例很高，和军方一拍即合，用驻泰美军做试验。

多种HIV疫苗同时进行人体试验。到了90年代中旬，几项大型的HIV疫苗临床试验的结果出来了。但结果表明，无论是哪种HIV疫苗，都不能预防HIV的感染，有的好像还更容易被HIV感染。这个结果一公布，各私营企业的HIV疫苗项目全班下马，就剩下美国政府在苦苦坚持着。

为什么艾滋病病毒疫苗这么难做？根子自然在病毒本身上。随着对HIV研究的深入，发现这种病毒非但不简单，而且简直就是病毒中的变色龙，"道高一尺，魔高一丈"这句话用在HIV身上是再适当不过了。

HIV是有外膜的病毒，就是用膜把重要的东西包起来，这也是它十分脆弱的原因，因为一般的消毒剂就可以把它的膜溶解掉而杀死它。HIV外膜长得跟水雷一样全是刺，它就是病毒的包膜蛋白，作用是和人T淋巴细胞上的CD4受体结合，然后病毒的外膜和细胞壁黏糊在一起，病毒的核心成分就可以进入细胞并在细胞内繁殖，出来时借用细胞壁的一部分做外衣。T细胞的外膜被借走后就死了，T细胞越死越少，人的免疫力就逐渐下降，最后免疫力几乎没有了，随便一种细菌都可以把人杀死。

从这个特点来看，疫苗的主攻点就是HIV外面长的那些刺猬，其中一段被称为V3区序列产生的蛋白刺激人体产生对HIV的抗体。这一段才30几个碱基对，但是几乎每个人身体内的V3区的序列都不一样，甚至同一个人在不同时期的V3区序列都不一样。最后科学家索性根据这一区序列的不同把HIV-1再细分成亚类，比如在非洲主要流行A亚类，欧美是B

亚类，后面从C一直排到K，中间的E和I又被发现是其他几型重组的，可以改称CRF。后来又发现光分亚类还不够，得重新划分成组，上面这些叫M组，还有N组和O组。

分这么详细干嘛？因为发现不同的亚类的感染能力不同，有的在同性恋之间传播能力强，有的在异性间传播能力强，有的在母婴之间垂直传播能力强，不同地区艾滋病流行的区别正是因为存在不同亚类HIV-1的原因。更要紧的是，人可以被不同亚类的HIV-1分别感染。

人群中有这么多类型就已经够烦的了，HIV进入人体后还经常变化，人的免疫系统根本就无法将之清除。当人体产生了针对体内的HIV-1的抗体时，HIV-1已经变异了。好听点是说HIV狡猾善变，不好

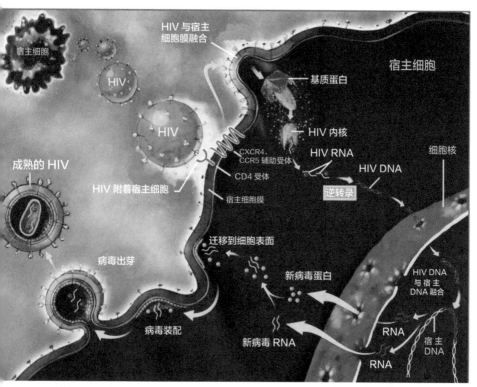

「HIV的繁殖过程」

听的就是这病毒太原始，自己生下来的孩子经常出现缺陷变异。HIV其实是一株没有发育完全的病毒，而人体的免疫系统向来都是和有模有样的微生物打交道的，遇到这种原始水平就束手无策了。

用常规的免疫学办法无法做出疫苗，研究人员开始绞尽脑汁想各种可能的办法、试不同的思路，看看能否有所突破。可惜进入临床一期、二期后的结果都不理想，很多疫苗不要说100%防护了，连刺激足够的抗体都难以达到。2007年9月，美国国立卫生研究院和默克公司宣布，他们联合研制的以腺病毒载体做的HIV-1疫苗经过在美洲和澳洲三年的大型临床试验，被证明是无效的，不得不告终。

这项大型疫苗试验不仅无效，而且再一次出现了可笑又可悲的结果。尽管研究人员再三提示参加试验的同性恋和妓女小心艾滋病，结果接种对照组的922人中有32人被HIV感染，而914名接种疫苗者中有49人被HIV感染，再一次出现接种疫苗者比未接种疫苗者HIV感染率高的现象。

疫苗研究到了这步，是不是已经走到了绝路？

4. 绝处能否逢生

艾滋病是病毒引起的疾病，无论过去、现在还是将来，对待病毒病，最直接有效的办法就是疫苗，只有研制出切实有效的艾滋病疫苗，人类才算掌握了战胜艾滋病的有力武器。因此，艾滋病疫苗是全球范围内抗击艾滋病行动的头号任务。

过去的20多年里，以美国为首的各国政府和科研机构、公司花了数以十亿计的经费，把HIV疫苗作为抗击艾滋病流行的当务之急，可是依旧没有一点曙光。失败使得科学家们从狂妄的心态中清醒过来，意识到人类和自然界的宾主关系还没有改变，我们在企图改造自然之前，还得要充分地了解自然。艾滋病病毒让科学家们静下心来，去除浮躁，踏踏实实地和艾滋病病毒打一场持久战。

无论是药物还是疫苗，之所以不成功，不仅仅是我们还没有好的点子，科学还没有发展到那样的高度，更重要的是我们对艾滋病的自然史还不了解。这个病才出现不到30年，它在人类中的流行情况和特点还没有被充分地了解。尽管对它的结构序列已经研究得很清楚了，但是对于它在人群和人体中的变化、它的功能特性、它的流行趋势和特点都了解得很不完善，因此还要继续进行流行病学调查，收集艾滋病病毒的资料，充分了解它的自然史。也许把这些都了解清楚了，就会发现HIV的弱点，就能够找到突破点。

科学的失误和自大并不代表科学的无能，对付艾滋病和艾滋病病毒，人类能够仰仗的只有科学。我们应该坚信科学最终能够战胜艾滋病，也许这一天比我们想象的更为久远，但是毫无疑问会有那么一天。艾滋病的出现是对科学的一次修正，也是一次考验，更是一次激励，医学科学本身就是在人类和疾病的斗争中不断进步的。

艾滋病的疫苗，究竟是不是仅仅因为艾滋病病毒本身的特性而难产？科学的突破是要靠灵机一动，但毋庸置疑的是，整体科学的发展和各方面的努力，同样会带来突破。从艾滋病病毒的发现，到其后艾滋病研究的种种成就，也证明了这一点。虽然艾滋病疫苗还存在理论上的难题，但是并不是可望不可及的，因为毕竟病毒已经被分离出来，病毒的序列和功能早就相对清楚了，剩下的难题，比如病毒本身变异，人体免疫系统反应方面，看似严重，但并不是无法克服的。把这个问题翻来覆去地琢磨几遍，就会想起当年的电影里，国民党要人痛心疾首时常说的一句话："不是敌人太狡猾了，而是我们无能。"

这个"无能"的原因之一是大型企业对开发新疫苗缺乏兴趣。以美国为例，现在坚持研制疫苗的只是靠联邦政府资助的一些研究人员和美国国立卫生研究院，很难从企业得到大笔赞助。大药厂只有在看出有希望的情况下，才在临床试验时予以投入。

造成这种集体漠视的原因就是利润在作怪。艾滋病是个热门，大药厂没有一家不在这个领域伸一腿的，威尔康公司靠一个AZT就赚够了。

大药厂的兴奋点都在药上，搞出一个能用于艾滋病病人的药来，效益是立竿见影的。全世界那么多艾滋病病人都等着药用，不管有效没效，只要让他用就是好药。短线的诱惑是无穷的，谁还放长线钓大鱼？

相对而言，近些年来西方国家对于艾滋病的控制尚算得力，对艾滋病疫苗的需求并不强烈。真正急需艾滋病疫苗，等着艾滋病疫苗救命的全是发展中国家。

艾滋病的流行在发展中国家根本没有得到控制，各种途径的传播越来越严重，加上知识普及的落后，在艾滋病预防和控制上和发达国家的差距越来越远，希望达到发达国家那种把艾滋病流行控制在较为温和水平的难度相当大，疫苗可能是唯一的希望。

艾滋病疫苗应该不懈地研究，也必须通过人体试验来验证。但是，由于艾滋病的严峻性和疫苗验证的紧迫感，无论在安全性还是有效性上，都没有做扎实可信的试验，都缺乏反复的验证，而是走捷径，跳过了很多环节，存在着巨大的隐患。相应的辅助工作包括对接种实验性艾滋病疫苗的志愿者的辅导教育都非常不够，或者干脆就没有。在这种情况下，疫苗有没有效果是小事，如果像当初在黑猩猩体内那样发生两种病毒杂交，出现更凶险的变种，那才真是生命不能承受之轻了。

有些事情是必须做的，甚至要知其不可为而为之，艾滋病病毒疫苗就是这类事情。无论什么结果，都不得不继续下去，直到地平线上出现曙光。

近年来，疫苗研究整体上有所突破，具体到艾滋病疫苗上，可以说曙光就在前面，但究竟要走多远还是未知数。

5. 文明有病

艾滋病对当代科学是一次严峻的考验，对当代的各国政治体系也是一次严峻的考验，对进展到今天的文明同样是一次考验。艾滋病以一种渐进的方式，有起伏地扩散着。每每当你才看到预防控制的成绩，为新的HIV的感染率下降而满心欢喜时，艾滋病病毒的感染又悄悄地回升。旧的地区感染率居高不下，新的地区的防线又被突破。比如近年来东欧和中亚成了HIV感染增长最快的地区。中国因为人口众多，流行的趋势也不太乐观。

艾滋病不仅将和我们长期共存着，而且好像一个大蜘蛛，在慢慢地织着一张大网。这个病的特点是长期性，它让我们这个社会中携带HIV的人越来越多，这些人早晚会成为艾滋病病人，然后走向死亡。与此同时，这些人也是艾滋病病毒的帮凶，他们会将HIV传给其他人。感染HIV和感染天花病毒等只有在发病期才有传染性的病毒不同，感染HIV后终生都有传染性，可以通过血液和体液把病毒传播出去。其他多数病毒感染后是有症状的，因此能够发现和提防，可是HIV感染后很多人在很长一段时间内是无症状的，只有通过验血才能发现。这段时间

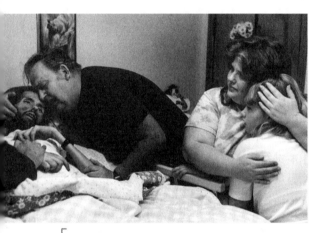

「大卫·科比，这位艾滋病患者最终为嬉皮士运动付出了生命的代价」

往往有数年甚至几十年之久。很多艾滋病病毒的感染者自己根本不知道，也因此无意中将病毒扩散开。总的来说，艾滋病病毒的感染率近年来在全球是放缓了，可是积累起来的感染者越来越多。可以说，这张网越织越大，人类必须在它织成之前破网而出，突出重围。

艾滋病的特殊的传播方式让人觉得它好像洞察了今日文明的缺点，就像几百年前人们认为疾病是上帝控制人口的一个方法一样，艾滋病是否也是这个星球的一个自我调节功能？或者说，我们的文明是否生病了？

艾滋病究竟是不是一种文明病？

　　艾滋病出现以后，人们一方面将责任归于现代科学的高速发展，另一方面将责任推给社会的弊病，比如吸毒、同性恋和性解放，因此认为最好的解决办法就是回归自然。如果没有了吸毒、同性恋和滥交等社会现象的话，艾滋病是不是就能够被控制住？

　　他们忘记了一个事实，导致艾滋病病毒传播的诸多因素并不是最近几十年才出现的。同性恋可以说是人类一个非常古老的行为；性滥交虽然在西方国家因为性解放而兴起，但是在非洲却是一直如此；吸毒也是因为吸毒人群中混入艾滋病病毒感染者而造成的。也许在文艺界，吸毒是一种时髦的表现，但是在下层，比如云南的傣族地区，吸毒和文明没有任何关系，只是一种新出现的陋习。

　　无论是同性恋倾向，还是性欲，都属于人类的原始欲望，希望战胜这些原始欲望来和艾滋病抗衡，无疑是痴人说梦。

　　在没有有效药物和疫苗的今天，应该如何对抗艾滋病？

　　专家指出了一条路：行为干预。针对容易被艾滋病病毒感染的人群，即HIV高危人群进行宣传教育，使他们改变容易感染上艾滋病病毒的危险行为，从而减少艾滋病病毒传播的可能，以达到减低艾滋病病毒感染率的目的。

　　这听起来和上面所说的战胜原始欲望一样，其实是有本质区别的。科学的行为干预和现行政策以及现状经常是相互矛盾的。拿吸毒的问题来说，从科学的角度来看，既然禁毒

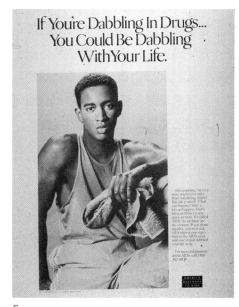

「 吸毒者是艾滋病的易感人群 」

很难，戒除毒瘾也不容易，为什么不对吸毒人群进行宣传教育，告诉他们吸毒的时候应该怎样预防艾滋病？事实上，后来不少吸毒者都自觉地不共用针头了，可是已经太晚了。这个预防艾滋病的知识不仅应该让吸毒人员知道，而且应该让公众了解，因为很难知道究竟谁是吸毒者，谁日后会吸毒。在广泛宣传艾滋病传播途径的时候，在介绍血液这个传播途径时，要强调说明共用针头这个可能的传播途径，因为如果不强调的话，人们就不会想到共用针头会因为血液残留的原因而传染上艾滋病。

就同性恋来说，应该承认这是一种生理上的现象，而不是一种病态。男同性恋者容易被HIV感染的原因是直肠黏膜相对来说很脆弱，容易受到伤害，因此更容易被艾滋病病毒感染。对同性恋者的教育应该和对其他人一样——使用避孕套。同性恋者使用避孕套的概念很薄弱，因为他们没有必要避孕，因此更应该让他们了解到这是预防艾滋病的一个办法。更重要的是提倡同性恋也要有固定的性伴侣，这才是预防艾滋病的最佳办法。从这个意义上说，容许同性恋结婚对预防艾滋病是有好处的。

避孕套的宣传也存在同样的问题。避孕套对艾滋病病毒的预防作用这个知识没有广泛全面地传达给公众，而且现在的信息可以说是有所误导的。根据美国的调查，避孕套的使用率和性伙伴的数量成反比，也就是说希望滥交的人通过使用避孕套来预防艾滋病的思路不一定行得通。

泰国在艾滋病流行严峻的局势下，通过加强安全性交的教育和妓女们要求客人必须用避孕套等方法，经过10年的努力，泰国的艾滋病病毒感染率比预期减少了40%。在卢旺达，政府在推广使用避孕套的同时要求民众改变性行为。到2000年，卢旺达妇女的性伙伴数从前一年的8.4位下降到2.5位，同期HIV的感染率从21.2%下降到6.2%。

由此可见，避孕套本身并不能被视为抗击艾滋病的武器，改变性行为比说服男人们使用避孕套更有效。能够做到固定性伴侣，同时具备使用避孕套预防艾滋病的知识，才是正确的艾滋病性教育。

艾滋病非但不是文明病，反而是非文明的、非科学的疾病。我们不是要反思文明和科学，而是要相信科学、依靠科学去战胜艾滋病。这才是可以乐观起来的未来。

6. 不可扭转的改变

由于抗菌素的出现，细菌基本上对人类没有如昔日鼠疫那样巨大的威胁了，而病毒则由于没有有效的药物，依旧是人类的心腹之患。现有的病毒还很猖獗，新的病毒又不断出现。艾滋病已经成为百年不遇的大瘟疫，人们在关注它流行的时候，并没有从它的出现中得到启示。21世纪初，萨斯的出现，终于让人们意识到末日的威胁就在我们身边。

我们现在已知的病毒和细菌与自然界中存在的病毒和细菌相比还只是一个非常小的比例。在各种动物体内现存的、数不清的病毒将不断地进入人类，引起新的一轮又一轮的瘟疫流行。从已经成型的艾滋病，到神龙一现的萨斯，还有让科学家时刻提心吊胆的禽流感，都是动物病毒在人间的借尸还魂。

虽然研究人员分析出，现在流行的艾滋病病毒大约是在20世纪初经过变异形成的，可是研究人员相信，类似的变异在之前的几百年里曾经多次出现过，只不过没有成功地进入人类社会。换句话说，类似的病毒变异目前在动物身上正在形成或者已经形成。如果有机会的话，它们就会在人群中形成类似萨斯那样的疫情。以禽流感为例，1918年大流感那样的变异株恐怕已经存在了，我们只不过是运气好一些而已。

包括艾滋病病毒在内的动物病毒之所以不断地进入人类社会，道理很简单，就是我们人类不断地侵入动物的领地，造成人和动物的接触日益密切。在这方面，完全是人在采取主动。有关专家在中非的集市上见到血淋淋的野生动物尸体，这是当地人的口粮。研究人员对集市上的猩猩肉采样分析，发现SIV的感染率达到20%。我们可以很有把握地说，在那里，SIV在人们的体内和HIV重组着，新的HIV亚型将会不断出现。

萨斯的出现也是一样，是人们食用没有经过长期驯化繁殖的野生动物的肉引起的。这种茹毛饮血可以说是落后的传统，是和文明的发展背道而驰的。在非洲是因为落后和民俗，而在中国人的概念中，野味才是最好吃的。这种什么都敢吃的风气继续蔓延下去，其结果就是下一个烈性的前所未有的病毒流行的起点和重灾区。

回到艾滋病病毒上，仔细想想颇有不解之处。拿它和萨斯病毒相比，萨斯出现后引起的紧张要比艾滋病刚出现时严重多了，因为萨斯病毒的传染性比艾滋病病毒厉害得多。一种从来没有过的病毒，没有简易准确的诊断方法，更没有能治住它的药，还是通过空气传播的，居然能很快地控制住了。可是艾滋病病毒这种非得要密切接触，在空气中一露面就死，也很容易被诊断的病毒，为什么控制不住？没有药，萨斯也没有；没有疫苗，萨斯同样没有。

从病毒的特性和科学的局限上很难找到能够说服人的理由，真正的理由应该到源头去找。萨斯出自中国，这里是人类迁移史上较为晚期的落脚点。虽然曾经有过让我们自豪的北京人、元谋人等，但这些物种都灭绝了，没有留下后代，我们都是从中非走出来的那群人的后代，在这片土地上的历史不超过一万年。萨斯病毒与人类共存的历史最多也就是万把年，从基因的水平上来说，与人类算是接近的，因此当它越界进入我们的村庄时，只是不速之客，可是并不陌生。

艾滋病病毒就不同了，它起源于人类最古老的故乡，也许在几十万年甚至上百万年前就和我们的祖先共处了，它的基因水平与远古的人类是接近的。因此当它来串门时，对于现代人类则是十足的陌生。现代人类的基因可以承受萨斯这种烈毒的考验，却不能承受艾滋这种软绵绵的腐蚀，就是因为它太陌生了，而且太原始了。

想当年，天花也来自中非这个古老的地方，人类花了四五千年才将之消灭。对付艾滋病病毒，肯定用不了那么多年，但未尝不会是一百年、数百年？

人类在过去的200年间靠着对科学的信任和追求，一个又一个地战胜了困扰我们几千年的疾病，这是人类文明的光明大道。对待艾滋病，一样要依靠科学、相信科学、用科学来战胜艾滋病。艾滋病应该促使和激励文明前进，而不是引发文明的倒退。同性恋和吸毒并不是文明的必然，而是因为有的人打着文明的旗号。

我们知道艾滋病病毒就在自己的身边，可是却不知道在哪里。也许当街头巷尾突然冒出一个举着针头见人就扎的艾滋病人，也许得知

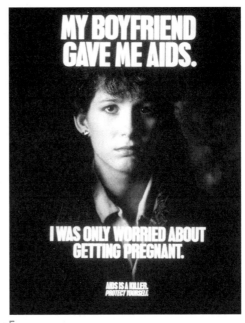

「美国预防艾滋病的宣传海报」

和自己一夜情或者N夜情的某位死于艾滋病，这个时候艾滋病就活色生香地出现了。对付艾滋病的威胁所应当采取的态度，一是珍惜自己和他人的生命，二是知识就是力量。这就是常说的公众的艾滋意识。

提高公众的艾滋意识，其责任不在公众身上，实际上完全是政府和专家的责任。

艾滋病不是文明病，但却是社会病。艾滋病的流行和传播与社会行为有着很大的关系，因此在没有治疗药物和疫苗的情况下，艾滋病的控制只能靠行为干预。也就是说，要靠一种单向的，由政府和专业人员指导的大众健康教育行动，政府和卫生防疫部门必须承担起这个责任。

艾滋病出现后的第一个10年中，人们把它看作是发达国家的疾病。从第二个10年开始，人们发现艾滋病真正祸害的是不发达国家。这就是政府和卫生防疫的高下之分。西方发达国家由于政府功能比较完善，卫

生防疫系统比较健全，因此能够控制住艾滋病的流行，艾滋病在这些国家的流行趋于稳定甚至下降。艾滋病在这些国家依旧存在着，只是人们学会了如何共存。

但是在第三世界的很多国家，艾滋病成为公共卫生的首要问题，甚至是唯一的问题。在一些国家比如南部非洲各国，艾滋病如脱缰之马，全民的感染率处于20% ~ 40%，那些国家的政府或者拒不承认艾滋病的流行，或者无动于衷。相比之下，东非国家积极和国际社会及世界卫生组织合作，经过多年的努力，这些国家的艾滋病流行得到了很好的控制。

即便是在卫生防疫系统很健全的发达国家里，艾滋病的预防和控制也不是一帆风顺的。以美国为例，艾滋病病毒的新感染率一直处在过山车的状态，好不容易降下来，很快又升了上去，其原因在于青少年。艾滋病的宣传教育和行为干预讲究针对高危人群，除了性工作者、同性恋、吸毒人群外，青少年也是高危人群，对他们的教育不能忽视，一旦稍稍掉以轻心，就会出现美国近年来的情况。

艾滋病的预防是一个长期的过程，其教育和知识普及的重点应该放在刚刚成熟或者正在成熟的青少年身上。不仅是对大学生，对中学生都要大力加强艾滋病相关知识的教育，特别是安全性行为的指导。

从目前的科学进展来看，人类战胜艾滋病还遥遥无期，人类将和艾滋病病毒共存相当长的一段时间。我们人类的当务之急，或许不是废寝忘食地寻找杀灭艾滋病的绝技，而是要学会如何和艾滋病共存。

7. 迷幻的未来

远离艾滋病和对艾滋病病人的关怀并不冲突。对艾滋病病人歧视是个全球普遍现象。来到美国以后，我发现虽然在公开场合没见到什么人公然歧视艾滋病病人，而且还总有人站出来为艾滋病病人争权益，可是在私下，这种歧视非常普遍，因此携带艾滋病病毒的人没有一个愿意说出来。

在中国，从有艾滋病那天起，歧视就非常的严重。如今的歧视则处于相对理性的程度。对艾滋病病人和艾滋病病毒感染者的关怀，也是控制艾滋病流行的关键。给他们一份关怀，让他们生活得好一点，不仅对他们，对我们一样有益处。

艾滋病的流行和人类的行为关系密切，从行为入手，恐怕是现阶段我们所掌握的唯一的武器。

单从艾滋病预防控制的角度来看，一方面是全国范围的预防和控制，也就是全民保健和卫生防疫；另一方面是科学研究，从基础理论、药物到疫苗。发达国家是两方面一起上，因为他们有这种实力。而大多数不发达国家，则只能顾一头。事有轻重缓急，应先从流行病学和卫生防疫等方面进行预防和控制。

艾滋病研究在国际上是个时髦的研究，美国的报纸电视里经常爆出重大发现之类的，某科学家在那里夸夸其谈，但没准过几个月就要求把自己的文章撤回，不是污染了就是有造假的嫌疑。

无论是艾滋病的预防还是研究，都要脚踏实地。中国最需要的是对大众的宣传教育以期整个社会的共同努力。民间的力量是重要的，官方的主导地位是不能动摇的。

艾滋病防控是一个系统科学，控制艾滋病是一个长期的努力过程，在这件事情上，起码中国政府和国家卫生防疫部门没有重大失误。还有很多兢兢业业地从事艾滋病预防控制和研究的科学工作者和防疫人员，当年和我一起在艰苦条件下工作的人中，有人患了重病，有人已经去世了，中国艾滋病的流行没有像当初国际上预测的那样严重，就有他们不可磨灭的功绩。

如果艾滋病疫苗是我们对付艾滋病的首要武器的话，教育妇女则是位于其次的武器。妇女在艾滋病的传播中起着关键的作用。今天，在世界上很多国家，妇女仍处于相对弱势的地位。尤其在艾滋病传播上，男人往往是因为个人的危险行为而感染的，而妇女则是被动地被她们的配偶所感染的，是无辜的。在家庭里、在情侣之间，艾滋病病毒从男人传给女人，是艾滋病进入社会的关键。如果能阻断这个环节，艾滋病就有可能被控制在特定人群中。教育妇女，让她们具备艾滋病防护知识，也许是在不发达国家控制艾滋病的关键举措。其次则是青少年，一定要让他们尽快掌握艾滋病自我防护意识，这在某种意义上决定了我们的未来。

当年我来到云南边境的时候，如果有人告诉我，人类起码要和艾滋病共存百年，我肯定会被逗得哈哈大笑。今天如果再听到这个断言，却只能报以苦笑了。

艾滋病在中国已经成为常见传染病之一，在同性恋人群中流行严重，在其他人群中也开始多见起来。但艾滋病教育依然跟不上，特别是安全性生活的建议，包括一些医生还在推荐口服避孕药，没有意识到艾滋病的危险。健康教育跟不上，中国的艾滋病流行就控制不住。

艾滋病的出现不仅是对人类科学的严重挑战，也是对人类合作的严重挑战。几乎从一开始，人们就意识到，单靠一个国家或者少数几个国家，是毫无希望控制艾滋病的。

1986年，世界卫生组织成立全球艾滋病项目，史无前例地针对一种疾病进行全球范围的专项合作。10年后，世界卫生组织、联合国儿童基金会、联合国开发计划署、联合国人口基金、联合国教科文组织和世界银行发起成立联合国艾滋病规划署，将全球艾滋病控制上升到了空前的高度。

该署于当年在北京设立办事处，政府协调单位为卫生部，国务院成立了由各部门高层领导组成的多部门协调委员会，主导中国艾滋病防治工作。可以说，无论在全球范围，还是在中国，艾滋病防治所受到的重视是前所未有的。

人类能否作为一个整体，联合起来迎击艾滋病的挑战？这种合作能否不被成见和政治所左右？我们的回答将决定人类和艾滋病的未来。

这是一个不可预知的未来。